シリーズ日米医学交流 ● No.12

麻酔科診療にみる医学留学へのパスポート

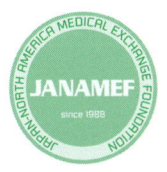

公益財団法人 日米医学医療交流財団／編

A PASSPORT FOR
CLINICAL TRAINING

はる書房

巻頭言

　日米医学医療交流財団は，本年8月1日，内閣府より新公益法人法の適用の下に，公益財団法人としての認可を受けました．これまでの四半世紀に及ぶ当財団の医学医療国際交流の実績が認められたとともに，引き続き活動への期待が含まれているものと考えております．

　財団設立当初，ボランティア医師による日本版フルブライト奨学金を目指したことから，日米という名前を冠しました．私も含めた8名の医師の，約10年間の準備期間を経て1988年のJANAMEF設立となりました．以来助成対象者は医師に限らず看護師も含めて広くコメディカルに拡がり，また対象地域も，欧州やアジア諸国も含めるなど，北米に限らない活動に拡大してきました．

　今回の公益財団法人としての認可にあたり，財団の定款には、広く世界に門戸を開いた医学医療交流に関わることを明記させていただきました．

　シリーズ12巻目となる今回のテーマは「麻酔科医療」です．世界的には，麻酔の歴史は1846年のウイリアム・モートン医師によるMGHでのエーテル麻酔からとされています．しかし日本の麻酔の歴史は，1804年の華岡清州による乳がん摘出術とも，また1689年の赤嶺徳明によるともいわれます．

　この先陣争いは日本の麻酔の発展にとってあまり意義をもちません．それは1854年の黒船来襲までの約230年間にわたる鎖国，そして2度の大戦による科学文化面，人的交流の停滞の影響は甚大で，日本の近代麻酔科学は，第二次世界大戦後1950年の米国からのユニタリアンミッションチームの来日を待つことになりました．

　これは医療における黒船の来襲に等しく，そのときに世界の趨勢を知らされるまでは，日本には専門の麻酔科医も，また麻酔科学教室もなかった

のです．麻酔は，いわば外科医の片手間仕事の域を出ず，とにかく外科医が手術できることが中心であり，患者の安全や快適，ましてや術後の痛みに対する配慮は二の次の時代が長く続くことになります．日本の近代麻酔科学は，ほんの60年の歴史しかないといえます．

　麻酔科学は総合診療であり，手術中の麻酔管理だけに留まらず，手術前後を含めた周術期医療チームとしての関与，そして手術後の集中治療や救急医療とは深い関わりがあり，多診療科，多職種を動かす急性期チーム医療の中核をなすものです．いまだに主治医の壁，診療科の壁が厚い日本の医療では，麻酔科医の仕事は外科医の診療計画の中に組み込まれ，手術室内に終日留まることが多く，急性期のチーム医療の中心になるところまでの成長が達せられていません．これはある意味，日本特有の問題でもあります．
　昨今話題となっているJCI（国際病院機能評価）では，例えば鎮静薬を用いる内視鏡検査や心臓カテーテル検査などは，施設の麻酔科が中心となった治療ガイドラインの策定，施行が求められています．
　外科医による麻酔や，担当診療科医による鎮静下検査・処置が当たり前のように行われている日本の医療が国際水準に達するのには，まだまだ多くの麻酔科医が，世界の趨勢を勉強し日本の医療の向上に資していただく必要があると感じています．

　本書には，北米に限らず，チーム医療が前提の麻酔医療の中で琢磨してきた麻酔科医，あるいはその中で現在活躍中の麻酔科医の足跡が記されています．これから続く方々への道標として必ず役に立つ内容だと考えております．

2012年9月

公益財団法人　日米医学医療交流財団理事長
宮坂勝之

Contents

巻頭言 ……………………………………………………………… 1
宮坂勝之（公益財団法人 日米医学医療交流財団理事長）

I 部

夢実現への第一歩
── それぞれの留学体験　PART12 ──

解説　今後はアジア，ヨーロッパも視野に ……………………… 9
野村　実（東京女子医科大学麻酔科学教室教授）

*

chapter 1
心臓麻酔漬けの日々 in マレーシア ……………………………… 15
井野研太郎（国際医療福祉大学三田病院麻酔科）

chapter 2
もりとみずうみの国から ………………………………………… 27
鎌田ことえ（東京女子医科大学麻酔科学教室）

chapter 3
はじめての留学，はじめての研究 ……………………………… 43
和田浩輔（カリフォルニア大学サンフランシスコ校麻酔科）

chapter 4
基礎研究留学もいいものです …………………………………… 55
三尾　寧（東京慈恵会医科大学麻酔科学講座）

chapter 5
小児外科医から小児麻酔科医へ……………………………71
名越　真（南カリフォルニア大学ロサンゼルス小児病院麻酔科）

chapter 6
自分の殻を破ってなにができるか……………………………91
安東聡子（エモリー大学附属病院麻酔科）

chapter 7
米国臨床医への夢再び……………………………107
長坂安子（ハーバード大学附属マサチューセッツ総合病院麻酔・集中治療・ペイン科）

chapter 8
ピッツバーグ大学麻酔科への招待……………………………127
酒井哲郎（ピッツバーグ大学麻酔科）

chapter 9
臨床留学を志して，後悔したことはない……………………………153
花田諭史（アイオワ大学麻酔科心臓胸部外科麻酔部門）

chapter 10
アメリカの麻酔科医となって10年……………………………169
中村めぐみ（シーダーズサイナイ病院麻酔科）

chapter 11
不撓不屈……………………………181
森田泰央（マイアミ大学ジャクソンメモリアルホスピタル腹部臓器移植麻酔）

chapter 12
2度のフェローシップで学ぶ……………………………191
吉村達也（新百合ヶ丘総合病院麻酔科）

chapter 13
臨床留学の先にあるもの ……………………………………………… 207

井上美帆（京都府立医科大学附属病院麻酔科・集中治療部）

II部

JANAMEF 留学セミナー 2011
── 海外留学（大学院修士・博士課課程）にチャレンジしよう！──
米国それとも欧州？──

chapter 01
卒前・卒後臨床研修プログラムにチャレンジしてみよう

1. ロンドン大学セントジョージ校 1 カ月 ………………… 219
   外山弘文（慶應義塾大学大学院医学研究科医学研究系専攻発生・分化生物学教室）

2. コロンビア大学留学体験記 …………………………………… 227
   羽入田明子（慶應義塾大学医学部 6 年）

chapter 02
大学院修士・博士課程プログラムに入ってみよう

1. 欧州の Doctor of Philosophy ………………………………… 235
   安井正人（慶應義塾大学医学部薬理学教室）

2. ジョンズホプキンス大学大学院留学体験談 ……………… 242
   塗谷睦生（慶應義塾大学医学部薬理学教室）

3. 米国の公衆衛生大学院について ……………………………… 250
   朝倉敬子（慶應義塾大学医学部衛生学公衆衛生学）

4. 英国へ行こう！ …………………………………………………… 258
   西脇祐司（東邦大学医学部衛生学）

chapter 03
ポスドク研究留学をしてみよう！
1. イギリス・アメリカ留学を経て
　　——3つの研究室の違い—— ………………………… 265
　　　平瀬　肇（独立行政法人理化学研究所・脳科学総合研究センター）

chapter 04
はじめてのマッチング：応募書類の準備
　　——現役チーフレジデントの現場から—— ………………… 271
　　　島田悠一（ニューヨーク・ベスイスラエルメディカルセンター内科）

chapter 05
EU圏における医師免許および専門医取得
　　——男女平等の国，スウェーデンにおける経験—— ……… 281
　　　宮川絢子（カロリンスカ医科大学病院泌尿器科）

■ 資料
資料1　2013年度 JANAMEF　研修・研究、調査・
　　　　研究助成募集要項 ……………………………………… 293
資料2　2012年度　JANAMEF助成者リスト ………………… 300
資料3　環太平洋・亜細亜ファンド …………………………… 301
資料4　助成団体への連絡および，留学情報の問い合わせ先 …… 303

執筆者紹介 ………………………………………………………… 305

Ⅰ部

夢実現への第一歩
―― それぞれの留学体験 PART 12 ――

解説
今後はアジア,欧州も視野に

東京女子医科大学麻酔科学教室
教授
野村　実

麻酔科の現状と将来

　麻酔科医不足が叫ばれて久しいが,日本麻酔科学会の会員数は増加しており,現在では麻酔専門医制度もより専門性の高い方向での見直しを迫られている.麻酔分野のsubspecialityについて日本麻酔科学会は,専門医の受験資格に心臓麻酔,小児麻酔,産科麻酔などの経験症例数を義務づける方向で検討を開始した.

　わたくしは心臓麻酔のワーキンググループ長として部会に参加して試案を作製した.心臓麻酔からみると大きな進歩ではあるが欧米との比較をす

ると現状案をもっても十分な症例とは言い難い．麻酔のすべての領域をカバーしなければならない日本の麻酔科医の現状では，subspecialityの発達や教育をおこえる十分な環境は整備されておらず，個々の先生方の自助努力にまかせられている．

日本心臓血管麻酔学会では，経食道心エコー試験であるJB－POTを2004年より開始しており，それをもとに心臓血管麻酔専門医が創設されたが，小児麻酔や産科麻酔はまだまだこれからの領域である．

日本麻酔科学会会員といっても集中治療やペインクリニックなどで活躍する麻酔科医も多い．麻酔看護師や医療補助者が少ない日本ではまだまだ人手不足であり，麻酔科医の十分な研修や研究ができない．

米国では麻酔科になるのに，1年目はインターン研修，2年目から3年間の麻酔科レジデント研修を積み，通常は1～2年のsubspeciality（Fellow）を修練して，各地区の麻酔スタッフに応募するのが一般的である．

日本でも研修医制度の変革で，卒後2年は研修医が義務づけられているが，そのあとは後期研修医制度であり，各病院によってカリキュラムや勤務自体が統一されていない．このことが麻酔科医個々の知識や技術の偏りをもたらしている．

集中治療の分野も同様で，ひとつの施設に多くの症例が集中し，医師だけではなく，専門看護師，専門薬剤師，理学療法士などもおおくかかえて，包括的な治療をおこなっている欧米とはとくに教育面でおおきな差がある．ペインクリニックもまったく同様なことがいえる．

本企画のパスポートは，毎年それぞれの専門分野での企画がおこなわれ，財団の活動のおおきな原動力になっているが，今回は麻酔分野での海外留学をとりあげた．私自身も過去に，米国コロンビア大学（Columbia University）で経食道心エコーを学ぶために留学したときに留学補助をうけている財団フェロー（JANAMEF Fellow）のひとりである．

海外と日本の教育の相違点

　ひとくちに留学といっても臨床や基礎留学があり，留学先もさまざまである．そこで今回は米国だけではなくヨーロッパ地区やアジア地区もとりあげた．

　最近，留学を希望する先生方が以前より減少しているという話をよく聞く．日本の医療レベルは決して低いわけではなく，先進医療のほとんどはおこなわれているが，施設の集約，研究や教育面で，欧米だけでなく最近はアジア諸国も含め，まだまだ海外留学で学ぶべきことは多いはずである．

　各論をすこし概説させていただく．今回執筆いただいた先生方には，その後米国にて麻酔科スタッフとして活躍されている先生方も多い．米国ではUS mile試験の難しさもあり，また最近では英語力の向上とくに日本人が苦手な会話がおおきな壁になる．しかし，本編全体をみても英語が最初から流ちょうに話せる方は少なく，努力！と明確な目的があればみなさんなんとかその壁は越えられている．

　本編のなかでもマレーシアやフィンランドなど母国語が英語でない国に留学している先生方もいるが，日常会話程度の英語により十分臨床留学がつつがなくおこなわれている．これをみると，日本における医師の英語教育のほうが問題なのかもしれない．

　わたくしもコロンビア大学の留学時代に，ある英文の本の翻訳を頼まれて，時間のあるときに和訳をしていたら，アジア人の留学生に「なぜそのような必要があるか？」と質問された．世界的には英語の医学書が一般的であり自国語の医学書や海外著書の和訳があるのは日本に特有な現象？と認識させられた．

　オリンピックなどで見ることができるように，日本人が海外で活躍するのは感動的である．今回の個々の先生方の努力と奮闘はそれに匹敵するくらい感動的でありとても読みごたえがある．国によって制度も違い，麻酔科領域では，海外は麻酔看護師やコメディカルの充実した態勢も大きく，

人工心肺技士などとの連携も日本より強い．

教育システムやフェロー制度などは欧米だけでなく，アジア地区でも確立されてきている．日本がアジアに学ぶべきことは多い．

留学の原点

留学は果たして意味があるのだろうか．原点にたって考えたい．

臨床面での麻酔医の立場からみると，基礎的な知識の習得という意味では日本でも新しい薬剤，麻酔方法，モニタリングも導入されており，いわゆるレジデントレベルでの研修は日本でも十分遜色ないと考えられる．

では，専門医レベルではどうであろうか．わたくしは2009年に日本心臓血管麻酔学会とアジア心臓血管麻酔学会の併催の大会をとりまとめさせていただいたことがあるが，そのときの経験から申し上げると，心臓麻酔フェローの教育といった点では大きく水を開けられていると言わざるをえない．

マレーシアの病院では年間4000例近い心臓手術をおこなっており，小児心臓外科症例も多い．北京の病院は心臓手術で年間10000例をすでに越えている．シンガポールの病院では，米国の大学と医学部教育の教育システムの同一化を開始している．これらの病院では，心臓麻酔のフェローシステムを開始している．

このようにおおきく水を開けられてしまったのが現状だが，アジア地区の病院は，欧米に比較して日本の医師免許でレジデントなど臨床経験を積めるところが実は多い．米国，カナダ，オーストラリアなどは年々臨床経験を積むための医師資格付与が厳しくなっているのとは違う．

この機会を利用せずにおく手はないのではないか．

人の輪をおおきなものに——留学助成を推進

海外留学するには，まず留学先の生活環境や費用面，そして家族がいる

場合にはとくに安全面や子どもの学校など多岐にわたる情報収集がのぞまれる．大学の医局などで常時日本人留学生が派遣されている場合ならば比較的楽であるが，はじめての土地は実際暮らしてみてからでないとわからないことも多い．

　わたくしも，麻酔科医の妻と小学生の娘をともなってのニューヨーク滞在時に，突然家のボイラーからお湯がわき出たり，電気に不良があったりなどいろいろ困ったことがあった．

　留学生活ではまず土地になれることが重要である．先生方の連絡先はメールで把握できるので，もし質問事項などがあれば是非財団にお問い合わせください．今回の企画には財団助成者以外の方も含まれておりますが，財団ではフェローの会をたちあげています．

　また，日米医学医療交流財団は長年にわたり医師だけでなく看護師，臨床工学技士，薬剤師などの医療関係者の留学助成をおこなってもいます．その名のとおり米国を主体とした留学助成事業も，現在はヨーロッパ，アジア諸国など多岐にわたっています．

　今後はさらに人の輪をおおきなものにして留学助成を推進していくことがわたくしどもの夢であり，財団の使命と考えています．

chapter 1

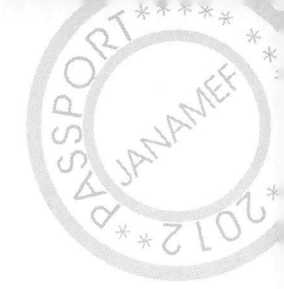

井野研太郎

国際医療福祉大学三田病院麻酔科

心臓麻酔漬けの日々 in マレーシア

June 2010-March 2012
Cardiac Anaesthesia and Intensive Care Fellow
Institut Jantung Negara（National Heart Institute）

要旨………

　留学といえばアメリカ・ヨーロッパというイメージをもつ方がほとんどだと思います．それと同時に「アジアの新興国への留学」という話を耳にされたことのある方も意外と多いのではないでしょうか．しかし医療レベルや生活環境に対する不安など情報不足ゆえに興味があっても二の足を踏んでいる方もいるかと思います．

　マレーシアのクアラルンプールにある国立心臓病センターで心臓麻酔フェローとして働いた私の経験が少しでも読者の方々の参考になればと思いこの留学記を書きました．そこには，圧倒的な症例数を基にした集中的なトレーニングやイスラム国家での生活など，日本では決して経験できないような日々が待っていました．

なぜマレーシア？

出会い

　きっかけは2009年東京で開催されたアジア心臓血管麻酔学会でした．当時の上司である石黒芳紀先生が知人の紹介で，後に私の留学先となるマレーシア国立心臓病センター（Institut Jantung Negara: 以下IJN）のDr. Suhainiと話をしたのがきっかけです．

　そのときDr. Suhainiから「心臓麻酔のトレーニングを受けたい若手の医師がいれば歓迎します」との話があったようです．かねてから漠然と臨床で海外留学をしてみたいと私が考えていたことをご存じだった石黒先生は，「それなら良い候補者がいます」と答えて連絡先を交換したとのことでした．

　会談の後，学会会場で石黒先生に声をかけられ，「クアラルンプールに心臓麻酔の臨床留学の話があるんだがどうだい？」と言われたのが私のこの留学のスタートでした．

見学そして無事採用

　「面白そうな話だな」と思う反面，クアラルンプールがどんな所か，当地の医療レベルは研修に値するものかなど不安もありました．情報がほとんどなかったため自分の目で確かめるしかないと感じ，学会から1カ月後にクアラルンプールへ渡り，実際に病院を訪れました．

　病院では，最新鋭の麻酔器，LEDの無影灯，電子麻酔記録などを紹介され，新興国の医療レベルに関する不安は完全に払拭されました．さらに当時の麻酔科部長Dr. Hassanが熱心にフェローを教えている姿やその優しい人柄にも触れ，見学の最後にはぜひここで働きたいとの思いを強くしました．

　いわゆる旅行英会話程度の自分の英語力で，はたして受け入れてくれる

のか心配でしたが，最低限コミュニケーションが取れていれば大丈夫とのコメントをいただき，なんとか採用の運びとなりました．

麻酔科医でIJNに勤務する日本人は私が初めてでしたが，過去に心臓外科のトレーニングを受けた日本人の先生方の事例があり，「日本人は最初は英語が話せなくても，環境にすぐ慣れて勤勉に働く」という印象があったようで，英語がつたない私の採用を後押ししてくれたのだと思います．

アジア最大規模の症例数，そして積極的な外国人医師受け入れ

病院紹介

IJNは，1992年に設立された国立の心臓専門病院で，病床数は450床（ICU34床，PICU10床，MICU6床，CCU20床）です．特徴はアジア最大規模の症例数で，2010年1年間の開心術の件数は，2563件（う

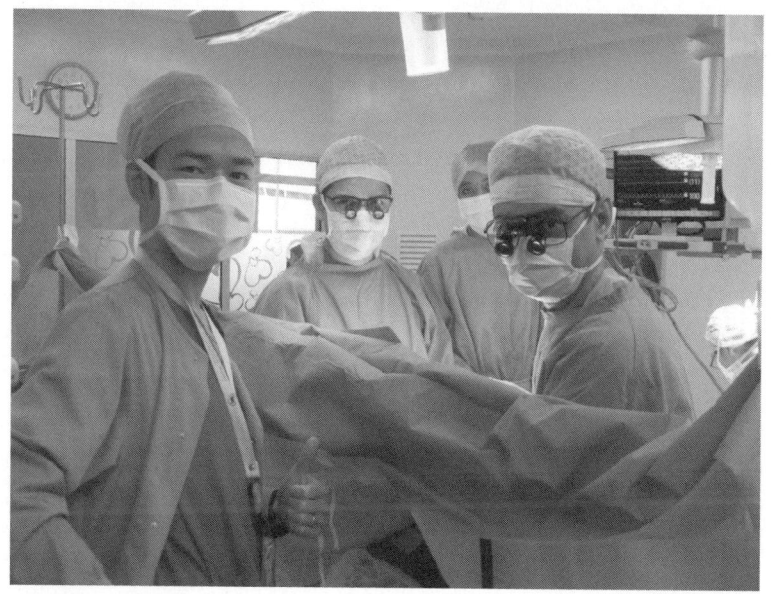

▲手術中に心臓外科医と

ち小児896件），BTシャントやPDA結紮などの非開心術を合わせると3659件になります（ちなみに循環器科によるカテーテル治療も盛んで，2010年には8000件以上あったようです）．

　手術室は7室でその他にカテーテル治療と開心術が行えるハイブリッド手術室が1室ありました．2012年中に8つ目の手術室を開ける予定で，さらなる手術件数の増加が予想されます．

　麻酔科は，若手の麻酔科医の指導に当たるコンサルタントが8人，IJN勤務が4，5年以上で主にコンサルタントの指導を受けずに1人で麻酔をかけるAnaesthesiologistと呼ばれる先生が2人，コンサルタントの指導を受けながら心臓麻酔のトレーニングを受けているクリニカルスペシャリスト，フェローが9人います．

　このうち外国人医師はそのほとんどがフェローとして働いており，私がいた当時，インド人，トルコ人，イラク人，ベトナム人，そして日本人がフェローとして勤務していました．

　麻酔科医は，主に手術室での麻酔管理，カテーテル治療時の鎮静・全身麻酔，ICUでの成人心臓手術の術後管理に携わります．また病棟急変患者への対応も麻酔科医が中心となって行っていました．

　外国人を積極的に受け入れている病院で，他にもパキスタン，スーダン，ナイジェリア，インドネシア，イラン，エジプトなどあらゆる国籍の医師がトレーニングのためにIJNで働いていました．

フェローの生活

　日々の生活を紹介しますと，手術室勤務の場合，朝7時半に病院に到着し麻酔の準備，末梢静脈と動脈圧ラインを確保しコンサルタントを呼び，8時から導入．1日2〜3件の開心術の麻酔をかけた後，17時頃から翌日の術前回診に行き，その後担当コンサルタントと翌日の症例について話し合い，だいたい18〜19時頃に帰宅となります．

　朝ミーティング等があるときは，麻酔の準備の後，7時45分から9時までがミーティングで，その後に患者入室・導入となります．水曜日は，

循環器科・心臓外科・麻酔科の合同ミーティングがあり，患者の治療方針に関する症例検討や海外から招いた先生の講義などがあります．木曜日は，心臓外科・麻酔科の合同 ICU ラウンド，Mortality & Morbidity meeting や Journal club，金曜日は小児心臓外科医による先天性心疾患の講義，麻酔科医による経食道心エコーの講義などがあります．

　当直は月に 4 ～ 5 回ほどで，ICU 管理と緊急手術対応をして，翌日は終日休みです．またフェローは年間 20 日間の有給休暇が与えられ自由に休みを取ることができます．その他にフェロー 1 年目の最後の 2 カ月間は日常の麻酔 ICU 業務からはずれ，自分の希望に合わせて，人工心肺，心エコー，PICU などをローテートすることが可能です．

IJN ならではの貴重な経験

世界に近いマレーシア

　マレーシアでは，医学教育を英語で行っているため院内公用語も英語です．もちろん患者の中には，英語が話せない人も大勢います．日本では日本語が話せない医師が働くことは不可能ですが，マレーシアではマレー語ができなくてもまったく問題ありません．術前回診や外来で患者に説明が必要なときは，看護師がわれわれの英語での説明を，患者がマレー系であればマレー語，中華系であれば中国語といった具合に通訳してくれました．

　コンサルタントは，マレーシア人で，そのほとんどが海外（主にアメリカ，イギリス，オーストラリア）でトレーニングを受けた医師です．中には，イギリスの大学を卒業し，トレーニングを行い，コンサルタントとして活躍した後に出身国であるマレーシアに帰国，といった経歴の先生もいました．

　マレーシアでは，日本では考えられないくらい多くの医師が海外の医学部を卒業し帰国して医師として働いています．高等教育を英語で行っているため優秀な学生はイギリスやアメリカなど先進国の大学へ進学しやすく，

国も奨学金でそういった優秀な学生を積極的に支援しています．大学卒業後そのまま当地に残る人もいれば，ある一定のトレーニングを終えた後に帰国してマレーシアの医療に貢献する人も少なくありません．

そのためさまざまな分野の世界的権威ともつながりが深く，このような伝手を使って有名な先生を海外から招聘して病院内で講演が開催されることも頻繁にありました．日本では学会でしか話を聞く機会がないような著名な先生方から，朝のミーティングの時間に直接話が聞ける環境はたいへん贅沢だと感じました．

技術も非常に発達しており，役所の認可も早いので，日本では使えない薬や治療法がいち早く手に入り，海外からその分野の専門家を招いて治療にあたるといったケースも少なくありませんでした．医師をはじめコメディカルも全員英語を理解できるので，そういった医師が英語で医療行為を行ってもまったく問題ありません．マレーシアの医師免許をもたない彼らに医療を行う許可を下す柔軟さもこの国の強みだと感じました．

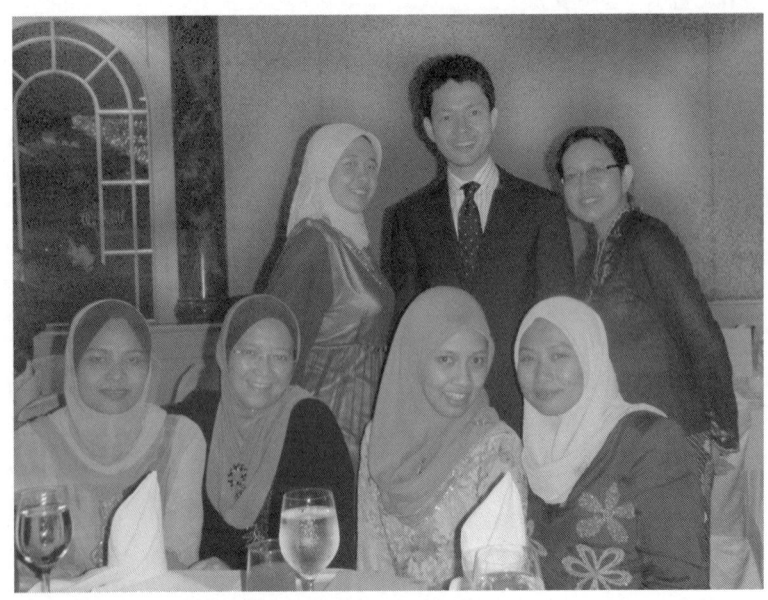

▲ IJN が主催した学会のガラ・ディナーで手術室の看護師たちと

イスラム教圏で働くということ

　マレーシアは，65%のマレー系，25%の中華系，8%のインド系からなる多民族国家です．マレー系のイスラム教徒が過半数を占めるため，至る所にモスクがあり，お祈りの時間には，どこからともなくコーランが聞こえてきます．

　毎週金曜日の午後はお祈りの時間なので，勤務中でも仕事場を離れて近くのモスクへお祈りに行きます．病院でも同様で，その間私たち非イスラム教徒の医師が，彼らの担当患者の麻酔をすることになったりもします．

　「必ずモスクに行かなければいけない」というわけではないので，手術の山場だったりすればもちろん業務を優先します．術者も同様で，手術の途中でお祈りに行くということはありませんが，1件目の手術が終わった後に，「2件目はお祈りの後にしましょう」ということは多々ありました．

　金曜日のお祈り以外にも毎日5回のお祈りの時間があるのですが，これに関しては近くのモスクへ行くわけではなく，病院内の至る所にある

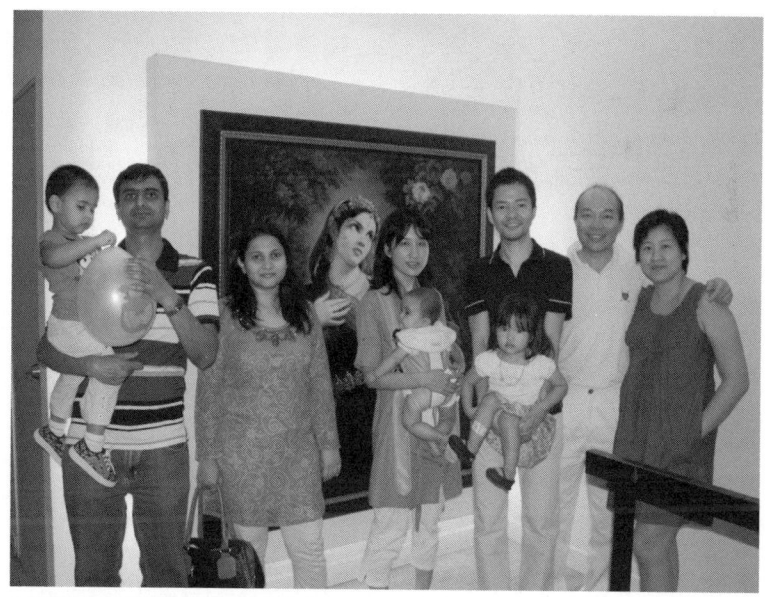
▲仲の良かった同僚たちとのお別れ会

心臓麻酔漬けの日々 in マレーシア……chapter 1　　21

「祈りの部屋（スラウ）」で行います．もちろん手術室にもスラウがあって手短かにお祈りができるようになっていました．そのほか，当直室にもお祈りのためのカーペットが置かれてありますし，メッカの方向を指す矢印も必ず天井に貼ってありました．

　また，年に1度1カ月間の断食があるので，その間イスラム教徒は日中禁飲食になります．われわれはその間，昼休みも取らずに働くイスラム教徒の同僚を横目に，昼食をとりコーヒーを飲んだりしますが，もともと多民族国家であるためか，お互いあまり気にせず，自分たちのペースで生活をします．ただ時々コンサルタントがわれわれ非イスラム教徒の昼食交代を忘れてしまうのがたまにキズでしたが．

　お祈り以外にも，影響があるのが食事です．イスラム教徒は豚肉を食べることを禁止されています．またインド系のヒンドゥー教徒もいるので牛肉も昼食には出てきません．結果として，ほぼ毎日チキン料理でした．さらには，ベジタリアンがいるのでベジタリアン用の食事も用意されていました．

　同僚みんなで外食をするときも注意しなければなりません．イスラム教徒はお酒も禁止されています．外食時は，イスラム教徒が食べることを許された食材を利用した（ハラル）レストランになります．中華系の同僚から，「日本人は何でも食べるから，食事に誘うときに気が楽」と言われたこともありました．

女性医師の社会進出

　イスラム教国ということで女性の社会進出が妨げられているイメージをもつ方もいらっしゃると思います．実際は，IJNの院長は循環器内科医の女性でしたし，麻酔科の部長も女性です．心臓外科のコンサルタントも2人女性がいました．同僚の麻酔科医にも6人子どもがいるママさん麻酔科医もいたりして，女性の社会進出は目覚ましいものがあります．

　背景にあるのは，安い賃金で雇える外国人メイドと家族のサポートです．女性医師のほとんどは時短勤務をしたり当直が免除されているわけではな

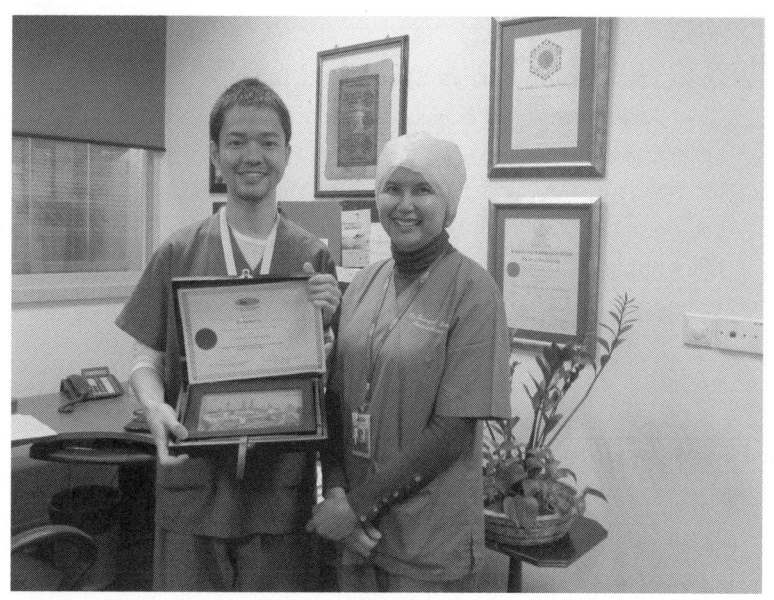

▲最終日に麻酔科部長の Dr. Sharifah と記念撮影

く，他の医師と同様の業務をこなしています．その間，家では親や兄弟姉妹，さらにはメイドが家事・子育てをきちんとサポートしてくれますし，保育園も希望すればどこでも入所可能です．このように女性がキャリアを継続できるシステムがきちんとできていることも，マレーシアで働いてみて驚いたことの1つでした．

互いを知るということ

　先ほども述べたように，IJNにはさまざまな国の人々が働いています．それぞれ背景が違うので，仕事の合間に，お互いの国の政治や経済，文化について話す機会もたくさんあり，本当に刺激的な毎日でした．

　例えばバグダッドから来たイラク人夫婦麻酔科医に国の現状や，フセイン政権，アメリカについてどう思っているのか聞いてみたり，ミャンマー人と軍事政権について話し合ってみたり，インド人と新興国の良い点・悪い点，また熱心なヒンドゥー教徒の同僚とは宗教や人生哲学について一緒

> 【留学先の情報】
>
> Dato' Dr. Sharifah Suraya Syed Mohd Tahir
> Chief Anaesthesiologist & Head of Department
> Institut Jantung Negara（National Heart Institute）
> No 145 Jalan Tun Razak, 50400 Kuala Lumpur, Malaysia
> Tel: +603-2617-8200
> URL●http://www.ijn.com.my/ijn/

に当直しながら語り合いました．リビアのガタフィ政権下で医師をしていた経験をもつ同僚もいましたし，日本国内にいたらなかなか出会えないような人々と出会うことができました．

　同僚たちからも日本についていろいろ聞かれることも多く，説明しながら私も日本に関して再発見することがたくさんありました．

マレーシアという国

生活面—マレーシアで暮らす—

　マレーシアでの生活についても紹介します．比較的治安のいい国で，近年発展目覚ましく，特にクアラルンプールでは，新しいビルの建設やインフラの整備が進んでいます．きっと日本の高度経済成長期もこんな感じだったのではと思わせる雰囲気です．

　大体どこのマンションでも敷地内にプールやジムがあり，仕事が早く終わった日は，子どもとプールで遊んだり，ジムで走ったりと健康増進に努めていました．また食事も大変おいしく，週末は同僚に教えてもらったローカル向けの小さな屋台で，飲茶やインドカレーに舌鼓みを打つ楽しみもあります．もちろん慣れない土地での生活で苦労はありますが，周りの人にも助けられ，本当に楽しく生活できました．

親日家

「IJNの先生が日本人は勤勉に働くという印象をもっていた」と書きましたが，院内のみならず，マレーシアは全般的に大変親日的な国です．1980年代にはルックイースト政策（日本・韓国を見習って経済発展していこうとする政策）を当時の首相が提言するなど，日本には良い印象をもっている人が多いです．そのため人々がとても親切にしてくれました．

賃貸マンションを借りるときも，「他の外国人に比べ日本人に貸すときれいに使ってくれる」という印象があったらしく，部屋のオーナーも快く値段交渉に応じてくれました．仕事場でも，私が日本人だとわかると喜ぶ患者がいるため，麻酔導入前に「あなたのために日本から先生が麻酔をかけに来てくれましたよ」とコンサルタントが冗談で患者さんに声をかけることもあったほどです．

楽しい思い出も苦い経験も人生の貴重な体験に

以上徒然なるままに留学記を書いてみましたが，いかがでしたでしょうか．この本を手に取られた方は少なからず海外留学に興味をお持ちの方だと思います．そう思っていらっしゃるのであれば，ぜひともチャンスを捕まえて海外へ出ていただきたいと思います．

楽しい思い出も苦い経験も，日本に住んでいるときの2倍にも3倍にも膨れ上がることでしょう．そのすべてが自分の人生の貴重な体験になると思います．

最後にこのような貴重な機会を与えてくださった石黒芳紀先生をはじめ，臨床留学について今までさまざまなアドバイスをしてくださった先生方，突然の海外留学に嫌な顔ひとつせず付いてきてくれた家族に感謝の意を表します．

chapter 2

鎌田ことえ

東京女子医科大学麻酔科学教室

もりとみずうみの国から

April 2009-March 2012
Clinical Research Fellow, Postdoctoral Fellow
University of Tampere, School of Medicine, Tampere, Finland
Department of Anaesthesiology, Tampere University Hospital, Tampere, Finland

要旨………

　海外留学を終え臨床の第一線で活躍されている先生方から多くの刺激を受けていた私にとって，留学は学生時分からの憧れでした．

　気候，文化や習慣，言語までが異なる環境で送ったこの3年間は，思わず時間を止めたくなるほど楽しい日々でした．いま帰国して思うのは，海外留学を臆することはないということです．留学に対する好奇心のほかに，コミュニケーションツールとしての英語と臨床麻酔科医として日本で得た経験があれば，それで十分だと思います．

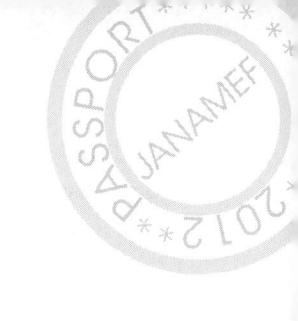

私にとっての海外医療体験は、医学生時代の交換留学にはじまります．異国の病院事情に対する好奇心に端を発した、ベルギーで過ごしたわずか1カ月間の留学生活でした．そこで私は、まるで日本の研修医のように活躍する医学生の姿や、日本よりもフランクな医師・患者関係を目の当たりにして、カルチャーショックを受けたことを覚えています．また、週末に少し足を伸ばしただけで異文化体験ができるという欧州の地の利に魅力を感じたのもこのときでした．

　そしてなによりも、学内から欧州各地に臨床留学されていた先生方を訪ね、病院見学はもとより留学生活の様子を拝見させていただけたことが、海外留学への憧れを決定的にしたものと思います．当時私が経験した『医学生』としての交換留学と、『医師』としての留学は性格が異なるものとは感じていました．しかしながら、いつの日か医師として自信がついた頃に、私も欧州への臨床研究留学をしたいと思うようになっていたのです．

交換留学先での進路相談

　この交換留学では、将来を大きく左右するアドバイスを頂戴することもできました．私は旧臨床研修世代にあたりますので、医学部6年生を直前に控え、進むべき道について悩んでいたのもちょうどこの時期でした．

　海外という、ある意味しがらみのない環境にあったからでしょうか、日本から留学されていた先生方だけではなく、留学受け入れ先の先生方にも進路について相談させていただいたことを覚えています．

　そのなかに、医学を志した以上は一生を通じて邁進してほしいと思うけれど、女性としてそれを全うするのは男性以上に難しいであろうと熱心にお話しくださった先生がおいででした．当時私が考えていたいくつかの候補の中では、麻酔科がもっとも望ましいのではないかという貴重なご意見をいただきました．最終的に麻酔科を選んだ理由はこれだけに限りませんが、この一言が大きく影響したことは否定できません．

　交換留学から10年以上が経った今も、この先生は精力的にお仕事をこなされていると伺います．そして私が近況を綴ったお便りをするたびに、

医師としてキャリアを重ねることの重要性について励ましの言葉をお送りくださるとともに，海外留学を報告した際には，この選択を大変喜んでいただけたことをここに記しておきたいと思います．

麻酔とはなにか……がきっかけに

いつ学ぶのか

　医師としての拠点を海外に完全に移すのではなく，医療者人生の一時期に海外留学をしようと考えたとき，そのタイミングに悩むことがあるかもしれません．かねてから私は，医師として一定の区切りがついた段階で留学したいと考えていました．それは，麻酔科医として標榜医資格を取得し，研究者のはしくれとして大学院を修了してからと決めていました．

　たしかに，いつ留学するのか，それは個々の考え方次第かもしれません．ただ，臨床研究留学を希望するのであれば，専門領域である一定の経験を積んでいることが望ましいのではないかと思います．

　私は，フィンランド語がまったく分からないにもかかわらず，留学期間の大半をフィンランド人に囲まれて手術室で過ごしました．ある日，緊急時にも淡々と処置を続ける私を見て，「あなた，実はフィンランド語が分かるんじゃない？」と言われたことがありました．そのとき私は「麻酔科医としての仕事に違いはないから，言葉が分からなくても必要な処置は分かるのよ」と自然に答えました．細かなシステムや薬剤，デバイスは異なるとしても，医療の本質もしくは基本的な生体反応はかわりません．

　臨床研究を円滑に進めていくためにはコメディカルや患者からの信頼が必要不可欠ですが，欧州人に比べて若く見られがちな日本人が，その容貌でキャリアを誇示することは難しいでしょう．医療現場で築かれる信頼関係の基本がごく普通の人間関係であるのはもちろんです．でも同時に，医師として認められる必要があるものと私は痛感しました．

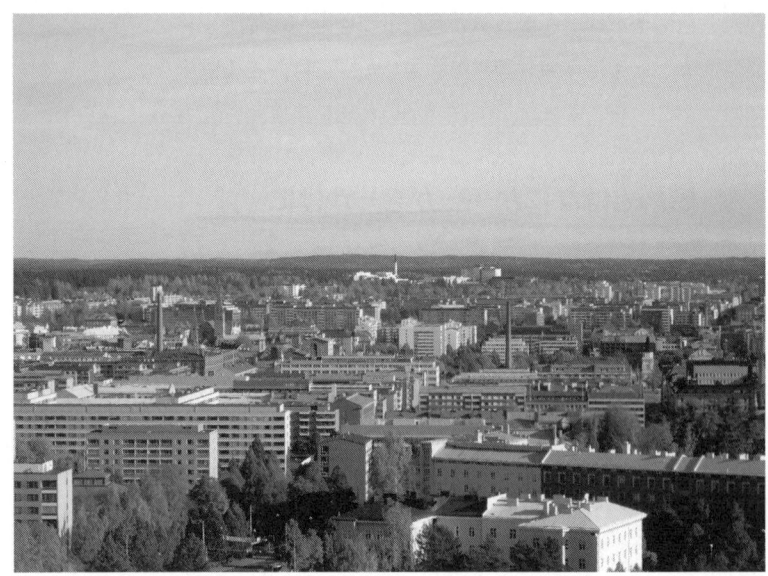

▲ピューニッキ展望台から臨んだタンペレ全景──タンペレ市街西側にはピューニッキの森という自然保護地区があり，その展望台から市の中心部を眺めた風景です．タンペレ市はフィンランド湖水地方に位置する国内第三の都市（人口 21 万 1691 人，東京都港区とほぼ同等）であり，北欧最大の内陸都市でもあります．"フィンランド人がもっとも住みたい街"に選ばれたこともある，住み心地の良い街です．写真中央奥の白い煙突を備えた建物群が Tampere University Hospital です．

どこで学ぶのか

　海外留学と言ってもその行き先は多岐にわたるでしょう．最初から渡航先が決まっているケースを除いて，大方の場合は米国か欧州かで悩むのではないかと思います．

　これは，基礎研究を望むのかそれとも臨床志向が強いのかによっても左右されるのかもしれません．私も留学先を探しはじめてから米国への基礎研究留学のお話をいくつかいただきましたが，欧州で臨床研究をしたいという思い入れが強すぎたのでしょうか，残念ながらそのどれもが魅力的には映りませんでした．

　しかし一言で表現するには欧州は広く，かつ米国留学と異なって事前に得られる情報が極端に少ないのが現実です．私の場合，はじめからフィン

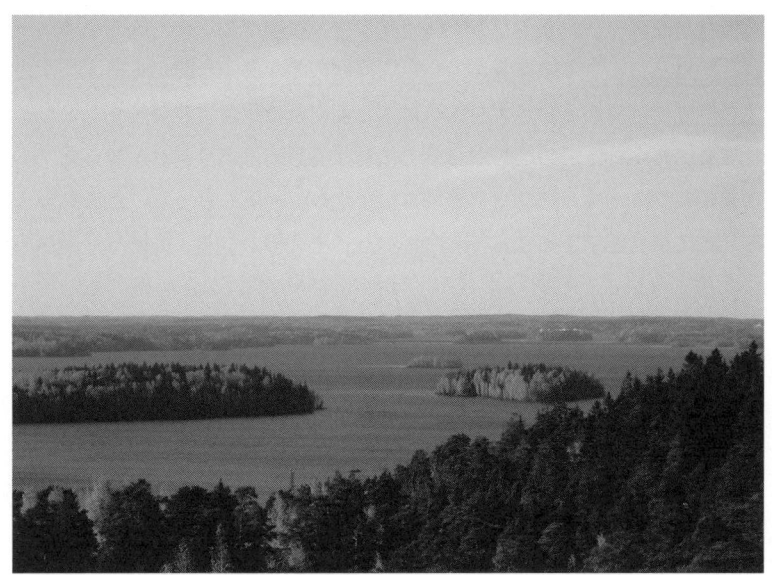

▲もりとみずうみの国 フィンランド——写真1と同じピューニッキ展望台から,市街地と反対方面を臨んだ景色です.森と湖に囲まれた,自然豊かな国であることを実感できるこの場所は,私のお気に入りでした.病院からの帰り道に自転車を飛ばし,数時間ぼーっとするのが至福の時間だったのです

ランドへ留学したかったわけではありません.

　直接的でなくとも,「麻酔とはなにか」に関連する研究をしたいと漠然と考えていたため,麻酔科医として駆け出しの頃からお世話になっていた萩平哲先生(大阪大学大学院医学系研究科麻酔集中治療医学講座)に,Prof. Arvi Yli-Hankala (Department of Anaesthesiology, Tampere University Hospital)[*]をご紹介いただくことで,ようやく欧州留学の夢を叶えることができたのです.

　＊ http://www.uta.fi/

　フィンランドといわれても,留学前の私は地図上でその正確な位置を指し示すことができるわけではなく,"森と湖の国,シベリウス,オーロラ,

もりとみずうみの国から……chapter 2　31

ムーミン，ノキア，キシリトール，サウナ"といったごく一般的なイメージしか持ち合わせていませんでした．極寒の冬があると聞いても人類が生息可能な土地であるから大丈夫なはずと前向きに捉え，非英語圏だといわれてもベルギー生活の経験からそれに対する恐怖はありませんでした．

　ましてや，一度も訪れたことのない土地へ，一度も会ったことのない人を訪ねて単身留学するなんて，今になって考えるとなんと大胆な行動なのかと思わないこともありません．けれど当時の私はなんの疑問もなく，嬉々として渡フィン準備を進めたのでした．

　帰国したいま思うことは，妥協してはならないということです．海外留学がそれほど珍しくなくなってきた昨今とはいえ，周囲からの多大なるサポートの上に成り立つ貴重な留学生活です．自らの好奇心を満たすものが留学の地であっても，研究内容であっても構いません．ここに赴きたいという自分の意志を尊重されることを強くお勧めします．

どれぐらいの規模のラボに属するのか

　留学先としてどの程度の規模のラボを選ぶのかというのも，留学生活の満足度に影響するものと考えられます．多国籍で大人数のチームの一員として働いたほうが心地よい人，仲間が少ないほうが落ち着く人．そのどちらの場合にも利点・欠点があると思います．

　偶然にも私は2人の指導者と2人の研究者という小さな研究グループに属するという幸運に恵まれました．グループが小さいため同時に多くのプロジェクトを進行させることはできませんでしたが，そこにはどんな些細なことでも質問できる環境がありました．グループ内だけでは解決が難しい問題については，国内外の共同研究者からアドバイスをもらうこともできました．

　結果的に，このような体制で研究生活を送ることができたことに満足しています．そして異国で単身生活を始めた私を研究面だけではなく生活面までフォローをしてくださったことが，非常に心強く感じられたのは言うまでもありません．

なにを学ぶのか

　留学先でなにを学ぶのか．医師として留学を志す場合には，これが留学目的にあたることになると思います．日本でこれまで続けてきた研究を発展させるための留学，もしくは新たな分野に挑戦するための留学と，いろいろなパターンがあるでしょう．私の場合は後者に当たります．

　前述のように，臨床業務に忙殺されながら「麻酔とはなにか」という疑問を抱いてきましたが，そのテーマを一臨床家の視点から捉えたときに，麻酔状態での脳波変化に興味をもったことがきっかけです．

　留学中は，汎用脳波モニタの開発に携わっている指導者（Prof. Arvi Yli-Hankala）と，神経生理学的観点から麻酔中の脳波変化を研究する指導者（Doc. Ville Jäntti）に恵まれることとなりました．留学中のテーマは必ずしもたくさんあったとは言えませんが，そこで自分自身に過度のストレスをかけないことに決めました．そのかわり，1つの事象について多方面から考察する重要性を再認識するよい機会になったと思っています．

　海外留学を目前にして，せっかくだからとあれもこれも欲張りすぎてしまうことがあるかもしれません．しかし，気負いすぎるのは禁物です．思いもかけず，その意気込みが渡航後の負担になってしまうこともありえますので．

なにを準備すればよいのか

　海外渡航に必要な諸手続きのほかに，現実的な問題として留学資金の確保が挙げられるでしょう．研究生活だけではなく，海外生活そのものを楽しむことができるのも留学の醍醐味であり，ともすれば，これが留学生活全体の印象を決めることになるかもしれません．

　預金，留学先からの給与のほかに，各種団体からの留学助成金の給付を受けることを考えてもよいと思います．私は，フィンランド政府奨学金留学生としてCIMO（Center for International Mobility: フィンランド政府関係国際交流機関）から給費を受けましたが，そのほかにも一般社団法人至誠会からの至誠会賞海外留学助成をいただきました．

幸い留学先が田舎町だったこともあり，留学先からの給与だけで日々の生活に困窮することはありませんでしたが，海外生活のセットアップや余暇に必要な資金をまかなえるだけの余裕はありませんでした．助成金を給付いただけたことに大変感謝しております．
　それからもう1つ，英語力です．ここでいう英語力とはネイティブ並みの会話力ではなく，日常生活に困らない程度のコミュニケーションツールとしての英語力を指します．
　準備万端と思っていても，文化や習慣の異なる海外ではなにが起こるか分からないのが現実ですから，自らの意志を伝えられる程度の英会話は必要です．これは，私のように非英語圏へ留学する場合にも同様です．多言語集合体の欧州では，英語が通じないことはまずありません．
　現地語の習得に腐心するのではなく，まず英語を身につけることをお勧

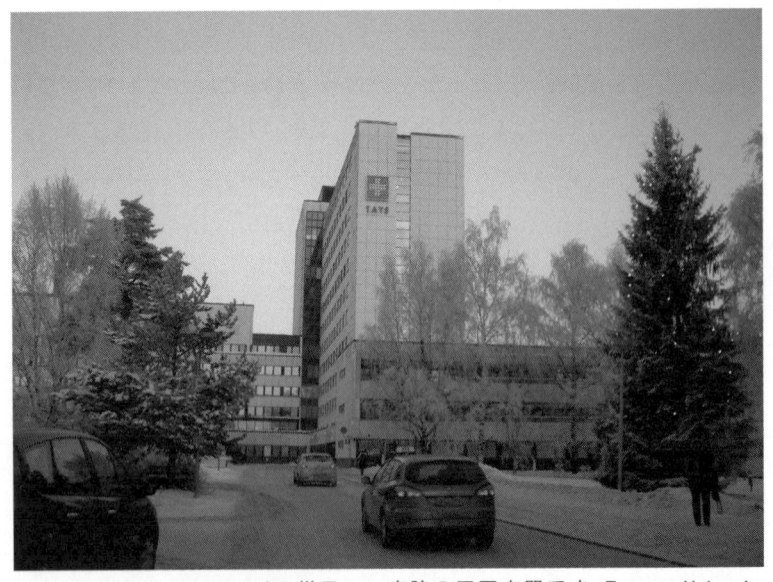

▲ Tampere University Hospital の様子 —— 病院の正面玄関です．Tampere University Hospital はフィンランドにある全五大学病院の1つであり，ピルカンマー県における中核病院としての機能を果たしています．データは概算ですが，ベッド数約 1000 床，年間外来患者数 14 万 2000 人，年間手術件数 2 万 8000 件に対して，麻酔科医数は約 70 〜 80 人です．

めします．その上で余裕があれば，現地語を学ばれてもいいかもしれません．遠いアジアの国から来た留学生が，現地語でコミュニケーションを図ろうとする．たとえ片言であったとしても，それだけで人間関係がぐっと近づくことはよくあることでしょうから．

研究を円滑に進めるための工夫，とは

留学生活のセットアップ

日常生活のセットアップが不十分だと，落ち着いて研究生活に入ることは難しいでしょう．日本で準備が可能なものはあらかじめ済ませ，それ以外に関しては渡航後早期に済まされることをお勧めしたいと思います．

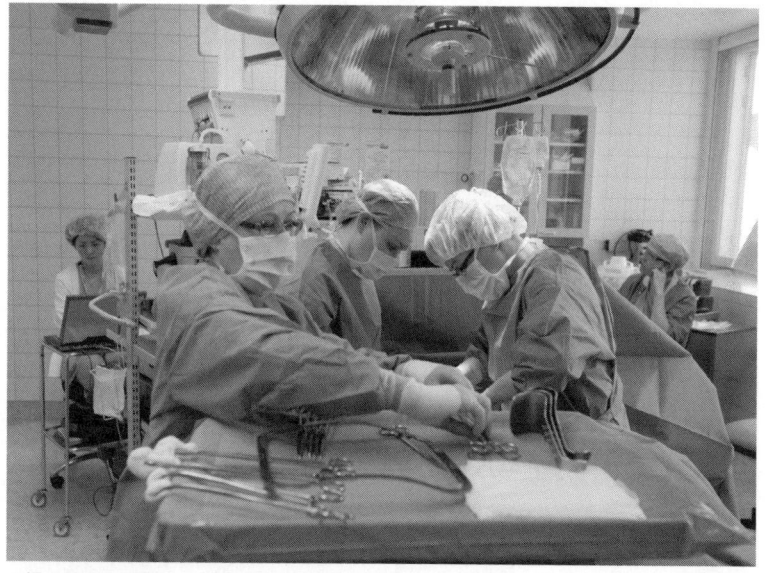

▲婦人科手術の様子——手術中の様子は日本とあまりかわらないかもしれません．麻酔管理は麻酔看護師の手にゆだねられます（写真向かって右奥に写っています）．高緯度にある国だからでしょうか，手術室の窓は必要時以外は全開にされ，日の移ろいを感じながら手術をしていました

まず必要なのが居住者登録や銀行口座の開設手続きです．私は渡航翌日にこれらの手続きを終えましたが，言葉の問題からくる手違いがあってはいけないと，ボスに付き添ってもらいました．国民の大多数が何不自由なく英語を操る国であるとはいえ，書類は現地語（フィンランド語とスウェーデン語）で書かれたものばかりでした．

　日本とは細かなシステムが異なることも考えられますので，このように重要な手続きをされる際には，現地の知人・友人の手助けを得るべきであろうと思います．特に非英語圏への留学をお考えの場合には忘れないでください．また留学中は資金調達に苦慮することも考えられますので，もしものときに日本からの送金を受けやすい銀行を事前に調べておくといいかもしれません．

　つぎに住環境のセットアップです．住居や大型家具の手配を早い時期に終えると余計な気苦労がなくなります．住民登録も終えていない外国人が最初からアパート住まいをするのは難しいかもしれませんが，施設によってはゲストハウスを所有している可能性があります．また，勤務者を対象にアパートの斡旋をしていることもあるでしょう．

　私と同時期にタンペレ大学には日本から数名の医学系留学者がいましたが，その全員が渡航前に大学の斡旋でアパートの手配を済ませていました．私の場合は，あらかじめ賃貸契約を結んでいた大学斡旋のアパートが家具なしだったため，それらが揃うまでの1週間はゲストハウスに宿泊しました．家具や電化製品付きの物件もあるでしょうから，これらに強いこだわりがない場合には検討されてもいいかもしれません．

医師であることをアピール!?

　どんな研究をしたのかという堅い話ではなく，ここでは研究生活中に感じたことに触れたいと思います．先項でも述べましたが，日本での研究テーマを継続するにしても，新しい領域に挑戦するにしても，留学生活ではいったんすべてがリセットされます．郷に入っては郷に従えということわざがあるように，まず一度，相手の意見に耳を傾ける心の余裕が必要で

しょう．

　しかし日本とは違って，聞いているだけではなかなか認められないのが海外の慣習です．自分はどのような意見をもっているのか，なにができるのかを折に触れてアピールすることが求められるのではないでしょうか．

　殊に臨床研究の場合，患者やコメディカルからの信頼は研究の遂行に大きく影響します．フィンランドでは医師に対する社会的信頼度がかなり高く，同僚医師に尋ねても患者から研究への参加を断られることはほとんどないというほどでした．そしてこれは，海外医師免許を所有する外国人医師に対しても同等です．

　けれども，フィンランド人医学生よりもどうしても若く見られてしまうのが日本人のつらいところ．私は，研究プロトコール上必須ではないもののインフォームドコンセントには必ず同席して自己紹介をしたり，手術当日には少なくとも麻酔導入前の輸液ライン確保を必ずするように心がけました．これは，医師であることのアピールにあたります．

　また，たとえ流暢な英語を話す患者さんであったとしても，片言のフィンランド語で自己紹介をし，研究内容を簡単に説明できるようにもしていました．研究参加を承諾してくださったことへの感謝をあらわすだけではなく，安心して任せてほしいという気持ちを伝えようと努力したつもりです．そのためでしょうか，研究対象として選んでもらったことを誇りに思うとお話になる患者さんや，記念写真を求める方もいて，私にとっても良い思い出になりました．

　信頼関係の構築に関してはコメディカルも同じことです．日本とは異なりフィンランドでは麻酔看護師が認められていますが，術前の準備にはじまり術中管理に至るまで，彼らのサポートなしにはなにも進まないのが現実でした．フィンランドの麻酔看護師は麻酔科医の指示を仰ぐよう徹底されていたこと，医療現場における医師の信頼度が高かったこと，なによりもプロトコールを遵守する重要性が認識されていたために，研究の障害となるような大きな問題はありませんでした．

　しかし私は，研究遂行に対する私自身の責任を明確にし，同時に彼ら麻

酔看護師の負担軽減につながることを目的として，手術室内では必ず患者のそばに付き添うようにしていました．

振り返れば取るに足らないような努力かもしれません．ただ，文化や習慣の異なる土地で阿吽の呼吸を求めることはほぼ不可能です．研究を円滑に進めるためには，日本人らしい細やかな心遣いが必要だと痛感しました．

日本（人）のイメージ

海外で暮らすということは，日本を外から見る良い機会であり，否応なく日本人であることを強く意識させられます．他の欧米諸国と比べて日本に対する関心がそれほど高くないと思われるフィンランドですが，折しも留学中に東日本大震災がおこり，国内と海外のメディアがそれぞれどのように報道しているのか，外国人の目には日本人がどのように映っているのかを肌で感じることができました．フィンランド人の友人が日本を身近に捉え，心を砕いてくれる様に涙を流したこともありました．

また，日本では当たり前の習慣も異国の地では物珍しいものです．私が留学した街には日本人居住者が多くなかったためか，出会ったほとんどのフィンランド人にとって，私が人生で初めて目にする日本人でした．"これは日本語でどういうの？"というおきまりのフレーズに始まり，"日本人だったらどうするの？""その考え方が日本人らしいね"と私の一挙手一投足が興味の対象だったのです．

当初は日本人のイメージを崩さないように振る舞おうと肩に余計な力が入っていましたが，次第に，彼らの反応を楽しむ余裕が出てきました．マンガなどのいわゆるポップカルチャーは，フィンランドの若年層に思った以上に浸透しており，日本語を学んでいる学生も少なくありません．日本贔屓の外国人のなかには私たち以上に日本に関する知識を持ち合わせている人もいますし，彼らの多くは実際に日本人から日本の話を聞くのを楽しみにしているようです．

医学留学とは関係ないと思われがちですが，日本の歴史や風習についていま一度見直し，日本人として恥ずかしくない知識を備えていると，留学

> 【留学先の情報】
>
> **University of Tampere, School of Medicine**
> Kalevantie 4, FI-33014 Tampere, FINLAND
> Tel: +358-3-355-111
> URL● http://www.uta.fi/
>
> **Tampere University Hospital**
> Tampere University Hospital, PO BOX 2000, FI-33521 Tampere, FINLAND
> Tel: +358-3-311-611
> URL● http://www.pshp.fi/

先での異文化交流の助けになるかもしれません．

そして，日本での多忙な生活から離れて生活そのものを満喫することができるのも事実です．海外留学は，異文化に親しむ絶好のチャンスでもあるはずですから，研究室に閉じこもっているだけではもったいないのです．

春の到来を祝う Vappu（メーデー）に始まり，北欧特有の Juhannus（夏至祭），暗くて長い冬だからこそ趣を感じる Joulu（クリスマス）と，フィンランドならではのお祭りを存分に楽しむことができたのは本当に貴重な経験でした．いつまでたっても日が暮れることのない白夜に感嘆し，反対に長くて暗い冬を恨めしく思ったこともあります．

夏のベリー摘み，秋のきのこ狩り，そして冬のオーロラ鑑賞も日本では味わうことはできないでしょう．そのほかに，週末やまとまった休暇には欧州各地へ小旅行に出かけることもありました．研究留学をしているのだからと肩肘を張るのではなく，海外生活を満喫してください．それが研究の息抜きとなって，また新たなパワーがみなぎってくるのですから，決して無駄な時間ではないはずです．

日本にいては知ることのない世界

　これまでに一度も訪れたことがなく，知人がひとりもいないフィンランドで送ったこの3年間は，思わず時間を止めたくなるほど楽しい日々でした．気候，文化や習慣，言語までが異なる環境に身を置くこと自体，意味深い体験だったと思います．

　私は留学期間の大半をフィンランド人に囲まれて手術室で過ごしましたが，幸いにもそれにストレスを感じることはありませんでした．病院内外で日本とは異なる"北欧らしさ"を感じることができたのは大切な思い出ですし，日本を外から眺める良い機会になったと思っています．

　いま帰国して思うのは，海外留学を臆することはないということです．留学に対する好奇心のほかに，コミュニケーションツールとしての英語と臨床麻酔科医として日本で得た経験があれば，それで十分だと思います．

　昨今は"内向き指向"が強くなってきているといいます．まだ留学を経験されていない先生方には，その機会を積極的に模索し，是非チャレンジしていただきたいと強く思います．海外には，日本にいては知ることのない世界があると私は信じています．

　謝辞：この場を借りて，私に貴重な機会を与えてくださいました萩平哲先生（大阪大学大学院医学系研究科麻酔集中治療医学講座），留学を快諾してくださいました尾﨑眞先生（東京女子医科大学医学部麻酔科学講座），バックアップいただきました東京女子医科大学麻酔科学教室の皆様に深謝いたします．また，公私にわたりこの留学生活をサポートくださった Prof. Arvi Yli-Hankala (University of Tampere, School of Medicine および Department of Anaesthesiology, Tampere University Hospital), Doc. Ville Jäntti (Department of Biomedical Engineering, Tampere University of Technology および Department of Clinical Neurophysiology, Seinäjoki Central Hospital) そして Dr. Antti Aho (Coxa Ltd, Hospital for Joint Replacement) に心より感謝の意を表したいと思います．それから海外留学助成をい

ただきました一般社団法人至誠会，CIMO（Center for International Mobility：フィンランド政府関係国際交流機関）にも御礼申し上げます．

◎留学に関する役立つ情報……………………………………………………
フィンランドの大学のデータベース
URL●http://www.finlandalumni.jp/uni/

CIMO（Center for International Mobility：フィンランド政府関係国際交流機関）
URL●http://www.cimo.fi/

chapter 3

和田浩輔

カリフォルニア大学サンフランシスコ校麻酔科

はじめての留学, はじめての研究

Jan 2000-present
Research Fellow, Postdoctral Fellow
Department of Anesthesia and Perioperative Care
University of California, San Francisco

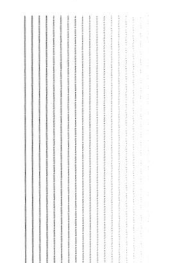

要旨………

　一麻酔科医としてキャリアをまっとうすることについて漠然と不安をもち始めていた頃，突然留学の話が舞い込んだ．海外生活はおろか，研究の経験もなかった私であったが，気がつけばYesと返事をし，着々と留学の準備が進んでしまっていた．なんとか渡米し，生活，英語，研究などいろいろ苦労は多いが，時間をかけて馴染んでいっているところである．

私は大学卒業後，母校の麻酔科に入局した．もともと内科や外科といったいわゆるメジャー科に進むことを漠然と考えていたが，ポリクリが始まり，比較的早い段階で麻酔科を回ることになった．いろいろな科の手術に興味はあったし，そのうえ救急や集中治療をみるうちに，麻酔科も選択肢に加わっていった．そして，いろいろな手技を体験するうちに「自分にもできるのでは」と思い込んでしまい，それが決定打となったかもしれない．

　麻酔科に入局した後は手術麻酔を生業とするのは当然であるが，大学での研修が終わった翌年から，地方の中核をなす都市にある病院を転々としていたせいか，救急や集中治療も麻酔科医がカバーする病院を多く経験した．そのおかげで麻酔科医としていいキャリアを積ませていただいた．また，仕事をやっていて充実感があった．

　臨床にのめりこんでいった私は，いつしか専門医も取得し，臨床の仕事もさらに忙しくなり，研究どころではなくなってしまった．その後私は籍を東京女子医科大学麻酔科に移し，大学や関連病院などで働くこととなった．そんな折，教授から突然「留学は興味ないか？」と尋ねられた．

　突然のことで驚いたが，そりゃ興味ないかと言われるとないことはないし，ここで「私にはもったいない話ですので……」なんて断ってしまったらこの先二度とチャンスはなかろう，と思い，あまり後先考えず「行きます」と言ってしまった．

　実はこのときからが苦難の始まりであった．そろそろ留学かと数カ月前から準備をし始めたが，待てど暮らせどDS-2019（アメリカに滞在するために必要な書類で，これがないとビザが発給されない）は送られてこない．結局留学予定日は過ぎ，結果的に予定から半年以上遅れて書類が届いたのであった．アメリカには時間を厳守するという習慣がまったくといっていいほどないのである（日本が几帳面すぎるという話もあるが……）．

麻酔科で？　脳動脈瘤の研究を行う？

　予定より4カ月遅れて入国し，仕事を開始することになった．さて，

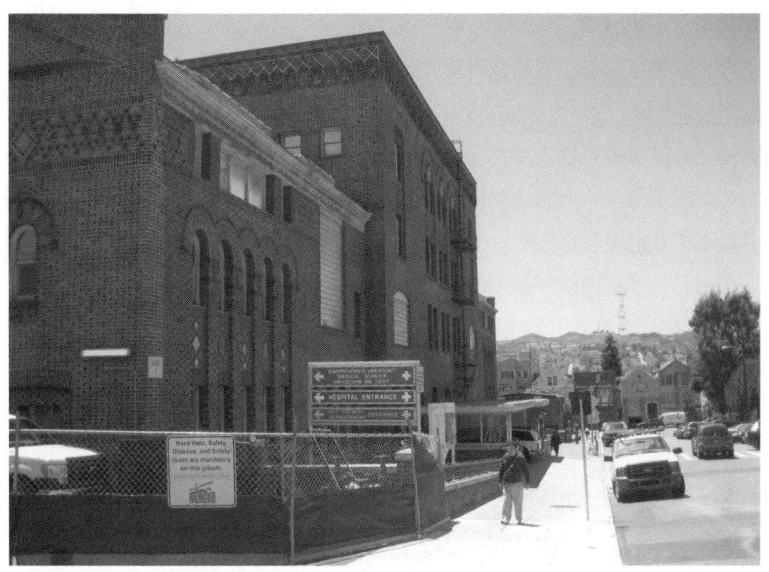

▲ラボの入っている建物の外観.かすかにツインピークスが見える

　私のラボはカリフォルニア大学サンフランシスコ校（University of California, San Francisco: 以下 UCSF）のキャンパスのひとつであるサンフランシスコ総合病院（San Francisco General Hospital: SFGH）というところにある.
　私のラボの所属は麻酔科なのだが，どういうわけか脳動脈瘤に関する研究を行っている.なぜかとよく聞かれるのだが，いまだによくわからない.脳外科領域の知識に詳しくないだけでなく，基礎実験のバックグラウンドがまったくない私にとって，当初は何をやっているかもわからず，同僚の実験を手伝う日々が続いた.
　当時私のラボはほとんど日本人で，アメリカ人はテクニシャン1人だけであった.そういった意味では，生活の立ち上げから実験の手技に至るまで，いろいろなことを教わるのにほかのラボに比べると比較的苦労は少なかったように思う.こうして私のアメリカ留学生活はスタートしていった.

ボスのアドバイス

　渡米直後は人として最低限の文化的生活を送るのに精いっぱいであった．私のボスから「アメリカに着いたらとりあえずシャワーカーテンとバスタオルとバスマットはまず買っておけ」と心温まるアドバイスをもらっていたので，何はなくとも最初に手に入れたのだが，実際のところほかにも意外なものが必要となった．

　こちらは間接照明が基本の国であるせいか，部屋の天井には必ずしも蛍光灯がついているわけではなく，自分で電気スタンドなどを購入するのが一般的である．私のアパートも例外ではなく，台所とトイレ以外には蛍光灯や電球の類はついていなかった．

　これだけの灯りがあればとりあえず生き延びることはできるかもしれないが，薄暗い部屋で生活するのはあまりに寂しすぎる．というわけであわててスーパーで最低限の灯りだけは購入した．

人気の地，サンフランシスコ

　車社会であるアメリカでは車がないと食料品の買い出しにすら行けない．スーパーでは日常的に，食料品を詰めるだけ詰めたショッピングカートがレジで列をなす光景が見られる．週末に1週間分の食料を買い込み，車のトランクに詰めて帰り，果ては家の巨大な冷蔵庫に買ったものを突っ込むだけ突っ込むわけである．

　車を手に入れるまでは，同僚の厚意でよく買い物に同行させてもらっていた．ただ，サンフランシスコは公共交通機関がとてもよく発達した都市である．当初は，車がなくても買い物には行けないこともないし……と思い，いろいろとバスを乗り継ぎ買い物をしていたこともあった．

　しかし想像してみてほしい．観光客や小奇麗な格好をした人が闊歩するサンフランシスコのダウンタウンを，ねぎやゴボウなどがにょきっと顔を出した紙袋を両手に抱えてバスを乗り換える姿を……．いくら自由の国アメリカとはいえちょっぴり恥ずかしい．やはりアメリカは車社会なのである．

ちなみにサンフランシスコをはじめ，シリコンバレーなどを含むいわゆるサンフランシスコベイエリアには日本人が多く住んでいることで有名である．そのため，日本から輸入される食材が日系スーパーなどで簡単に手に入るだけでなく，地元で栽培している野菜もわれわれになじみのあるものも多い．とは言えさすがに大根，白菜さらにはゴーヤまで売っているのには驚いた．

　カリフォルニアはいわゆる「西海岸」らしい気候に恵まれた州で，ここサンフランシスコも例外ではなく，ほぼ晴天に恵まれているが，ベイエリアにはどういうわけか冬場には気が滅入るくらいの雨季がある．それでもカリフォルニア以外に住むアメリカ人に言わせると，サンフランシスコは本当に住みたい人気の場所なのだそうで，実際のところ学会などで会った他の州の人と話をし，「サンフランシスコに住んでいる」と言うと，たいてい本気でうらやましがられる．

物騒な話

　ここで UCSF についてちょっと触れておきたい．UCSF はカリフォルニア大学（University of California）のうちのひとつで，医学系に特化した大学院大学（いわゆる Graduate school）である．

　カリフォルニア大学といえば日本ではロサンゼルス校（University of California, Los Angeles: UCLA）が有名であるが，こちらではむしろバークレー校（University of California, Berkeley）や UCSF のほうが知名度が高いらしく，UCSF Medical Center は全米でも上位にランキングされているようである——余談であるが，UCSF は iPS で有名な山中伸弥氏のラボも擁しているらしい．

　UCSF には医学系の学部しかないため，バークレー校やロサンゼルス校のように広大なキャンパスがない．UCSF には Parnassus, Mission Bay, Mount Zion というキャンパスのほか，私のラボのある SFGH（San Francisco County の公立病院であるが，同時に UCSF の teaching hospital である）を合わせた 4 つのメインキャンパスが市内に点在して

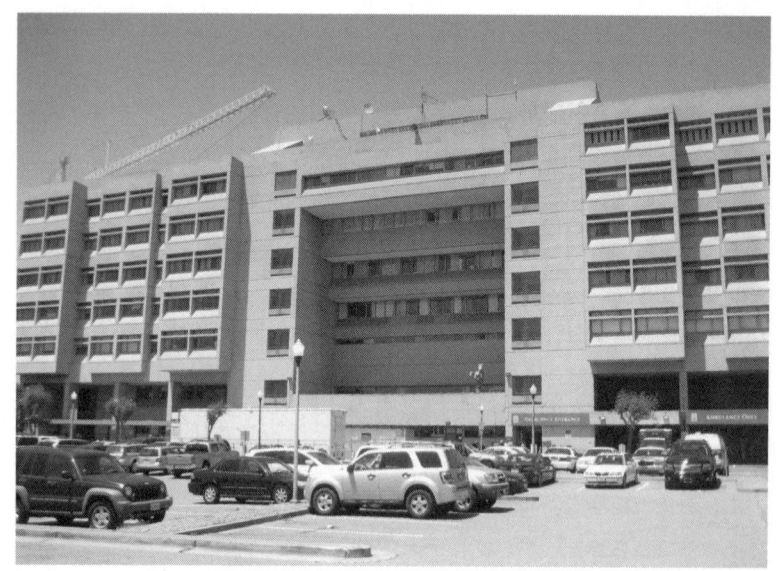

▲ San Francisco General Hospital ——目下，Trauma center が建設中である

いる．

　総本山ともいうべき Parnassus キャンパスは小高い丘の上に位置している．ここは Golden Gate Park にほど近く，キャンパス内のビルからは Golden Gate Bridge も一望できるという風光明媚なところであるが，特に夏場はサンフランシスコ名物の霧のせいでその恩恵を受けられないことが珍しくない．一方私たちのキャンパスのある SFGH は天気はいいが，かなり物騒な地域に位置する．

　私がこちらに来て早々，同じ建物で研究している日本人ポスドクから，昨年この近所で乱射事件があったそうなので，日没後はウロウロしないほうがいい，という話を聞いた．それほど頻繁に起こるわけはない，と高をくくっていたら，しばらくして病院の近辺で車による乱射事件（しかも夜10時頃）があった，とニュースで報じられていた．意外に珍しい話ではなかったのであった．

　SFGH は county hospital であるという性格上，いろいろな外傷患者

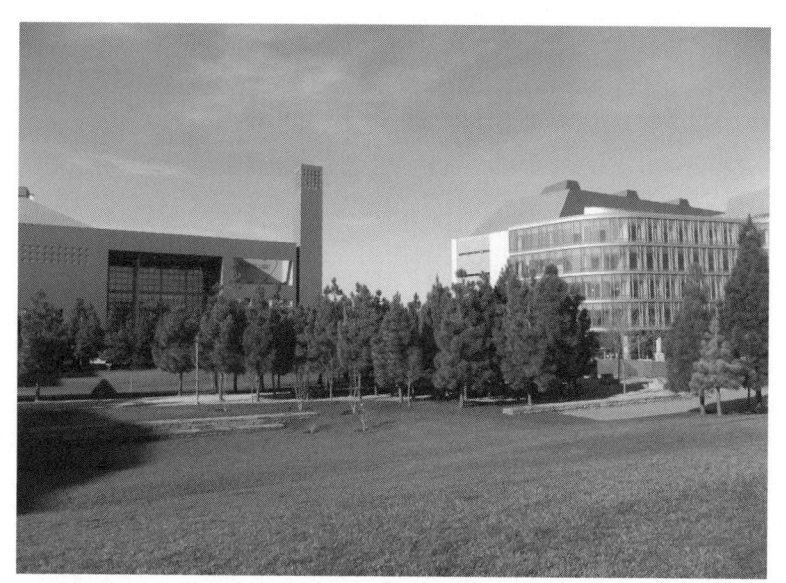

▲ UCSF Mission Bay Campus ——右に見えるのは Neurology の建物

などはとりあえず SFGH に運ばれてくるらしく，病院の ER はいつも大変なのだそうだ．

　現在私は Mission Bay キャンパスのあるあたりに住んでいる．ここは以前あった貨物駅の跡地であり，かなりさびれた土地だったそうだが，現在は再開発が進み，San Francisco Giants（2010 年にワールドチャンピオンになった）の本拠地である AT&T　Park が目と鼻の先にあり，周囲はラボやマンションなどの建築ラッシュで，変貌を遂げつつある．

　さらに UCSF Medical Center at Mission Bay が目下建設中であり，これが完成すると付近は一大メディカルタウンの様相を呈することとなる，と思われる．

実は脳疾患のビックラボに所属

　さて，私のラボは UCSF の Center for Cerebrovascular Research

はじめての留学，はじめての研究……chapter 3　　49

（CCR）というところに所属している．ここはUCSF麻酔科の中でもかなりのグラントを獲得しているビックラボである．CCRでは脳血管疾患，特に脳動静脈奇形や脳虚血などについての基礎研究を行っており，アメリカ国内はもとよりアジアやヨーロッパをはじめ世界中から医師やポスドクが集まりしのぎを削っている．

　私のラボは，脳動脈瘤，腹部大動脈瘤などを中心に研究を行っている．現在私たちは脳動脈瘤の形成や破裂のメカニズムに注目して実験を進めている．脳動脈瘤は基本的には無症候性であるが，一度破裂しくも膜下出血を発症してしまうときわめて予後の悪いことで知られている．

　未破裂動脈瘤に対しては，破裂を未然に予防するための治療として開頭クリッピング術やコイリングなどが行われることが一般的である．私たちが行っている研究は，薬物治療により脳動脈瘤形成ないし破裂を予防できる可能性を検討し，最終的にはヒトに対する治療に応用することである．

　また，脳動脈瘤の動物モデルを作成するのは難しく，その中でも破裂脳動脈瘤のモデルはかつてあまり例がないと思われる．そのようなモデルを用いて実験できるのが，私たちのラボのセールスポイントである．

ラボでの英会話

　ラボでは週1回のミーティングへの参加が必須となっている．ここでは自分の行っている実験の途中経過や結果，そしてこれから行おうとする実験のプランなどについてのプレゼンテーションを行うわけだが，当然英語である．

　ほかのラボでは自分の発表の番が数カ月に1度というところも多いようであるが，私のラボでは毎週なにかしらのネタをひねり出し，週末返上でデータを整理し，人に見せられる形に仕上げる．

　毎週ネタを見つけて話す内容を考えるのは，たとえ日本語であったとしても大変なことである．しかもこれを英語で伝えるのは想像を絶する苦労であった．しかもいざミーティングになり，主任研究員（principal investigator：PI）にちょっとつつかれでもしようものなら途端にしどろも

どろになってしまう．

　たとえ言いたいことが思いついたとしても，それを頭で英語に翻訳しているうちに，ボスからさらなる容赦ないツッコミが来る．そうこうしているうちに思考が完全に停止してしまい，同僚の助け舟がなければサンドバック状態になってしまうことがたびたびであった（断っておくが，ボスとの関係はきわめて良好である，と個人的には思っている．ミーティングに臨む姿勢が厳しいだけなのである）．

　ちなみに私のボスも日本人である．以前はラボ内では日本語全面禁止であったと聞くが，最近は解禁されたようで，電話や個人面談中は日本語でやり取りしている．それでもボスのポリシーで，ミーティングのときと日本人以外が同席するときの会話は英語で行うことになっている．といっても，ラボでも日本語が日常という環境自体が極めて異例なものであることには間違いない．そういった事情で，一日中英語を話さない日，なんていうのもわりとあったりする．

　ラボ内でのコミュニケーションはスムーズであるものの，当然ほかのラボとのやり取りはその分苦労させられた．留学経験者は誰しもが通る道であるが，特に電話がつらかった．実験中電話がかかってくると，一瞬とるのに躊躇する．さらに携帯電話はもっとひやひやする．

　多少大げさであるが，携帯が鳴る度に，日本でのオンコールのようにびくっとしてしまう．これらもたいていはバレエのチケットの宣伝や銀行の満足度調査などどうでもいい電話なのだが，たまに重要な電話もかかってくるので侮れない．

　日本人ポスドクにある程度共通した意見であるが，実はラボでの会話というのは英会話の訓練としてはあまり練習にならないのかもしれない．初めのうちはそうでもないが，段々慣れてくるとともに，単語や言い回しはある程度決まったものしか使わなくても事足りることに気が付く．

　何しろネイティブが，こちらのつたない英語の意味をこちらが驚くほどに汲み取ってくれるのである．たとえ構文や文法がめちゃくちゃでも，意外に話がつながっていたり，頼んだことも理解してやってくれたりするも

> 【留学先の情報】
>
> Tomoki Hashimoto, MD
> Professor in Residence
> Department of Anesthesia and Perioperative Care
> University of California, San Francisco

のだ（まったく伝わっていないこともあるが）．

　それから留学先が西海岸だったことも幸いした．ここはアジア人の人口が多いため，日本人でもあまり偏見をもってみられることは少ないし，英語がうまくなくても相手はこちらの言いたいことをたいてい聞いてくれる（ただし本当に何を言っているかわかってもらえなかった場合は，はっきりと「わからない」と言われるが……）．比較的英語の苦手な日本人にも寛容であるような気がする．

臨床のブランクを心配するものの

　現在渡米してから約 2 年半が経過したが，あっという間であった．日本で臨床三昧だった頃に比べると，仕事も生活もまったく日本とは異質なものである．臨床の仕事にはブランクができてしまったが，それと引き換えに実験の考え方，手法，そして面白さを多少なりとも教えてもらった．何より海外生活を送り異文化に触れることができた．

　このような貴重な経験をする機会を与えてくださった東京女子医科大学麻酔科の尾崎眞教授，ゼロからのスタートにもかかわらず私を雇い入れてくださった橋本友紀先生をはじめ，私の留学生活をサポートしてくださっているすべての方に，この場をお借りして感謝を捧げる．

　現時点では半年ほど留学期間が残されているが，帰国後は研究をやりつつ臨床もこなすか，しばらく臨床漬けになるかはまったくわからない．もちろん知識や手技を忘れてはいないかという心配もある．

先日当ラボに見学にいらした先生にその話をしたところ，「自転車に乗るのと同じで，体が覚えているみたいですよ」とアドバイスをいただいた．今となってはその言葉に最大限期待する次第である．

　最後に，留学をちょっとでも考えている先生方には，英語の勉強や貯金など少しずつでもいいので，すぐにでも行動を起こしたほうがいいと僭越ながらアドバイスしたい．語学力とお金はあればあるほど，充実した楽しい留学生活が送ることができるとひしひしと感じているからである．

chapter 4

三尾　寧

東京慈恵会医科大学麻酔科学講座

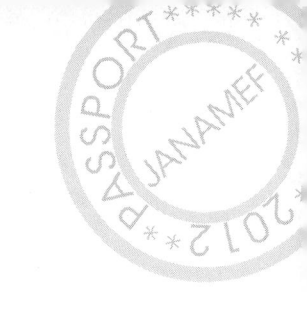

基礎研究留学もいいものです

July 2006-June 2008
Reseach Fellow
Department of Anesthesiology
Medical College of Wisconsin

要旨………

　2006年7月から2年間米国ウィスコンシン医科大学麻酔科へ基礎研究留学をしました．現地では麻酔薬の心筋保護作用（プレコンディショニング・ポストコンディショニング）のメカニズムやその特性をミトコンドリア機能に焦点をあて研究を行いました．上司，友人に恵まれ充実した研究生活を送ることができただけでなく，さまざまな異文化体験をすることができました．

　帰国後は渡米前と同様に主に臨床業務に携わる生活ですが，研究も細々と継続しています．私にとってウィスコンシンでの生活は今後の臨床医としての生活に大きな影響を与えた2年間でした．

私の留学したウィスコンシン医科大学（Medical College of Wisconsin）はシカゴのあるイリノイ州の北に位置する米国の酪農州であるウィスコンシン州にあり，郊外に出ると緑豊かな地平線の広がる中西部の街でした．

　ウィスコンシン医科大学の麻酔科はNIH（National Institutes of Health）からの研究補助金交付ランキングが常に上位に位置し，毎年数多くの業績が出版される有数の麻酔科研究施設でした．そのような環境の中，非常に有意義な2年間の研究生活を過ごすことができたと考えています．この稿では，米国における基礎研究留学について，私の経験をもとに紹介いたします．

　多くの人が憧れ，本書の対象読者のほとんどの方が考えているバリバリの臨床留学でなく，日本の臨床医が基礎研究目的で留学し，しかも期間は2〜3年限定，このような条件での留学に果たして意味があるのか，得たものを日本に還元できるのか，などなどお悩みの方々にとって少しでも参考になればと思い執筆しました．

眠っていた留学志望

夢から遠ざかった日々

　「海外で生活をしてみたい」これは私が小学校の卒業文集に書いた夢です．当時は青年海外協力隊のような組織に憧れていたのを記憶しています．
　成長し年齢が進み，大学に入った後も，この夢は漠然ともち続け留学というものを医学部学生時代から意識していました．留学するには英語が必要ですので，夏休みには英国や米国でホームステイしながら語学学校にも通いました．
　しかしこのときの印象が私を留学から遠ざけてしまいました．気配りというものがまったく感じられない，自分の考えはどんどん主張する，嫌なものはいやときっぱり言い切る，それに食事がおいしくない，いま思えば

大変狭い了見ですが，そんな人間関係や環境が私には絶対合わないと感じてしまったからです．

　大学を卒業し，ローテーションの初期研修修了後，患者さんと関わる時間は短いですが手術というある意味究極の時期に多く携わることができること，医師だけなく看護師，看護助手，果ては掃除スタッフまでが一体のチームになって安全・確実な手術の施行という1つの目標に向かって診療していることが実感できること，このような理由から麻酔科の道を選択しました．

　当初は日々の臨床に忙殺され，留学なんてもう頭の片隅にもありませんでした．そんな中，卒後7年目から1年間，学内留学という形で生理学講座に派遣していただきました．研究生活は意外に楽しく，ある程度の業績も残すことができました．

　そして，自分の仕事をひっさげ初めて海外の学会に参加したときに，世界は広い，いろいろなことを系統だって大規模に研究をしている組織が米国にはあるのだということを知り，眠っていた留学志望が呼び起こされました．

　数年後，留学に向けて行動を起こす前に，麻酔科の医局長をやることになりました．ちょうど主任教授が交代するある意味「激動の時期」の医局長業務でした．自分のことはとりあえず後回し，医局のために調整役に徹する毎日でした．

　当然漠然とした留学への思いを実現させるすべもなく2年が過ぎ，また歳を取ってしまいました．医局長の任期を終えたときは，歳も歳だしあきらめムードでいっぱいでした．

　しかし，新しく教授に赴任された上園晶一先生から背中を押していただきました．家族の問題，自分の年齢的な問題，諸々考えると今を逃すともうチャンスはない，そう考え夢の実現へ向けて具体的な行動をとろうと考えるようになりました．

基礎研究留学もいいものです……chapter 4　57

2年限定の留学としたわけ

　私の場合，端から臨床留学は考えていませんでした．一番の理由は資格をこれから取ろうとするとさらに歳を取ってしまい，資格を取れる自信もなかったからです．恥ずかしながら漠然とした思いを長くもち続けてしまったため，それなりの準備を何もしてこなかったためです．

　しかし基礎研究に関しては実験を含め論文を書き上げるまでの経験はある程度ありました．これを米国ならではの大きな組織で体験することを目的に留学先の選定を始めました．また，子どもの受験も控えているため2年限定と決めました．

　選定といっても何もコネクションはありません．私が日本でやっていた心筋と麻酔薬関連の研究で論文が多く発表されている施設を雑誌やWebでまず調査したところ，3つの施設が候補に挙がり，そのうちの一施設がウィスコンシン医科大学でした．

　さらに偶然なことにウィスコンシン医科大学麻酔科の研究部門の責任者であるBosnjak先生が，私が生理学講座に在籍中に行った研究について執筆し雑誌 *Anesthesiology* に掲載された論文のエディターでした．よくよく見ると，当時 *Anesthesiology* のエディターにはウィスコンシン医科大学から3人も名を連ねていました．

　出版論文数も多い，10数人しかいない *Anesthesiolog* のエディター中3人も占めている．Webで調べると臨床講座の研究部門でありながら研究専属のPhD facultyが多く在籍している，ならば資金も潤沢に違いなくお金がなくて指導員がいなくてやることがなく放置されることはない，そう考えウィスコンシン医科大学が第一希望となりました．

1年がかりの準備

　第一希望の施設が決まり，次はアプライです．教授からCV（curriculum vitae: 履歴書）を書くように言われましたが，当時の私はCVと言えば中心静脈しか思い浮かばない程度の人間でした．教授の下書きを参考にCVを作り，これも教授の添削を受けたResearch fellowship application なる題名のメールを送りました.

　返事がくるまでの数日間，まるでラブレターの返事を待ち続けるような気持ちでした．幸いにもよい返事をいただき，秋の米国麻酔科学会でインタビューを受け，これも教授のご尽力のおかげで条件も含めて話がまとまりました．正月休みに現地に見学に行き，春以降，ビザや住むところの事務手続きを経て，無事 6 月末に出国の運びとなりました．

　最初のアプライメールを送ったのが 7 月，1 年がかりの準備となってしまいました．もっと早くすることも可能だったかもしれませんが，渡米に躊躇していた家族をゆっくり説得する必要もあり，時間のかかった準備となりました．

ミトコンドリアは Yasushi へ頼め！

目標をたてる

　2 年は長いようであっという間です．渡米前，4 つの目標を立てました．一番の目標は「基礎研究での留学である以上，多くの知識を吸収して実験手法を取得し，可能な限りの業績を残す」ということです．

　私は前述のように 1 年という短い期間ですが基礎研究の経験がありました．日々の臨床は黙っていても次から次へと麻酔症例が回ってきて，どちらかというと与えられたものに対しいかに考え実施していくかという面が大きいと思います．またそれをやらなければ患者さんに迷惑がかかります．

　しかし研究は違います．自分で材料を見つけ自分でそれを効率よく集め，実施する必要があります．黙って待っていても何もやってきません．またサボってしまっても，ラボには迷惑をかけますが，直接的に第三者の生命にかかわることもありません．常に高い意識をもつよう努力することを念頭に置くようにしました．

　第二の目標は，「資格の関係で臨床に携わることはできないが，日本で

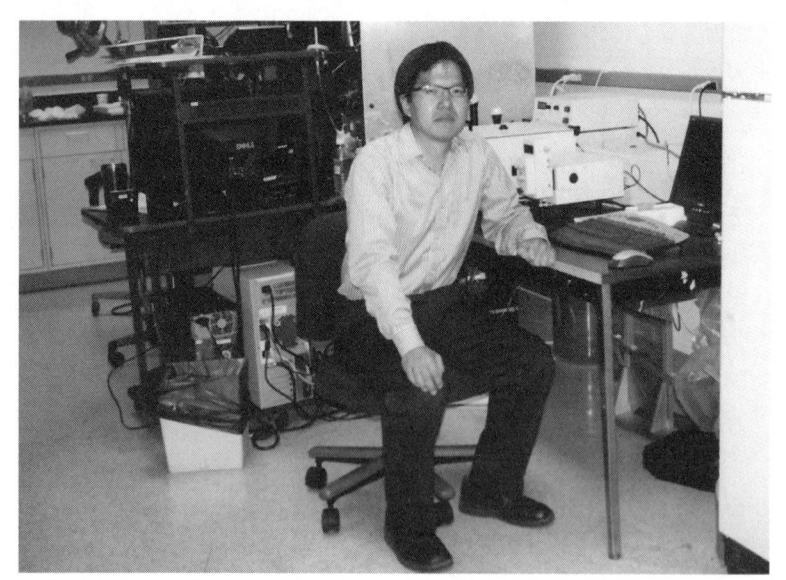

▲愛用の実験機器の前で

の立場が臨床医である以上可能な限り臨床に触れ現地の医療を体験する」ということでした．どのような機会があるかはわかりませんでしたが，ラボの人たちや上司に依頼し可能な限り手術室見学等を行いたいと考えました．

　第三の目標は「異文化を知る」ということです．学生時代の語学学校への短期留学の経験では，異文化は受け入れられないと感じてしまいました．しかし，今度は家族も一緒，私も人間的に少しは成長しているはずです．最初から2年間限定と考えていましたので，半ば旅行者気分のところもありますが，仕事を離れた友人を作り，米国の文化に少しでも触れることができればと考えました．

　そして最後に，第四の目標として「英語を上達させる」をあげました．留学に向けて具体的に動き出すと同時に，英語の勉強を始めていました．少しは言っていることがわかるかな？といった程度が渡米直前の状態でしたので，渡米後は公私でいろいろな人と交流をもちもっと磨きをかけるこ

とができたら，と考えていました．

研究はおもしろい

　ウィスコンシン医科大学の麻酔科研究部門は巨大でした．留学生を含めると70人程度の人が出入りをしていました．大きく神経班と循環班に分かれ，さらに両班ともいくつかの小グループに分けられていました．

　透視装置を有する大動物用手術室も実験フロアにあり，動物の血液ガスを測定するためにラジオメーター社製の血液ガス分析装置がありました．学会ポスター印刷用の大型プリンターも自前で保有しており，自分のPCの設定を間違えてPDF論文をポスター印刷しようとしてしまったこともありました．

　私はこのウィスコンシン医科大学の麻酔科で，麻酔薬の心臓に対する虚血前ならびに虚血後の保護作用をミトコンドリア機能から考察する研究を行いました．

　日本で基礎研究経験があるとはいえ，ミトコンドリアは生化学の授業以来です．図書館でハーパーの生化学の教科書をコピーすることから私の研究生活は始まりました．

　最初のうちはラット心筋からミトコンドリアを分離するという手技をひたすら繰り返し，質のよいミトコンドリアを分離する練習に明け暮れる毎日でした．ある程度決められたプロトコールが文書化されていましたが，繰り返し行うことでそこには表れないコツのようなものを見つけ出し，それを実行していきました．

　ミトコンドリア分離手技が確立された後は，最初のテーマとしてヒトの心筋ミトコンドリア機能からみた，加齢による麻酔薬心筋保護効果の影響についての研究に取り組みました．

　この研究に関するpreliminaryのデータを取っていた欧州からの留学生が母国でよいポストが見つかり急遽帰国してしまったため，私自身が下準備をする必要がなく本実験を始めることができたのはある意味幸運でした．

　自分で仕事を探し，ミトコンドリアに少しでも関係する仕事があれば自

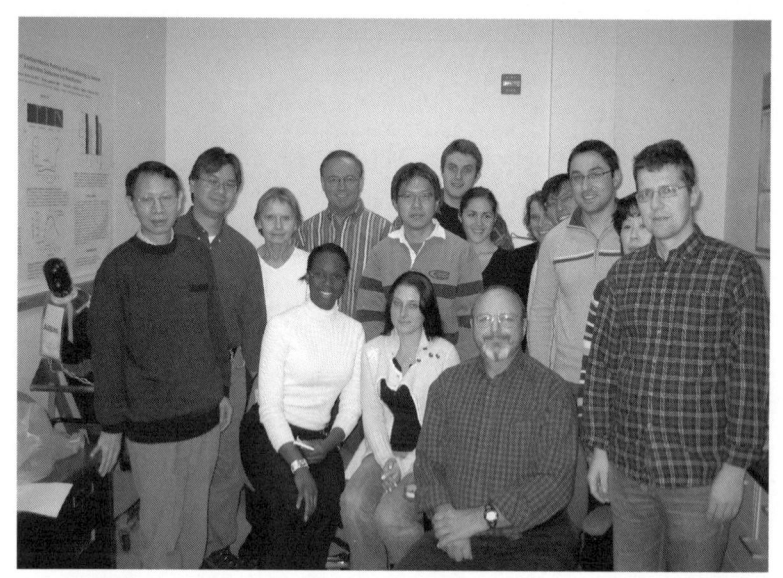

▲ラボの仲間と──研究班はいくつかにわかれており，3つほどある心臓班の1つの集合写真．中央奥，向かって私の左隣が指導していただいた Bosnjak 先生．Bosnjak 先生は 2008 年米国麻酔学会で Excellence in Research Award を受賞されており，そのときの記念講演のスライドで使用された写真

分から積極的に参加を申し出て実験を繰り返し行っている過程で，私の研究グループでは「ミトコンドリアは Yasushi へ頼め」ということになり，キセノンの心筋保護作用に関する研究，プレ・ポスト両コンディショニングの作用機序に関する研究，赤外線照射による心筋保護作用に関する研究，ATP 感受性カリウムチャネルノックアウトマウスのミトコンドリア機能に関する研究，糖尿病ラットのミトコンドリア虚血耐性に関する研究等々，共同・自主を問わず実験を行うようになりました．

　研究を行う上で，大まかな指針は指導者から指示を受けますが，毎日が試行錯誤の連続です．自分の仮説通り結果が出ないときは，何が悪いのかを考え，仮説をもう一度見直すために文献を調べ，それをもとに新たな工夫をして実験を行っていくという過程は好奇心をくすぐられとても面白いものです．

上司や同僚に恵まれこの2年間の留学で，筆頭著者として2篇，共著者として6篇出版することができ，1つ目の目標はほぼ達成できたのではないかと考えています．

　私の留学した時期はウィスコンシン医科大学麻酔科にとって，NIHからの非常に大きな額の研究補助金の更新時期でもありました．研究費の申請書といえば科研費の数ページのものしか見たことがありませんでしたが，こちらで出来上がった最終的な申請書は分厚いファイルに綴じられたまるで本でした．

　この申請書を作るために数多くの preliminary な実験を行い何度もミーティングを重ねていました．大規模な研究施設を維持し発展させてゆくための chairman やその下につらなる principal investigator（主任研究員）の先生方の苦労を垣間見ることができました．

　第二の目標である「現地の医療を知る」という点ではあまり経験ができず後悔が残っています．研究員の80％は医師の資格をもたない人々であり，研究生活を通じ臨床の雰囲気に触れることは十分にできませんでした．しかしながら研究室には医学生やレジデントを始める前に研究を行っている若い医師も数名所属しており，そういった人から現地の医学教育システムや医療情勢を積極的に聞くように努めました．

　数回現地医学生の生理学実習や麻酔科実習にも手伝いとして参加し，やっていること自体は日本と変わらないなと感じたり，年配の人が多い米国の医学生の人間としての経験の深みを感じたりしたこともありました．また，幸か不幸か私自身や子どもが頻回に現地の病院を受診する機会があったため，そのような経験を通じても現地の医療情勢を知ることができました．

異文化体験はもっとおもしろい

　研究と同等に（あるいはそれ以上？），楽しみにしていたことが米国での日常の生活でした．職場の仲間だけでなく，子どもの学校や妻の交友関係を通じて新たな友人をつくり，四季折々の現地特有の行事を現地の人と

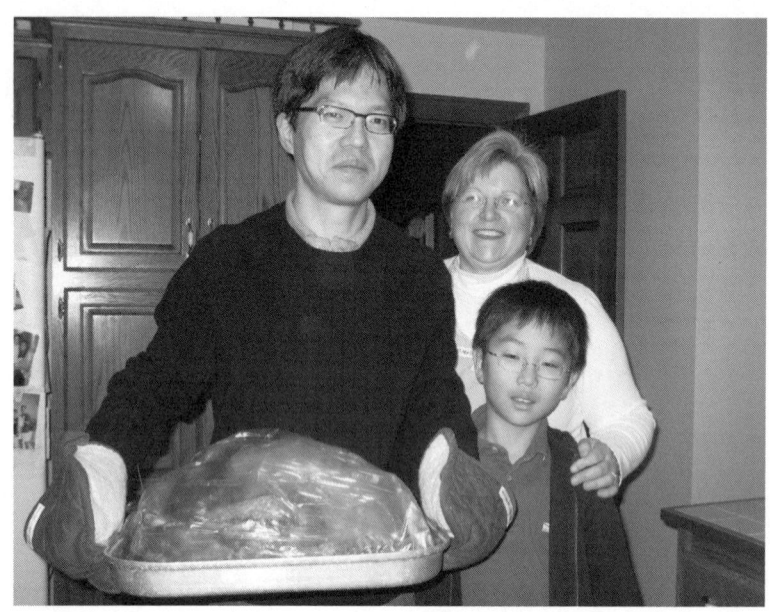

▲感謝祭．友人宅でローストターキーの作り方をならう．女性は友人の奥様

　楽しみ，米国の文化の一端を知ることができました．異文化体験については十分といっていいほど楽しむことができました．
　7月に渡米し生活のセットアップが終わり落ち着いた頃にハロウィンです．子どもの友人宅に招かれお菓子を集める仮装した子どもたちの後をついて回りました．そのあとには感謝祭です．感謝祭の意味すら知りませんでしたが，仕事とは別の知人宅に招かれ，ローストターキーや米国の伝統的な感謝祭料理の作り方を習い，感謝祭のなんたるかも知りました．クリスマスにはボスの家でツリーの飾りつけを行い，知人の家族のクリスマスディナーに呼んでいただき，食事のあとに談話室で奥様のピアノ演奏で聖歌を歌うという経験もしました．
　冬にはアイスフィッシング，春から夏にかけては野球場の駐車場でバーベキューをしてから試合を見るのが定番の野球観戦（酔って試合中は寝ていることが多かったです），米国に行って初めて覚えたフットボール観戦，

夜逃げのように車に家財道具を積み込んでいったキャンプ，経験したことは挙げるときりがありません．

今回妻と小学生の子どもとともに渡米しました．単身の渡米も考えましたが経済的な理由や，家族もきっと得るものがあるに違いないという押し売り的な気持ちで家族そろっての渡米となりました．

私自身は，アルファベットのｂとｄの区別もつかない日本人の子どもを受け入れてサポートしてくれる公立小学校の体制をみて，かの国の懐の深さを感じたり，医療保険と奨学金目当てで数年間軍隊に入り，除隊後も大学に通いながら医療保険目的で予備役として軍隊に残る若い人がいるという現状を知ったりと，いろいろ考えさせられることも多かったです．

同じように家族もさまざまなことを体験し見聞が広まり，これは帰国後の生活にも大きな影響を与えていることと思います．特に子どもにとっては英会話力という財産も残りました．

英語は…

現地の無料英語学校に通ったり，子どもが受診していた歯科医師に誘われ，週に1回マンツーマンでキリスト教的な考えに基づく家族論のような本の抄読会を行い，議論をしながら英会話の勉強をしたりもしましたが，残念ながら子どもと違い英語はあまり上達しませんでした．

もともと基礎研究での留学でありそれほど会話をする機会が多くない上に，通常よりはやや年齢が上での留学であり，前日に覚えた単語も翌日には忘れるといった泣きたくなる現実，さらには家に帰れば家族と日本語でおしゃべり，よほど努力しないと上達しない環境でした．

時間が経つにつれ私の英語も少しは上達したと思っていますが，時間が経つにつれ議論等で必要な英語力も増してゆくため，結局最後まで必要とする英語力に達することはありませんでした．

米国ではこんなことはないと思っていましたが，日本ではありがちな誰を論文の著者として名前を載せるかということで直接の指導者と大ボスが揉めたことがあり，うまく自分の考えを表現できず板挟み状態に陥り，悔

しくてトイレで泣いたこともありました．

　しかしながら推敲に時間の余裕がある記述力に関しては，論文を書き進めるにつれ上司にもその上達を認められ，この点ではうれしく思っています．

帰国前にうれしい誘い

　留学2年目もあと数カ月で終わろうとするとき，ボスから呼ばれ「もう1年やらないか」と誘われました．当時はリーマンショック前でもあり，給与などを含め自分にとってはうれしい条件を提示されましたが，当初の予定通り2年できっぱりと切り上げることにしました．

　このまま残って留学生活を続けるなら，一研究員として終わるわけにはいきません．研究資金を取ってくることのできる principal investigator を目指すか臨床に転向するかの選択肢を考えるべきです．

　どちらも道のりは長く実現に向けた行動をとる勇気がなく，家族の事情等からも帰国の決断をしました．あまり悩まず意外にあっさりとした決断でした．

「科学としての医学」を再認識

臨床医が海外で基礎研究を期間限定でやるということ

　以上が私の研究留学の顛末です．帰国して4年が経とうとしていますが，現在，仕事の8割は臨床業務です．

　「臨床医が短期間で行う基礎研究留学なんて，日本にもち帰って再開し還元することは無理だから意味がない」といった意見を聞くことがあります．ある意味正解かもしれません．しかし実験手法によっては日本にもち帰ることは可能です．

　私が米国で習得した実験手技は，それほど高額な実験機器を必要としな

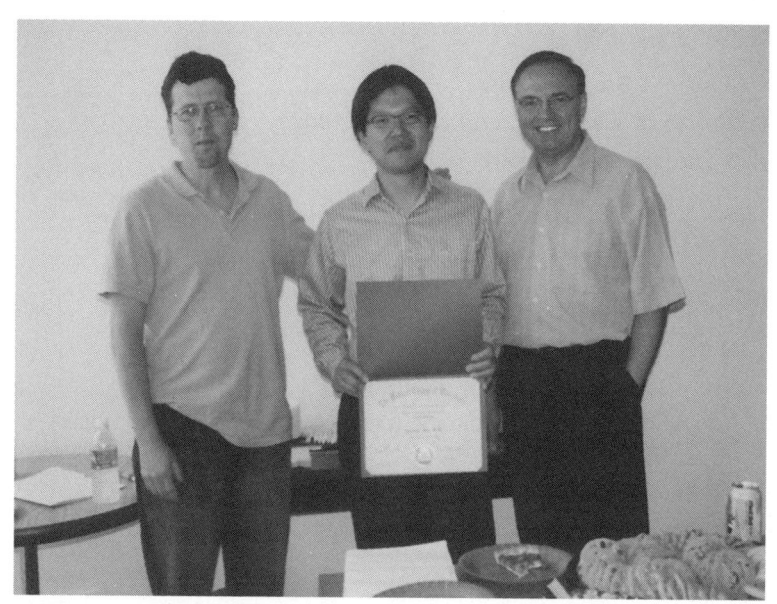

▲研究室で行われた私のお別れランチにて．向かって私の左隣が直接指導していただいたBienengraeber先生

いため（ボスがそれを前提にテーマを与えてくれました），細々とではありますが，主に週末を利用して基礎研究も継続しています．

「臨床の片手間で細々とやる基礎実験にどれほどの意味があるのか？」という意見も聞きます．これも真実かもしれません．私の帰国後の基礎実験の進行は遅く，結果も臨床のpracticeを直接的に大きく変えるようなものは出せていません．

医学・医療は人と人との間に成り立つものですが，その根底はあくまでも「科学」にあると思います．私は2年間の基礎研究留学生活を通じて，「科学としての医学」を再認識することができました．なぜだろうと思うことに対し，仮説を立て立証する方法を模索し実行に移すことは，知的専門職に携わる人としての本能の一部だと思います．

こういった科学する姿勢は1つひとつの臨床症例に対するものの考え方や，私にとっては不慣れな臨床研究を行う上で帰国後も十分に役立って

┌─【留学先の情報】─────────────────────┐
│ Zeljko J. Bosnjak, PhD
│ Professor and Vice Chairman for Research
│ Professor of Physiology
│ Medical College of Wisconsin
│ Anesthesiology Research
│ 8701 Watertown Plank Road
│ Milwaukee, WI 53226-0509
│ Tel: +1-414-456-5687
│ Fax: +1-414-456-6122
│ URL●http://www.mcw.edu/anesthesiology/research/ZeljkoBosnjak-
│   PhD.htm
└────────────────────────────────┘

います．

　世の中直接的なものばかりに意味を見出しがちですが，それだけではないと思います．無形で間接的ですが，目的をもって精一杯やったすべてのことには意味があるのではないでしょうか．

　遊びに行ったのかと思われるかもしれませんが，異文化を知ることにより人間的に深みが出れば，これも臨床に役立ちます．

　私は思います．臨床医の期間限定基礎研究留学も大きな意味をもっています．いいことばかりではなくつらいこともあります．もちろん失うものもありますが，もっと大きな得るものがあります．やる気のある先生方，どんどん海外へ行ってみてください．

　謝辞：私の留学にあたり，東京慈恵会医科大学，同学長栗原敏先生，同麻酔科学講座教授上園晶一先生，スタッフの皆様，ウィスコンシン医科大学麻酔科 Zeljko J. Bosnjak 先生，Bienengraeber Martin 先生，ならびに関係してくださったすべての人々，さらにはあまり乗り気ではなかったものの最終的には一緒に渡米し支えてくれた家族に深く感謝いたします．

[参考文献（2年間の業績）]
1) <u>Mio Y</u>, Bienengraeber M, Marinovic J, Gutterman DD, Rakic M, Bosnjak ZJ, Stadnicka A. Age-related attenuation of isoflurane preconditioning in human atrial cardiomyocytes: roles for mitochondrial respiration and sarcolemmal adenosine triphosphate-sensitive potassium channel activity. *Anesthesiology*. 2008; 108:612-20.
2) <u>Mio Y</u>, Shim YH, Richards E, Bosnjak ZJ, Pagel PS, Bienengraeber M. Xenon preconditioning: the role of prosurvival signaling, mitochondrial permeability transition and bioenergetics in rats. *Anesth Analg*. 2009; 108:858-66.
3) Ljubkovic M, <u>Mio Y</u>, Marinovic J, Stadnicka A, Warltier DC, Bosnjak ZJ, et al. Isoflurane Preconditioning Uncouples Mitochondria and Protects from Hypoxia/Reoxygenation. *Am J Physiol Cell Physiol* 2007; 292:C1583-90.
4) Wan TC, Ge ZD, Tampo A, <u>Mio Y</u>, Bienengraeber MW, Tracey WR, et al. The A3 adenosine receptor agonist CP-532,903 protects against myocardial ischemia/reperfusion injury via the sarcolemmal ATP sensitive potassium channel. *Pharmacol Exp Ther* 2008; 324:234-43
5) Zhang R, <u>Mio Y</u>, Pratt PF, Lohr N, Warltier DC, Whelan HT, et al. Near infrared light protects cardiomyocytes from hypoxia and reoxygenation injury by a nitric oxide dependent mechanism. *J Mol Cell Cardiol* 2009; 46:4-14.
6) Pravdic D, Sedlic F, <u>Mio Y</u>, Vladic N, Bienengraeber M, Bosnjak ZJ. Anesthetic-induced preconditioning delays opening of mitochondrial permeability transition pore via protein Kinase C-epsilon-mediated pathway. *Anesthesiology* 2009; 111:267-74.,
7) Pravdic D, <u>Mio Y</u>, Sedlic F, Pratt PF, Warltier DC, Bosnjak ZJ, et al. Isoflurane protects cardiomyocytes and mitochondria by immediate and cytosol-independent action at reperfusion. *Br J Pharmacol*. 2010; 160:220-32.
8) Sedlic F, Pravdic D, Hirata N, <u>Mio Y</u>, Sepac A, Camara AK, et al. Monitoring mitochondrial electron fluxes using NAD (P) H-flavoprotein fluorometry reveals complex action of isoflurane on cardiomyocytes. *Biochim Biophys Acta*. 2010; 1797:1749-58.

chapter 5

名越　真
南カリフォルニア大学ロサンゼルス小児病院
麻酔科

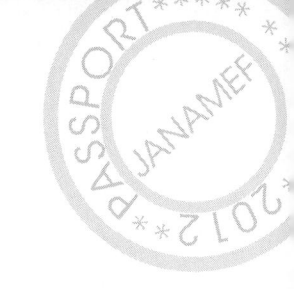

小児外科医から小児麻酔科医へ

July 1994-June 1998
Research Fellow
Brigham and Women's Hospital, Surgical Oncology
July 1998-June 1999
Internship
Boston University School of Medicine, Surgery
July 1999-June 2002
Residency
St. Elizabeth's Medical Center of Boston, Anesthesiology
August 2002-July 2003
Clinical Fellowship
Children's Hospital Boston, Pediatric Anesthesia
December 2003-November 2006
Staff Anesthesiologist
UCLA Medical Center
December 2006-present
Clinical Assistant Professor of Anesthesiology
Children's Hospital Los Angeles, University of Southern California

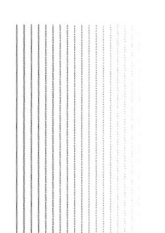

要旨………

　私の米国での経験はまさに七転び八起きということわざそのものである．日本では小児外科の研修をしていたが，米国研究留学をきっかけに米国で臨床研修をする機会を得た．残念ながら外科医になる夢は叶わず麻酔科に転向して夢を追うことになったが1年間の外科インターン，3年間の麻酔レジデントを経て全米トップクラスのボストン小児病院の麻酔クリニカルフェローを経験することができた．

私は日本では小児外科医を志したが米国では麻酔科医に転向した．日本で麻酔科医としてすでに研修しておられる方々には奇異に感じられるかもしれないが，米国で臨床に入ろうと試みる外国人にとっては珍しいことではない．
　私が臨床研修をした1998年から2003年の状況は研修志望者の動向も研修制度そのものも現在と大きく変わっている．これから米国で麻酔科臨床研修を志す方々に役に立つ情報は少ないかもしれないが，ご留意の上お読みいただきたい．

夢にまでみた留学は苦難の始まり

大学卒業から渡米まで
　私には医学部在学中から米国で臨床をという漠然とした夢があったのは確かだ．卒後母校を離れ九州大学小児外科に入局した．
　3年間臨床ローテーションで小児外科と一般外科を研修し，その後臨床病理大学院生として小児腫瘍の研究をした．大学院生4年目の春，研究留学の話があったが残念ながら実現しなかった．その辺りから自分の将来について考え始めた．
　その夏転機が訪れた．書店で米国臨床留学までの道筋，試験のための参考書，ポジション獲得までの手続きなどの情報が載った本を見つけ夢中になって読んだ．そして試験に挑戦することにした．
　大学院修了後，毎日手術室で外科の手洗いか麻酔を繰り返す生活を約1年半送った．後に麻酔科医になるとは思いもしなかったが，そのときの経験は大いに役立った．当時米国臨床研修資格試験はECFMG (Educational Council for Foreign Medical Graduates) からUSMLEへの移行期だった．初めての挑戦はあえなく全敗に終わった．特にenglish testの聞き取りはまったく歯が立たず，以降できるだけ英会話のテープを聞くように心がけた．半年後2回目の挑戦でUSLME Step 1をパスした．

米国研究留学の話が持ち上がったのは翌年春だった．1年間の短期留学と言われたがともかく行くことにした．結婚したばかりの妻を連れボストンに到着したのは1994年6月30日のことだった．

米国での研究生活後，日本への辞職願い
　初めての海外生活は戸惑うばかりで，ちょうど元同僚が3カ月先にボストンに留学しており大変お世話になった．
　渡米直後Step 2に再挑戦したが今一歩でパスできなかった．私の所属したのはハーバード（Harvard）大学関連のブリガム・アンド・ウィメンズ病院（Brigham and Women's Hospital: 以下BWH），Surgical oncologyでゼロから始めた動物実験の合間に受験勉強と初めての海外生活を満喫しながらの1年間はすぐに終わりに近づいた．翌年3月Step 2とenglish testをクリアしECFMGの資格を得た．
　帰国の期限が迫る中，帰国か米国に残るか葛藤したが崖から飛び降りるような気持ちで日本へ辞職願いを送った．幸い研究室のボスが身分保証してくれ研究を続けられたが，臨床研修ポジション獲得は予想以上に厳しく2年間を費やすことになった．

臨床研修前のビザの変更，グリーンカード取得
　大半の日本からの研究留学者は最初J-1ビザで米国滞在が許可される．日本の公的機関（政府）とか米国の奨学金の援助を受けている場合はJ-1から他のビザへの変更は厳しく制限される．いわゆる"2 year home country rule"というもので，交換留学生がJ-1で米国に入国した際，別のビザを申請するには母国に帰って2年以上滞在しなければならない．臨床研修のJ-1で入国するとほとんど抜け道はないとされる．
　現に私の友人に2人日本からJ-1で入国し臨床研修を終えた者がいるが，帰国して2年後に米国に戻って就職した．そのうち1人は留学中に米国人と結婚したにもかかわらず日本に戻らざるをえなかった．このような事情を知っていたので臨床研修に入る前にビザ変更を考えた．また永住権が

あればポジションの獲得に有利と考えた．

　私も J-1 で入国し 2 年後に H-1B ビザへの切り替えをハーバードの留学生事務所に申請した．運良く "2 year home country rule" は適用されず迅速に受理された．また永住権申請（グリーンカード）も雇用者申請ではなく，短期で申請可能な National interest waiver という方法を中国人の同僚が教えてくれた．循環器疾患やがんの研究者は該当するということで，早速弁護士を雇い手続きに取りかかった．

　H-1B ビザ取得に申請から 3 カ月，グリーンカードは 10 カ月で取得できた．移民に厳しい現在と比べ大変幸運だったと言えよう．

post-match で麻酔科のポジションを獲得

　研究室の同僚の外科レジデントや外科医である研究室のボスの助言で初年度は 20 カ所くらい外科プログラムに願書を送った．が，現実は厳しく USMLE のスコアの人並みな外国人では面接にも呼ばれなかった．2 年目は外科に加え病理にも願書を送り数カ所の面接に呼ばれたものの match できなかった．そして post-match ではポジションの空いている麻酔科に片端から願書をファックスで送り，あきらめの境地で結果を待った．

　幸運にも 2 つのプログラムから返事があった．1 週間後セントエリザベス病院（St. Elizabeth Medical Center of Boston）へ面接に行った．結果は PGY-1（Post Graduate Year 1）の研修が終わり次第採用するとのことだった．麻酔科プログラムも空きを埋めるのに苦労していたことがうかがわれる．

　1997 年当時麻酔科の人気は極端に低かった．ちょうど麻酔科は極端な就職難で研修修了後の就職が困難だったため，ハーバード系のマサチューセッツ総合病院（Massachusetts General Hospital: MGH）や BWH のような有名プログラムでも米国人の応募者は少なく，match 後も半分以上空きがある状態だった．無論私に選択の余地はなかった．

　PGY-1 ポジションを探し始めたがすぐには見つからず 1 年後セントエリザベス病院の chairman の助言でボストン大学（Boston University）

で外科インターンをすることが決まった．私が夢にまで見た米国での臨床研修の始まりであった．が，ここからが苦難の道のりの始まりでもあった．

外科インターンを経て麻酔科医になるまで

　麻酔科のトレーニングは PGY-2 から 3 年間である．PGY-1 は Preliminary surgery, Internal medicine, Pediatrics, Transitional program のいずれかで 1 年の研修を修了する．すでに国外で麻酔研修している者には PGY-2 から始めて 2 年目に PGY-1 をする特例もあった．私の場合は日本での麻酔経験は認めてもらえず特例はなかった．

・インターンシップ（PGY-1）

　ボストン大学医療センター（Boston Medical Center）は Boston で最も治安の悪い Roxbury に隣接し，市内では最もラフな病院として知ら

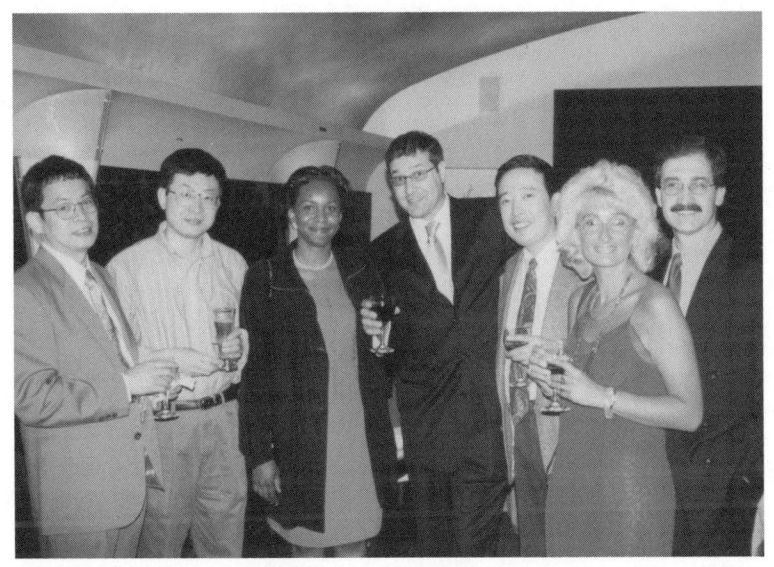

▲ St. Elizabeth Medical Center Anesthesiology の卒業パーティーより──この中に米国籍のレジデントは 1 人もいない．左端は筆者

小児外科医から小児麻酔科医へ……chapter 5　　75

れていた．夜間は病院入口から駐車場までセキュリティー同伴であるが，以前には当直室のある建物で強盗殺人があったということも聞いていた．過酷な労働環境を覚悟のうえ働き始めた．

　外科インターンの1年間，精神的にも肉体的にも極限まで追いつめられた．1年が終わったときもう二度と外科をやるまいと思った．

　私が外科インターンを経験した1998〜1999年はまだレジデントの就労時間規制はなく3日に1回の当直に加え当直翌日も10時間以上働いた．おそらく週120時間以上勤務していたと思う．脳神経外科，消化器外科，一般外科，在郷軍人病院，一般病院，外傷，ICUを1，2カ月ずつローテーションした．

　インターンの仕事は午前5時の回診準備から始まり夕方当直に引き継ぐまで続く．ロングランの手術についた日には午後9時から病棟の仕事に取りかかることもあった．当直の夜は2，3時間でも仮眠できれば良いほうだった．毎日の入退院患者の書類記入に始まり採血，患者の搬送などあらゆる雑用をこなした．

　過酷な勤務もさながら一番の試練は英会話だった．研修が始まってひと月経たないうちに教育主任に呼び出され英会話の改善がなければ解雇と警告を受けた．止むをえず激務の合間を縫って英会話の個人レッスンに通った．

　電話を取るのが苦痛で電話に向かって入院時記録，手術記録，退院記録を録音するdictationには最後まで苦しんだ．自分より先に解雇された者もおり，いつクビを言い渡されるか心配し通しの終わりの見えない長く暗い1年だった．

　よい思い出がたったひとつだけある．はじめ印象の悪かった脳神経外科医について12時間超の脊髄腫瘍摘出術の助手を務めた後，彼の態度が一変し信頼されるようになった．日本での外科医の経験が生き，会話能力の拙さを補うことができた．

- **麻酔科レジデント3年間（PGY-2～4, CA-1～3）**

　セントエリザベス病院はタフツ大学（Tuft University）関連のカソリック系病院である．外科インターンを始める前の半年間，臨床研究アシスタントとして働いたので，レジデント開始時チェアマンを含め顔なじみがいて働きやすい環境だった．

　私の同期は全員外国医学校卒業で本国で麻酔科医だったのはインド人1人だけだった．あとはロシア人（心臓外科医，一般外科医），中国人（泌尿器科医），ポーランド人（内科），シリア人（内科），エジプト人（整形外科）で心臓外科医は本国で教授，一般外科医と整形外科医は外科部長だった．この中では私はまだ若いほうだった．

　私の上と下のクラスも外国人ばかりで唯一の米国人はイタリアの医学校卒業（United States International Medical Graduate: USIMG）だった．私が研修を終わる頃には麻酔科医の就職状況は徐々に好転し，米国人の麻酔科志望者も増え始めた．現在麻酔科は米国人の希望者が多く，外国人には入りにくくなっている．

　3年間の私のローテーションは以下の通りである．
- 1年目：産科1カ月，術前外来1カ月，一般麻酔で難易度の低い症例
- 2年目：心臓麻酔2カ月，脳神経麻酔1カ月，小児麻酔2カ月，ペイン1カ月，ICU2カ月，難易度の高い一般麻酔
- 3年目：小児麻酔2カ月（選択），心臓麻酔1カ月，産科麻酔1カ月，難易度の高い一般麻酔

　小児麻酔はボストン小児病院，ICUと一般麻酔の一部（脳神経，肝移植，腎移植，大血管）はレイヒクリニック（Lahey Clinic）へローテーションした．

麻酔レジデントの1日は以下のようなものである．

午前6時	出勤．手術室へ行き麻酔の準備．前日の症例の術後チェック
午前6時30分	レクチャー
午前7時	術前控え室で患者と対面．麻酔について説明し同意書をもらう
午前7時半	手術室搬入
午後3時以降	最後の受け持ち手術が終わり次第翌日のスケジュールをチェック．上級医に症例を提示．麻酔計画を打ち合わせ帰宅

当直について

　当直チームは午後3時以降当直や居残り以外の麻酔科医の仕事を引き継ぎ，すべての麻酔が終わるのはだいたい午後8時～9時頃だった．忙しい日には夜通し麻酔をすることもあった．泊まり当直は2人組で1人は産科病棟の当直室で待機し分娩の硬膜外麻酔や緊急帝王切開に対応した．

　居残りのレジデントは手術室と翌日の麻酔の術前評価準備などを手伝った．幸い外傷の少ない病院だったので夜間救急手術の多くは帝王切開だった．産科病棟は分娩硬膜外ブロックで忙しく一晩で8件の硬膜外を1人で施行したこともあった．

　米国では正常分娩でも硬膜外ブロックをどんどん施行し，日本の事情と大きく異なる．私が知る30年前の日本では，陣痛促進剤を投与しても硬膜外ブロックをしなかったので大きなカルチャーショックであった．

　麻酔の実技では動脈や中心静脈カテーテル挿入も含めた血管確保，気管内挿管，硬膜外カテーテルの挿入など日本での経験が生きた．朝の始まりが早いのは外科と同じでも当直日以外は自分の受け持ち手術が終われば帰宅できたし，泊まり当直の翌日も完全休養か術前外来の半日勤務だった．外科インターンと比べる天と地の差だった．

年3回おこなわれた勤務評定

　研修の勤務評定はだいたい年3回の割合で上級医に呼ばれ評価を告げられた．外科のときと違い3年間通し平均以上の成績で，安心して任せられると褒め言葉をもらった．年1回の筆記試験でも3年目には合格ラインにほぼ届いた．ところが1年目の終わりにUSMLE Step3を再度受験したが1点差でパスできず，3度目の正直で2年目の秋にやっと州の医師免許を取得した．

　私のいたプログラムは小規模ながら研修内容は有名プログラムに見劣りせず，例えば当時マサチューセッツで活発に肝移植を行っていたレイヒクリニックへのローテーションで肝移植を経験することができた．またBWHなどから解雇され途中から加わったレジデントもいた反面，セントエリザベス病院を解雇された者もおり勤務評定の厳しさはどこも同じだった．解雇になったレジデントは臨床の技量や知識もさることながら勤務態度や協調性に問題があったと伝え聞いた．

志望者増が続く小児麻酔フェローシップ

エリートコースにのる

　2年目の終わりにボストン小児病院へローテーションし小児麻酔フェローシップへ出願を決めた．あとでわかったのだが，2年目の終わりにはすでにフェローの面接はほとんど終わっており，非常に遅い出願であった．幸いにして小児外科医9年と研究7年の実績が認められ，もう一度ローテーションすることを条件に面接に呼ばれた．3年目の9月から2カ月間2度目のローテーションをして面接を受けた．

　12月に採用の通知があり指導医たちからエリートコースに乗ったことを祝福された．私がプログラム最後のポジションを獲得したことをあとで知った．ボストン小児病院のフェローシップは2～3人のグループで7月から10月の間に分散してスタートする．私は8月からフェローを始める

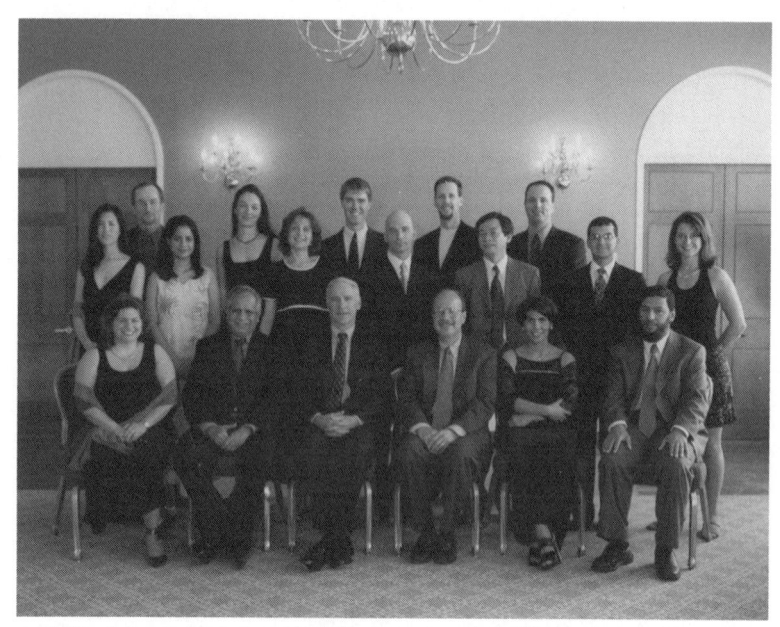

▲ Children's Hospital Boston の小児麻酔フェローシップの卒業記念写真

ことになった．

小児麻酔について─小児は成人のミニチュアではない─

　小児麻酔（Pediatric anesthesiology）について述べてみたい．
　小児は成人のミニチュアではないという小児科での教えの通り，麻酔科領域においても小児麻酔では成人の麻酔の常識が通用するとは限らない．例えば小児の薬用量は体重計算のみならず年齢に応じた薬物体内動態や作用機序の違いを考慮して決定する必要がある．また小児特有の疾患，先天性疾患など成人ではあまりお目にかかれない疾患や手術を多く扱う反面，冠動脈疾患や高血圧疾患など成人に特有の疾患にお目にかかることはあまりない．
　小児の気道確保や血管確保は成人と比べ難易度が高く，最近は小児領域の局所ブロックの手技も特殊技術と見なされるようになってきている．小

児麻酔の中に小児心臓麻酔，小児ペイン，小児ICUなどの亜専門領域もあり成人のそれらとは一線を画している．

また米国では手術室外での麻酔の需要が日本では想像できないほど多く，特に小児では放射線科領域の麻酔の仕事が非常に多い．他にも，腰椎穿刺，骨穿刺，放射線療法といった血液腫瘍科領域でも以前は各科の医師，看護師による鎮静が行われていたが，現在は小児麻酔科医が全身麻酔，鎮静を行うのが標準となっている．

近年，米国でも小児麻酔専門家の重要性が認知され小児専門病院以外でも需要を増している．その一因には，一般病院で小児麻酔に関連した事故が起き訴訟になったときに，小児麻酔科医が関わっていたか否かが判決を左右するという米国特有の事情もある．

小児麻酔のboardによる認定

小児麻酔科医の需要の増加に伴い私がフェローシップを終えた10年前と比べてACGME-approved Pediatric Anesthesiology fellowship（Accreditation Council for Graduate Medical Education：卒後医学研修認定委員会）はプログラム数，ポジションとも増加を続けている．

2011年現在46のACGME-approved programと162のポジションが認められている．近年はNRMP（National Residency Matching Program）に参加するプログラムが増加し，フェローシップ応募者もレジデンシー応募者と同様matchingを経て採用されるようになってきている．小児麻酔専門医の需要増加は最近の一般麻酔科医の就職状況鈍化と相まって，小児麻酔フェローシップ志望者の増加に拍車をかけている．

現在まで麻酔科の亜専門領域でABA（American Board of Anesthesiology）の正式な認定があるのはICUとPainだけであり，Pediatric anesthesiologyフェローシップ修了がboardと同等の意味をもっていた．しかしながらPediatric anesthesiologyもABAの認定を受ける方向で改革が進み2013年10月に最初の筆記試験の実施が予定されている．

日本人フェローの先達（PGY-5, CA-4）

　ボストン小児病院はハーバード大学の関連病院で規模と実績で全米第二位の小児専門病院として君臨している（第一位はフィラデルフィア小児病院）．その麻酔科の歴史は米国の小児麻酔のさきがけに重複する．私の前にも幾人かの日本人がフェローとして研修しており，その中には現慈恵医大教授の上園晶一先生，現国際医療福祉大学教授の蔵谷紀文先生がおられる．

　ボストン小児病院ではすでにレジデントとして4カ月ローテーションしたこともありスムースに入っていけた．ローテーションは心臓麻酔2カ月，ICU1カ月，ペイン1カ月で，あとは手術室で一般麻酔だった．

　ボストンのような有名大病院であってもフェローが17人いると興味深い症例はなかなか巡ってこない．そういった症例は時間外や当直時にきまって巡ってきた．私は脳神経外科の症例が飛び抜けて多く，移植手術はまったくまわってこなかった．新生児症例にしても横隔膜ヘルニアや腹壁破裂は結構あったのだが食道閉鎖はたったの1例だけだった．

　最近の神経ブロックはエコーや電気刺激カテーテルを多用する．私たちの頃はそのような方法はなく硬膜外カテーテルや仙骨ブロックに透視を使う程度でエコー下の小児のブロックはなかった．

　ボストン小児病院の素晴らしさはなんといっても充実した教育スタッフである．chairmanのDr.Hickeyと一緒に手術室で働く機会はわずかしかなかったが，co-chairmanのDr.RockoffとはNeurosurgeryでよく仕事をした．彼には卒後の進路を決めるときにも大変世話になった．Dr.Soriano,Dr.Holtzman,Dr.Mancuso,Dr.Sethna,…．皆一流の麻酔科医で教育者だった．associate/assistant professorの中に有名な教科書の共著者や小児麻酔学会の幹部も名を連ねていた．

　ほぼ毎朝6時半からの小講義，M&M（Morbidity and mortality conference: 死亡合併症例検討会），フェローを対象とした講義などとても参考になった．また多くのスタッフはABAの試験官であり口頭試問の模擬試験を頻繁にしてくれた．楽しく充実したフェローシップの1年はあっ

という間に終わった．卒業パーティーでは co-chairman の Dr.Rockoff から脳神経外科領域の特別なフェローとして表彰していただき大変感激した．

麻酔科医の就職— academic と private ポジションの違い—

米国の麻酔科医の常勤ポジションには大別して academic と private practice がある．前者は大学関連病院の勤務で臨床，教育，研究に従事し固定給で認定医資格，就業年数，大学のポジション，役職などが昇給の目安である．後者は一般病院や外科医のオフィスの勤務で施行術式に応じた点数と麻酔時間から算出する歩合給であることが多い．

private practice には病院雇用の場合と病院から独立した麻酔科医のグループに属し病院に派遣される場合がある．partnership というのは何年か働いた後に正式にグループに受け入れるシステムで partner になると給与を含めて格段に有利になる．グループによってはなかなか新しい partner を受け入れないところもある．健康保険，医療過誤保険，退職年金など雇用者によって大きな違いがある．

仕事の内容も Bread & Butter といって外来手術ばかりの楽な仕事から心臓大血管手術から脳神経外科，外傷までカバーするストレスの大きい仕事もある．求人の条件でいえば，心臓麻酔，小児麻酔，ペインの専門家の需要が多く収入面で有利である．産科麻酔をカバーする仕事は当直が多忙になりがちである．academic practice では麻酔科医は研修医を監督することで複数の手術室の麻酔を掛け持ちすることが多い．private practice では麻酔医自身が導入から抜管までで麻酔をかけることが多いのだが，麻酔看護師（Certified registered nurse anesthetist: CRNA）がいる病院では1人の麻酔科医が複数の麻酔看護師を使って複数の麻酔を掛け持ちすることができる．麻酔看護師は米国特有の職種で，一般的に麻酔科医の監督下に麻酔看護師が麻酔をかける．州によっては外科医がいれば麻酔看護師が独立して仕事できるところもある．

西海岸への就職を希望したわけ

　chairman を含め複数の面接があり多いところでは 1 日で 10 人以上の面接を受けた．どうしてその病院を希望するかとか，5 年 10 年先の将来とか，専門得意分野，就職後の関心とか細かに聞かれた．academic program では教育やリサーチについても希望を聞かれた．1 カ所だけ口頭試問のような面接もあった．

　逆にこちらからよく聞いたのは，給与システムはもちろん健康保険，医療過誤保険，退職年金であり，private group であれば partnership までの年数，当直の頻度，勤務時間，手術数，手術の内容，手術室の設備，ICU，病院周辺の治安，病院近郊の居住環境など多岐にわたった．

　いざ自分が面接する側になって面接官がどこに注意して見ているのか徐々に理解できるようになった．口頭試問も同様であるが，就職の面接も場数をこなし経験を積むことで要領よく答えられるようになる．

　私はレジデントの 3 年目に就職活動を始めたがフェローシップが決まり一時中断した．本格的に就職活動を再開したのは 10 月からだった．研究生活を含めボストン暮らしも 8 年を超え気候が温暖で日本へアクセスのよい西海岸を就職に考えた．まずワシントン州シアトル，オレゴン州ポートランドの病院に面接に行った．面接の経験不足のためかアピール不足は否めず採用の打診はなかった．

　気を取り直しカリフォルニア州に目を向けた．幸い同期に UCLA 出身のフェローがおりロサンジェルスの情報を集めることができた．小児麻酔症例の多い一般病院を探し最終的に UCLA（University of California, Los Angeles）とシーダーズサイナイ（Cedars-Sinai）の 2 カ所に 3 月に面接に訪れた．2 カ所とも採用の打診があったが，Dr.Rockoff の勧めで UCLA に行くことに決めた．

認定医試験の苦い思い出

　お恥ずかしい話だが本番の試験では何回もしくじった．レジデント修了

直後の筆記試験は1点差で涙をのんだ．2回目は3カ月間参考書と問題集を繰り返し復習し準備万端で臨みパスできた．

　口頭試問も2年続けて失敗した．単に知識の問題ではなく口頭試問での答え方の経験不足，（相手に理解させるための）会話能力の不足，緊張を克服しいかに普段通りの受け答えができるかとかさまざまな要因があったと思う．私の同僚と上司にも優秀な麻酔科医がいて，2人とも口頭試問で何回も失敗した話を聞いた．特に本国から来たアジア系のアクセントは不利かもしれないと言われた．

　そこでnative speakerに理解されやすい発音を習得するための特殊なレッスンを受講したり，同僚の協力で模擬試問を繰り返し，最後にはボストンまで出向きスタッフに模擬試問をお願いして準備万端整えやっとクリアすることができた．

　現在米国の麻酔認定医制度は10年ごとの更新を義務づけておりCME credit（Continuous Medical Education），州医師免許の維持，simulator lesson, cognitive examなどを要求する制度が導入された．

小児麻酔科医として再出発

臨床のみに従事

　フェローシップ研修修了後の3カ月間ボストン小児病院でfacultyとして勤務してレジデントやフェローを監督指導した．ここで初めて評価される立場から評価する立場になり米国の臨床研修の心髄を感じることができた．

　UCLAでは3年間働いた．UCLAはacademic programだが，大学教員として教育と研究に携わる麻酔科医以外に，臨床のみに従事する麻酔科医がおり私もその1人であった．

　米国の手術室のスタートは早い．7時前に手術室に入り麻酔器具の準備，薬品の準備を行い，術前控え室で患者と会い自己紹介から始まって術前評

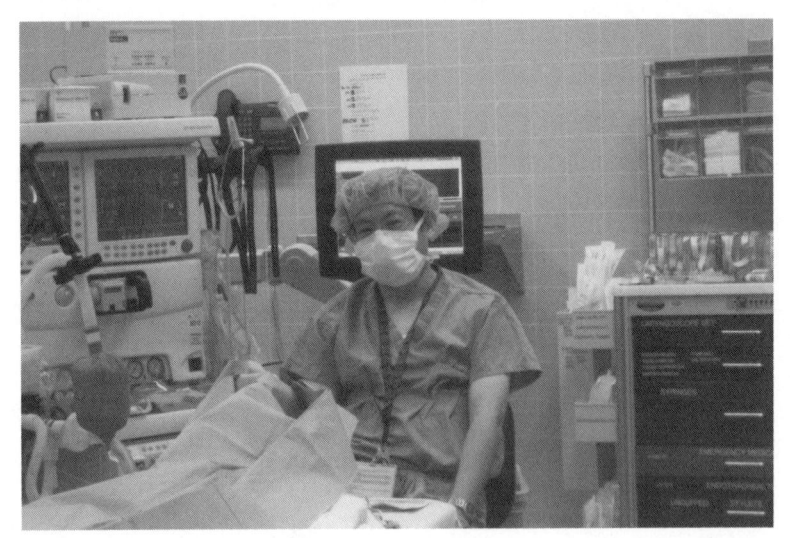

▲ロサンゼルス小児病院の手術室にて

価,同意書の取得を済ませる.7時半手術室搬入,麻酔導入と続く.UCLAでの3年間は午前7時から午後5時まできっちり毎日10時間週5日働いた.当直はなく週末は完全フリータイムだった.

　ボストンのときと異なり西海岸ではすべての患者が術前外来にくるわけではなく大半の患者は手術日当日に初めて病院を訪れ麻酔科医と顔をあわせる.中には術前外来を通すべき複雑な病状の患者もいて短時間で病歴や必要な検査結果を分析して準備を完了するのに一苦労することも多々あった.

認定医資格取得を待って転職

　米国人は気軽に転職する.UCLAの同僚で一緒に働き始めた中にも1〜2年の勤務後条件の良い職に転出した者が何人もいた.有名プログラムで博を付けいい条件で再就職というところか.配偶者と一緒に転職する者も多い.

　私もはじめは気にならなかったが次第に手術室外（いわゆるオフサイ

【留学先の情報】

James M. Becker, MD
Chairman
Boston University Surgical Residency Program
Boston Medical Center
East Newton St. Campus, Room C515
Boston, MA 02118-2393
Tel: + 617-638-8442
Fax: +617-638-8409
e-mail: lana.ketlere@bmc.org

Gary T. Robelen, MD
Chairman
Department of Anesthesiology & Pain Medicine
St. Elizabeth's Medical Center
736 Cambridge Street
Boston, MA 02135
Tel: +617-789-2777
Fax: +617-254-6384

Phyllis Patterson
Program Coordinator
e-mail: phyllis.patterson@steward.org

Mary Landrigan-Ossar, MD, PhD
Chair of the Fellowship Selection Committee, Pediatric Anesthesia Fellowship
Children's Hospital Boston
Department of Anesthesiology, Perioperative and Pain Medicine
300 Longwood Avenue, Bader 3
Boston, MA 02115

ト）と成人の仕事が極端に増えていった．また就職前の希望だった小児4割成人6割が3年目には小児2割以下まで落ち込み段々苦痛になってきた．

認定医資格なしでは良い条件の転職は無理で，3年経って認定医を取得できないとそのまま解雇という危険もあった（解雇と希望退職では再就職の条件が全然違う）．3回目の挑戦でやっと認定医資格を取得でき，すぐに小児麻酔のできる場所を求め職探しを再開した．

現在の職場ロサンゼルス小児病院（Children's Hospital Los Angeles）には私がボストンで指導したフェローがスタッフとして働いており事情を知ることができた．chairmanのDr.Wetzelに直接連絡して雇用を打診したところすぐに面接に呼ばれ3カ月後から働くことに決まった．

将来に向けた実績づくり

現在私の肩書きはclinical assistant professor of anesthesiology, Children's Hospital Los Angeles, University of Southern Californiaで，主にレジデント，フェロー，学生，麻酔看護師を教育監督し手術室内外で小児麻酔を行っている．月1回30分の講義，年1回1時間のフェローの講義を受け持つ．またM＆Mにも携わり臨床と教育に多忙の日々を送っている．当直は泊まりが月3日週末1日で居残りが3〜4日というところか．

肝移植麻酔チームに属し年間20〜30例のうち半数近くをこなす．手術室では心臓手術を除く症例を受け持ち，一般外科，歯科，形成外科，脳神経外科，耳鼻咽喉科，整形外科，消化器内視鏡，呼吸器内視鏡，血液腫瘍科の骨穿刺，腰椎穿刺などの麻酔をおこなっている．もちろん小児専門病院であるので先天性奇形，先天性心疾患，症候群など一般病院ではめったにお目にかかれない症例にも遭遇する．

近年外来手術センターも新設され症例数はさらに増加中である．放射線科では特にMRIとInterventional radiologyでの麻酔の需要があり私の仕事の約半分近くが放射線科関連になってきている．

研究や論文のノルマはないが助教授，准教授，教授と昇進するにはある

程度の実績が求められるので自分のできる範囲で進めていこうと思う．

目標はボストンのスタッフ

　私が米国で麻酔科医として修行し現在に至るまでを長々と総括させていただいた．我ながら長い道のりであった．読み苦しい点が多々あることをお詫びする．私は小児外科医にはなれなかったが，小児外科での貴重な経験は生きている．

　今でも私の前職が外科医であったことを話すと外科に未練はないかと聞かれることがあるが，外科医の仕事ぶりを眺めながら私には麻酔の仕事があっていたとつくづく思う．研修医を教えながら師と仰ぐボストンのスタッフに少しでも近づけたらと思っている．

　また私は日本で麻酔科医ではなかったので日本の麻酔科医の方々とほとんど交流はなかった．日米の小児麻酔科医の交流に役立てたらと思う．

chapter 6

安東聡子

エモリー大学附属病院麻酔科

自分の殻を破ってなにができるか

July 1995-June 1999
Resident
Department of Anesthesia & Critical Care, University of Chicago Hospitals
July 1999-August 2000
Pediatric Anesthesia Fellow
Children Healthcare of Atlanta at Egleston, Emory University Hospitals
November 2000-present
Assistant Professor
Department of Anesthesiology, Emory University Hospitals
November 2000-April 2001
Department of Anesthesiology, Grady Memorial Hospital
April 2001-present
Department of Anesthesiology, Center for Pain Relief
Children Healthcare of Atlanta

要旨………

　医学生の頃はアメリカへの留学はもちろんのこと麻酔科に進むことすら考えたこともなかった私ですが，小児麻酔科医としてのアメリカ生活が15年以上にもなりました．その時々の直感にしたがって進んできただけでしたが，これからも欲張っていろいろなことにチャレンジしていきたいと思っています．

　10年後，20年後の自分がどうなっているかとても楽しみです．拙い文章ではありますが，これから海外へ出ていこうと考えていらっしゃる方々のお役に少しでも立てればと願っています．

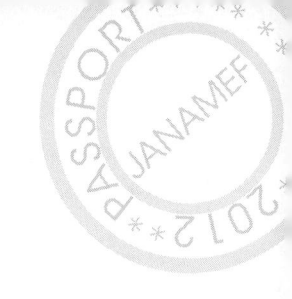

私の勤務しているアトランタ小児医療センター（Children Healthcare of Atlanta）はジョージア州のみならずアメリカ南部でも有数の小児専門メディカルセンターです．3 棟の病院と多数の特別疾患用のセンターや地域密着型のクリニック，外来手術センターなどを有しています．その 3 棟の病院のうち私が勤務しているのは，レベル 1 の外傷センターであり，また心臓手術や移植手術もおこなっているエグルストン病院（Children Healthcare of Atlanta at Egleston）です．

　エグルストン病院で働いている小児麻酔科部門はエモリー大学（Emory University）に所属していますが，ほぼ独立して運営されています．小児麻酔科部門だけでも 15 名の指導医，6 名の心臓麻酔専門指導医，1 名のペインサービス専門指導医に加え，小児麻酔科フェロー 5 名，小児心臓麻酔科フェロー 1 〜 2 名，エモリー大学から派遣されてくるレジデント 4 〜 5 名，麻酔アシスタント（AA: Anesthesia assistant）および麻酔看護師（CRNA: Certified registered nurse anesthetist）20 名という大所帯です．それでも，手術数をこなしていくのに人員が足らない状態で，昨年は 1 万 3814 例の手術件数（そのうち 724 例が心臓麻酔）をこなしました．そしてその数は毎年増え続けています．

　これまで手術適応とならなかった疾患やリスクの高い疾患を抱えた子どもたちが手術室に毎日搬送され，昨年には症例の重症度を示す case mix index が全米の小児病院の中でトップになったようです．

　経験を積むには最適なこの病院で 10 年以上働いてきてやっと，初めて自分でも中堅になったと自覚するようになりました．手術室で麻酔をかけるだけでなく，他にもなにか自分にはできるのではないかと模索するようになりました．

　私は元来ひとつのことに集中するのが苦手で，いろいろなことに興味をもっては手を出したくなるという質でした．自分の心の趣くままに挑戦してきましたが，今になってこれまでばらばらに見えていたものが，少しずつまとまってきたような気がします．その原点にあるもの，それが私に

とっては小児麻酔でした．

試行錯誤を繰り返して

麻酔科に行きつくまで

　幼いとき病弱だった私は，大きくなったら私を助けてくれた小児科の先生たちのようになりたいと，言わば，よくある理由で医学部に進みました．その頃の私は中国の文化に興味があり，何度か足を運んだ中国で鍼灸や漢方などの伝統医学に接しました．ポリクリで小児科を回った際に患者の親との接し方がわからず小児科医になりたいという気持ちが萎えかけていたちょうどその頃，海外で伝統医学を学びたいという想いをもち始めました．

　北京の病院と提携し留学制度があった某大学の外科に入局することにしましたが，その矢先に，在日米国海軍病院でのインターンに合格，外科入局はあっさりとやめてしまいました．横須賀米海軍病院で1年間インターンとしてアメリカの医療を垣間見た私でしたが，その当時はアメリカに留学しようという気持ちより伝統医学への興味のほうが大きかったような気がします．

　麻酔科という選択はまったく眼中にもなかったのですが，私が幼いときにお世話になった当時京都大学医学部呼吸器外科教授の人見滋樹先生から助言をいただき，横須賀米海軍病院での研修後，京都大学医学部麻酔科で研修することになりました．そこで医学生のときには見えなかった麻酔の奥深さや面白さに気付くこととなり，今でも人見先生には，麻酔科を勧めてくださったことに感謝しています．

結婚を機に渡米

　麻酔科標榜医の申請が可能になる2年間の研修を終え，結婚を機に渡米しました．しかし，USMLE　Step1およびTOEFLしか受験していないままでの渡米でしたので，それからStep2を受験，レジデンシープロ

グラムへの願書提出，面接など，あっという間に時間が経ち，シカゴ大学病院（University of Chicago Hospitals）麻酔科で研修を始めるまでに2年の時間を費やしました．

　私が研修を始めた頃は，アメリカの医学生の間では人気がなく外国人しか応募がなかった麻酔科のイメージが変わり始めた頃でした．8名のクラスの中で私ひとりがECFMG（Educational Council for Foreign Medical Graduates）でした．USMLEのテストの点数が飛び抜けていいわけではなかった私が，シカゴ大学病院麻酔科のような高い評判のプログラムにマッチできたのは推薦状のおかげではないかと思っています．当時の京都大学医学部麻酔科教授の森健次郎先生，シカゴ大学に留学経験をおもちの当時助教授でいらっしゃった畑埜義雄先生のご尽力あってこそだと思います．

推薦状の大切さ

　今では，私も麻酔科のレジデンシーポジションを狙っている医学生たちの面接をする立場になりましたが，人気のある麻酔科に応募する学生たちは総じて成績はよく，持参する推薦状も褒め言葉が並べられています．どの学生も甲乙つけがたしという中で，抜きん出て推薦状やパーソナルステイトメントが良いと面接をする前から好印象を受けます．

　もちろん1日しかない面接でどれだけ自分を売り込むことができるかも大切ですが，それと同じくらい推薦状やパーソナルステイトメントが大事だと言っても過言ではないと思います．仕事の合間に応募者の書類に目を通すこともあり，何度も読み返す時間はありません．一度読んだだけで心に残る文章を書いてもらわなければいけないので，推薦状をお願いする先生選びは慎重にするべきです．

本場のアメリカ医療との出会い

　麻酔科のレジデントは1年目はインターンとして他科を中心に研修します．私の最初のローテーションは一般内科でした．英語力にどうしても

劣ってしまう私は問診を取るにもカルテを書くにも時間がかかりました．発言が飛び交うカンファレンスで黙っている私は，他のインターンと比べて大きく出遅れてしまったとあせりました．

　それを救ってくれたのは，次のローテーションのICUでした．患者の重症度は高いものの，日本で培った手技を披露する場を与えられ，私は生き返った思いでした．

　日本でせっかく麻酔の研修をしたのに，またアメリカで繰り返さなければいけないなんて大変ですねと聞かれることがありますが，そんなことはまったくありませんでした．アメリカと日本では医療レベルはほぼ変わりませんが，医療形態の違いは大きく，私がアメリカで麻酔科医として生きていくうえで不可欠な4年間でした．

小児フェローシップの選択

　私が研修をしていた頃はまだ悠長だったのでしょうか．研修修了後の進路は最終学年の中頃に決めても遅くはありませんでした．私は神経ブロックなどの手技に興味があったためペインサービスのフェローシップに心惹かれ，CA-3（Clinical Anethesia Year 3）では6カ月間ローテーションしました．しかし，年齢，疾患の重症度などいろいろな意味でバラエティに富み，細かい手技を必要とされる小児麻酔のフェローシップに進むことに決めました．また自分自身がわが子を思う親の気持ちを理解できるようになったことも，私を再び小児医療へと導いた一因でした．

　そのままシカゴに残るという選択もありましたが，違う病院での麻酔を経験したいということ，そして子どもを全日制の日本人学校に通わせたいという理由から，アトランタを次の研修の候補に選びました．エモリー大学麻酔科に所属しているエグルストン病院で面接を受け，すぐにポジションをオファーしていただきました．これも，偏に紹介状を書いてくださったシカゴ大学麻酔科の先生方の尽力につきると思っています．

Follow my heart

　大抵の困難な症例も対応できるようになり，小児麻酔科医として自信ができてきた頃，私は大きな転機を迎えました．離婚と大病を経験しました．青天の霹靂とはまさにこのことで，私は否応なくこれからの生き方を再構築せざるをえなくなりました．
　ありきたりの言葉かもしれませんが，「今」一緒にいる人たちを大切にして，「今」やりたいこと，やらなければいけないことをできる限りする，そのような生き方をしなければと気付かされました．

伝統医学への想い

　その第一歩が，心の片隅に置き忘れられていた鍼灸を学びたいという想いを成就することでした．アメリカで鍼灸師になるには3年間の学校に行かなければいけませんが，医師が鍼灸を施すMedical acupuncture*の資格は300時間の研修を積むことで取得できました．私が取ったコースは半年間，DVDや教科書，ドリルなどを使っての自宅学習とワシントンDCに赴いて1週間の実施研修を3回おこなうというものでした．
　覚えなければいけない情報量は膨大で，宿題の提出日が迫ってくると徹夜しなければ追いつかないこともありました．でも好きなことを学ぶというのはなんて楽しいことでしょう．実施研修のクラスの後にみんなで集まって勉強会をしたり，取得した鍼灸を使ってどういうことをしたいか夢を語り合ったり，まるで学生に戻ったかのようでした．
　1987年に学会も設立されたMedical acupunctureは，まだ新しい分野ですが，鍼灸を勉強している医師たちは毎年増え続けているようです．参加した医師たちの専門はさまざまな分野にわたります．皆一様に西洋医学に何らかの限界を感じ，また患者からのニーズに応えて，それぞれの専門知識をいかに東洋医学と融合させるかに腐心していました．患者のため一番いい治療法を模索しているその姿は私の励みになりました．

＊ http://www.medicalacupuncture.org/

　300時間の研修が終わり，ジョージア州の医師免許にMedical acupunctureの資格が付け加わり，晴れて鍼治療を施すことができるようになりました．しかし，実際にはそこからのほうが困難な道でした．
　一般的に受け入れられるようになってきた代替医療ですが，病院で実際にそれをおこなうことに対して偏見がまったくなかったわけではありません．また，医療保険の適用外になることも多く，医療費請求をどうすればいいかの問題もありました．病院側に鍼灸治療に必要な器具を購入してもらうために何度も交渉を重ねなければいけませんでした．
　手術室で働いているだけでは鍼灸治療を必要とする患者に出会える機会は少ないため，ペインセンターの仕事を掛け持ちするようにもなりました．
　ペインセンターへの参加は私にとって大きな挑戦でした．ペインセンターはほとんどの病院で麻酔科の傘下にはありますが，麻酔をかけるのと慢性疼痛で苦しんでいる子どもたちを治療するのとはまったく違うものです．10年以上も手術室で小児麻酔科医として働いてきた私にとり新たに勉強し直すことばかりでした．
　患者と実際のコミュニケーションをもつ機会はどうしても多くはありませんが，患者の身体の声（バイタルサイン）だけに耳を傾け治療し，患者の代弁者として働くのが麻酔科医の醍醐味だと思います．ところが，ペインサービスの仕事はときに時間をかけて辛抱強く患者と向き合い，患者の痛み，あるいはそれを引き起こしている病状以上のものを診なければいけません．辛抱強さに欠ける私は痛みに苦しむ子どもたちを前にして四苦八苦しています．
　小児麻酔かペインサービスのどちらを専門とするか迷っていた私が，今では両方関わる立場になり，そのうえ大好きな東洋医学にも関われるということは，私にとっては偶然というよりは，そこに導かれたとしか思えません．病気だけでなく精神的，経済的あるいは生活環境の問題など包括的アプローチが必須のペインサービスにおいて，補完代替治療（CAM:

Complementary and alternative medicine）の一端として私が学んだ鍼灸治療が役に立てればと望んでいます．

医療奉仕

　もうひとつ，「今」やりたいことが医療奉仕でした．

　大学時代に漠然と抱いていた海外で生活したいという願いは実現しましたが，アメリカで 15 年以上も生活をしていると，自分が外国で暮しているという感覚は薄れてきます．もっと違う世界を見てみたい，行くからには人の役に立つことがしたい，と今から思えば驕り高ぶった想いで，発展途上国への医療奉仕に憧れていました．しかし，子どもたちがまだ小さいからというのを理由に実行に移すことはありませんでした．

　同僚の整形外科医から 3 人の子どもを連れてケニアに医療奉仕の旅に行ったときの写真を見せてもらい，子どもがいるからというのは単なる言い訳に過ぎないことを知りました．子どもたちにもきっといい経験になる

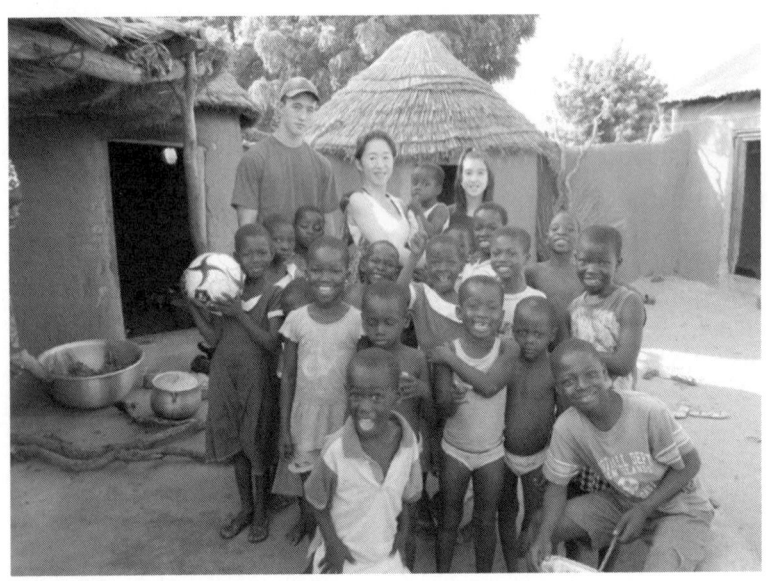

▲ガーナ北部の Nalerigu にて──孤児院の子供たちと一緒に

にちがいないと信じ，子ども同伴を条件に受け入れてもらえるプログラムを探したところ，西アフリカのガーナ北部の Baptist Medical Centre から 2 週間の派遣要請をいただくことができました．

　ガーナはアフリカ諸国の中でも政治的にも安定し経済成長も著しい国ですが，Baptist Medical Centre のある Nalerigu はサハラ砂漠の南端に位置し，降雨量が少なく土壌が痩せているため経済的にも不安定なうえ部族間の対立などもまだ残っており，人々は厳しい生活環境におかれています．Baptist Medical Centre は，ガーナ北部では唯一手術が可能な医療施設で，近隣の町や村からだけでなく隣国のトーゴやブルキナファソからも国境を越えて患者がやってきました．

　いくら手術室が完備されているほどの病院とはいっても，Baptist Medical Centre は薬剤，物資や機材を先進国からの寄付に依存しており，不足してるものばかりでした．酸素ボンベがない状態での緊急開腹手術や，在胎週数がわからない出生体重 1kg ほどの低出生体重児を保育器なしで

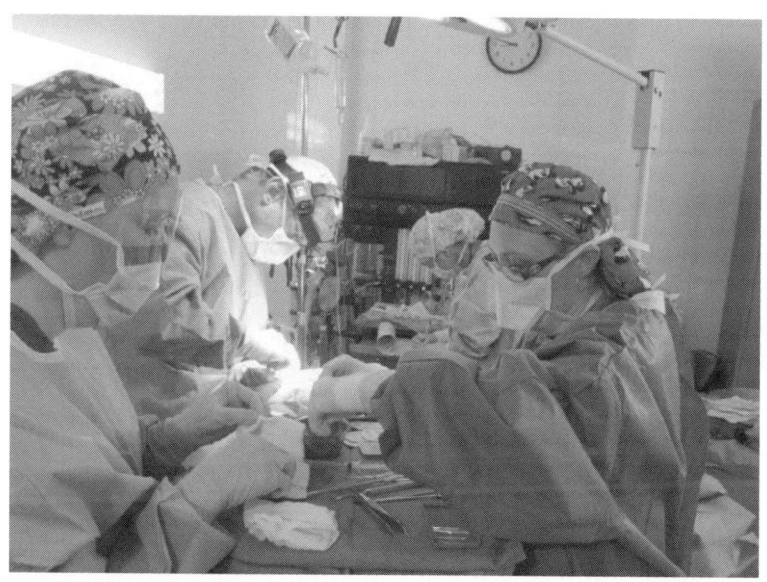

▲ハイチにて——手術は連日深夜まで続いた

自分の殻を破ってなにができるか……chapter 6　　99

管理したり，あるものを使ってできる限りのことをするしかない状態でした．

アメリカや日本だったら簡単に助かる命を助けることができない，そのような場面に何度も遭遇しました．医療奉仕のチームメンバーは異なる場所から集まってきます．無力感に苛まれ，また長時間の労働に疲労困憊することもありましたが，誰もが嫌な顔ひとつせず奉仕をしていました．そのような素晴らしいチームに私も参加しているということが，とても嬉しく思えました．「人の役に立つ」などという自己満足的な想いはどうでもよく，この経験を通して私自身が学んだことのほうがもっと大きいものでした．

ガーナをきっかけに，その後，機会があれば子どもを連れて医療奉仕に参加させていただいています．子どもたちもそれぞれ奉仕の場を与えられ，私同様，貴重な体験をさせてもらっています．

子どもたちの順応性には驚かせられるものがあり，現地の子どもたちと一緒に素足でコウモリを追っかけている姿にたくましささえ感じさせられました．恵まれた環境で育ってきたわが子たちが，自分たちが与えられたものに感謝をし，自分たちにもできることがあることに気付いてくれたらと願っています．

医療の原点に戻って

　私のガーナでの任務はあくまで小児麻酔科医としての派遣でしたが，私たちの到着を待って小児科医がアメリカに戻ってしまい，急遽，小児病棟や外来までも担当することになってしまいました．これまで小児麻酔という専門的な分野で働いてきた私はこのときの経験によって，"麻酔科医"ではなく"医師"としての自分のふがいなさを反省し，また，災害医療やプライマリケアに興味をもつようになりました．麻酔という殻を破って何ができるか，これからの私の課題であります．

人気上昇中の小児麻酔フェローシップ

まだまだ続く小児麻酔科の需要増

　大学病院だけでなく一般の病院でもフェローシップトレーニングを終えた麻酔科医を求人する傾向にあるようです．小児麻酔科医の需要はまだ増加傾向にあり，フェローシップポジションへの応募はあとを断ちません．私たちのプログラムも例外に漏れず，今年（2012年）は4名の定員に40名以上の応募がありました．

　フェローシップがNRMP（National Resident Matching Program）マッチングシステムに組み込まれたことも関係し，レジデント卒業後の進路の選択がとても早くなっています．レジデントはCA-2の時期にいろいろな専門分野をローテーションしますが，その半分も終わらないうちにフェローシップに応募することになります．

　私たちのプログラムもCA-2の秋頃から願書が届き始めます．数名の選考委員が書類審査をし，面接審査は全員でおこないます．2月から7月にかけて面接をおこない，9月にはNRMPにマッチングの希望順位を提出します．10月には発表があり，レジデントの卒後の進路が決まります．

油断は禁物

　フェローシップ応募者の書類選考は，専門医試験模試（インサービス）の点数，志望理由を述べたパーソナルステイトメント，推薦状，および研修以外の経験（研究や役職の経験）などの点を参考にします．高い競争率の上，ECFMGにとっては非常に狭き門である麻酔科レジデントの応募と違い，フェローシップの場合はレジデントの間にどれだけ頑張ってきたかが大きな鍵となります．そのため，ECFMGだからといって極端に不利になることはないように思われます．しかし，フェローシップからの留学となると，人気のある小児麻酔フェローシップは可能性がないわけではあり

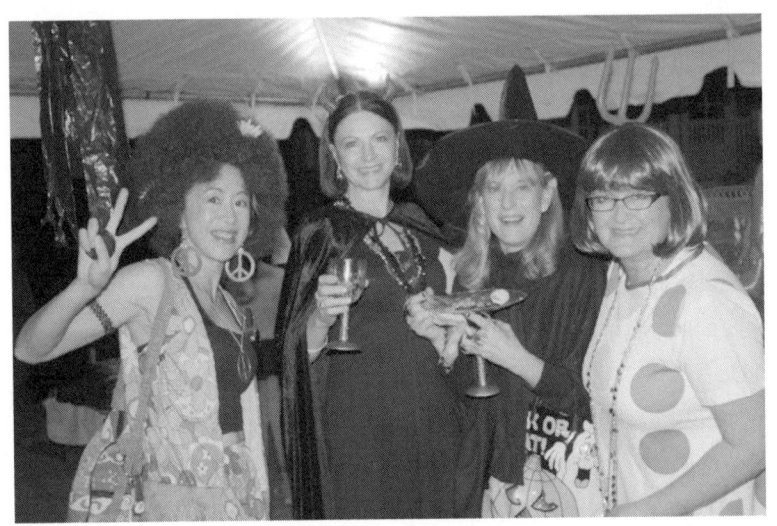

▲遊び心を決して忘れない小児麻酔科医たち（同僚のハロウィーンパーティーにて）

ませんが非常に難しいようです．

　面接で重視される点は，性格，人柄，熱意，そしてコミュニケーション力です．一日会っただけでは候補者の人となりをすべて把握できるわけではありませんが，面接での印象は１年間一緒に働くことになるフェローを選ぶ際に大きく関わってきます．「なぜ小児麻酔を専門としたいのか」「なぜこのプログラムを希望しているのか」「ここでなにを学びたいのか」「フェローシップのあと，どのような道を進みたいのか」など，基本的な質問は前もって準備をして面接に望むのは当然ですが，その際に具体的な例を挙げて自分の意見を明確に伝えられれば好感をもたれます．

　しかし，正直なところ私自身が面接をする際には，上記のような質問には重きを置きません．候補者たちの答えはほぼ同じことの繰り返しなので，私が質問をするときは相手の裏をかくようなことを尋ねるようにしています．「あなたを選ぶことでこのプログラムにとってなんの益があるのか」「もし小児麻酔フェローになれなかったらどうするのか」——どのような質問でも冷静に対応ができ，ポジティブな答えを引き出せることは重要で

【留学先の情報】

Ms. Judy Rabern
Department of Anesthesiology
3B South Emory University Hospital
1364 Clifton Rd., NE
Atlanta, GA 30322
e-mail: Judy.Rabern@emoryhealthcare.org

エモリー大学麻酔科レジデンシープログラム：
http://www.anesthesiology.emory.edu/Education/Applicant%20Information/index.html

エグルストン病院での小児麻酔フェローシッププログラム：
http://www.anesthesiology.emory.edu/Education/Fellows/Peds.html

す．

　最後に「なにか質問はありますか」と聞かれたときに，もう面接は終わりだと油断してはいけません．質問がなかったり，ありきたりの質問しか言えない応募者は，私にとってマイナスの印象しか与えません．すでに何度も同じ質問を繰り返し，聞きたいことも尽きてしまっているかもしれませんが，自分の長所や熱意を売り込む最後のチャンスを棒に振らないのは大切です．

フェローたちの1年……臨床，教育そして研究

　私たちの小児麻酔フェローシッププログラムはACGME（Accreditation Council for Graduate Medical Education: 卒後医学研修認定委員会）の規定にしたがい，最低12カ月の研修となっており，6カ月の一般小児麻酔，2カ月の心臓麻酔，2カ月のペインセンター，1カ月のICU，1カ月の選択（エレクティブ）で構成されます．手術室のローテーション

の際は重篤な症例を担当し，また，研修が進むにつれてレジデントや看護師と一緒に症例につき，教育および指導する立場を経験していきます．ペインセンターでは神経ブロックなどの手技に加え，術後の疼痛管理，外来や病棟での慢性疼痛管理などを学びます．

臨床トレーニング以外にもフェローたちは教育および研究への参加を求められます．手術室でのレジデントや医学生，AA 学生（エモリー大学には麻酔アシスタントの学校が設置されているので毎月ローテーションしてきます）を教えるだけでなく，講義を受け持ち麻酔科全員の前で発表したり，ジャーナルクラブを主宰します．

研究に参加することは ACGME の規定には定められてはいませんが，ほとんどのフェローが１年に２回開催されるアメリカ小児麻酔学会（SPA: The Society of Pediatric Anesthesia）に研究あるいは症例報告のポスター提出を目標としています．研究だけに費やす時間を与えられるわけではないので，忙しいスケジュールをなんとかやり繰りしています．また，フェローシップを開始してすぐに麻酔科の専門医筆記試験を受け，その結果を待って次の口頭試験に臨まなければいけないため，その勉強もしなければいけません．フェローたちの１年間はあっという間に終ってしまいます．

小児麻酔専門医制度の導入

多くのフェローたちが卒業後，エグルストン病院に残ることを希望しますが，残念ながらその希望に応えることは難しく，フェローシップ後半は就職活動も同時に進めていきます．前述しましたが，まだまだ小児麻酔科医の需要は高く，次の勤務先を見つけるのは難しくはないようです．

2013 年から小児麻酔も専門医制度が導入されます．2012 年に卒業するフェローたちは筆記試験を受けなければいけませんが，現時点ではどのような試験内容になるかもわかりません．私たちのように以前にフェローシップを終えた指導医を含め，どのような勉強をすればいいのか困惑しています．

導かれるままに

　今回，自分の歩んできた道を振り返ってみて，私は医師として明確な目標をもって渡米したわけではなく，やりたいことをその都度やってみただけだったと気付きました．それでも，そのひとつひとつが交差しながら，理想の仕事に近づいてきているようです．悔いのない人生なんて存在しないのかもしれませんが，やらずに後悔だけはしたくありません．留学を考えながらも自分の将来のビジョンが見えずに悩んでいる方々がいらっしゃるかもしれませんが，まずは挑戦してみてください．

　最後に，この場をお借りして，私を進むべき道へと導いてくださった恩師たち，私と子どもたちをいつも支えてくれている両親と家族，友人たちに心からの感謝の気持ちを伝えさせていただきます．

◎留学に関する役立つ情報
・小児麻酔フェローシップ
アメリカ小児麻酔学会　2012-2013年度のフェローシップマッチングの要項
http://www.pedsanesthesia.org/FAQ_Peds_Anes_Match.pdf

American Board of Anesthesiology　小児麻酔専門医試験の要項
http://www.theaba.org/home/examinations_certifications

chapter 7

長坂安子
ハーバード大学附属マサチューセッツ総合病院
麻酔・集中治療・ペイン科

米国臨床医への夢再び

June 2005-May 2008
Research Fellow
Department of Anesthesia, Critical Care and Pain Medicine,
Massachusetts General Hospital, Harvard Medical School
June 2008-September 2010
Instructor in Anesthesiology
Department of Anesthesia, Critical Care and Pain Medicine,
Massachusetts General Hospital, Harvard Medical School
June 2011-June 2012
Transitional Year Intern
Department of Internal Medicine, Newton-Wellesley Hospital, Tufts Medical School
September 2010-present
Resident
Department of Anesthesia, Critical Care and Pain Medicine,
Massachusetts General Hospital, Harvard Medical School

要旨………

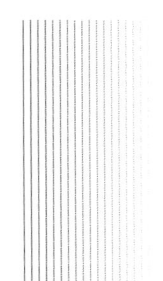

　米国での臨床を志してからレジデントに採択されるまでの長い道のりは，医学部時代に始まった．基礎研究者として渡米し，臨床への転向．人生に大きな影響を受けた恩師たちとの出会い，そして家族のこと．皆に支えられたからこそ，困難にひるまずここまでやってくることができた．念願の麻酔科レジデンシーが始まった今，日常に体験する米国ならではの研修の凄みを伝えたいと思う．

渡米して，臨床医として働くという志をもったのは，東京女子医科大学（以下，女子医大）に学生として在籍していたころである．一人暮らしのアパートの部屋で，明治生まれの経済学者であった祖父・柴田敬*の残した地球儀を回し，米国各地の山脈の隆起や平野を触りながら東海岸から西へと街をたどり，卒後の米国でのトレーニングに思いをはせた記憶がある．そのときには，祖父が若き日に留学したボストンにまさか自分も留学することになるとは思いもしなかった．

　臨床留学への道には，USMLE が大きく立ちはだかっているのを知った．資料を取り寄せてみたが，横文字のぎっしり詰まった分厚い申込書を手にしたとたんに，日本での医学も十分に修得していない自分には，何だか高望みをしているように思え，面倒臭いような怠惰な気持ちも加わって，いつの間にか渡米の意思は心の奥深くに仕舞ってしまった．

はじまりは学生時代

第一病理学教室・小林教授との出会い

　学部4年のとき，第一病理学教室に新しく小林槇夫教授（現・同教室名誉教授）が赴任された．小林教授の講義は基礎の授業ながら臨床における病態生理と病理が混然一体となっており，病理学の面白さが深く心に響いた．

　授業の時間だけでは足らず，もっと教授の教えを請いたい，そう思って先生の教室の扉をたたき，放課後は毎日のように病理組織プレパラートのレビューを勉強させていただいた．臓器別の組織標本セットと顕微鏡を拝借し，1枚ずつ所見をまとめ，わからないところは教室の山のような蔵書を紐解き，最後に先生と Teaching scope で所見を合わせた．

　夏休みのような長期休暇には先生のラット網膜芽細胞腫の研究を通し，基礎研究の醍醐味も味わわせていただいた．今思えば，ご多忙であった教授がこんなにも時間と教えを与えてくださったことは，一学生の私にとっ

て本当にありがたいことであった．加えて小林教授は病理学だけでなく，医師としての生き方の礎も授けてくださった．

　先生の愛読書を本棚から次々とお借りして拝読する中で特に私を捉えたのは William Osler 著「平静の心」（日野原重明・訳）であった．医師としての義務，責任，そして喜びが明記され，より良い医師になるにはどのような道があるのかを模索する手がかりとなった．教授ご自身もそれを実践されておられ，Osler と小林教授が重なって理想の医師像として心に宿った．

　当時は現在のような卒後研修医制度が義務化されておらず，医学部を卒業するとすぐに自分の希望する科に入局するというのが通例であったが，この一冊を通して知った米国式の臨床初期研修（卒後すぐに各科をローテーションし，医師としての基本を身につけてから専門科に進む研修方式）が非常に魅力的なものに思えた．

　将来の進路を選ぶ時期に差し掛かっていた私に，小林教授は「病理学に進むにしても，他の科に行くにしても，医師として一通りの知識と経験は必須と米国式の臨床研修を薦めてくださった．そこで，いくつかの臨床研修病院を受験し，聖路加国際病院の内科系研修医として採用された．当時の院長は，William Osler を日本に紹介された，日野原重明先生その人であった．

個性的な指導医の面々

　聖路加国際病院は日本での米国式臨床研修医プログラムの草分けで，日野原院長を筆頭に米国での臨床医としての経験をもつ先生がたくさん居られ，総じて米国式の指導をされる先生が多いことが特徴であった．

　その聖路加での研修医時代は，とにかく体力勝負で乗り切ったように思える．内科ローテーションで記憶に残る最高受け持ち患者数は 17 人．それに加え，内科当直と救急当直が回ってくるので月 8～9 回は病院で当直していた．もちろん，当直明けも通常どおり働き，土日も基本的に最低 1 日 1 回（重症な患者さんは 2 回）診察した．寮は病院の隣の建物．歴

代研修医もずっとこのペースでやってきたのだから私にもできないはずはない．そう思ってがむしゃらに働いた．

　平日，朝まだ太陽が昇らぬ頃に自分の受け持ち患者さんをプレラウンド（バイタルサインを確認し患者さんを診察する）し，そのあと病棟長（3年目上級医）とラウンドする．8時からは当直医の申し送りとカンファレンス，指導医の先生たちとのラウンド．日中は新患の受け持ちや処置，検査の付き添い，夕方の病棟長とのラウンドと翌日のオーダー・薬の処方，退院サマリーなど，短い時間でより多くの仕事を効率よくこなさなければ床につくのは朝の2時3時も珍しくない毎日であった．

　このような忙しい内科ローテーションの魅力は，何と言っても豊富な症例数と，指導医の素晴らしさであった．このとき3年目で病棟長をしておられた井上健司先生（現順天堂大学医学部附属練馬病院循環器内科准教授）は特に熱血漢的な指導医で，ハリソン内科教科書を原書で読むように指導された．

　緊急入院した感染性心内膜炎の患者さんの担当医になったときには，「お前これは超ラッキーだから明日の朝までにその章を読んでこい」と課題を出され，必死で読破したことはいまだ記憶に新しい．何を質問してもエビデンスに基づいた返答が戻ってきた．

　指導医の中で一際輝いておられたのは，感染症内科の青木眞先生（現在はフリーの感染症コンサルタント，米国感染症専門医）であった．青木先生は，最新版のマンデル感染症学の教科書が立って歩いているような方で，常に新しい知識を研修医に提供してくださった．

　時々，「長坂先生へ」と書いたNEJM（*New England Journal of Medicine*）のレビューや最新の文献をチャートに入れておいてくださったのはかなりありがたかった．日常業務に追われ文献を調べる時間があまりない私たちにとって，これはまさにゴチソウであり，むさぼるように読み，こうして少しずつ内科の知識を蓄えていくことができた．

　青木先生の研修医への講義は抜群であった．当時（今から20年ほど前）大学で習った感染症学，「抗菌薬を4日投与して効果がなければ別の

種類に変えてみる」から180度転換し,「臓器と菌種を特定し,それにスペクトラム（感受性）の合致した抗菌薬を投与する」のは,まさに米国感染症医療の実践であり,米国でのトレーニングの後に感染症専門医として働かれ,帰国されたばかりの青木先生ならではの教えであった.

　自分で患者さんの痰や尿を染色し（グラム染色,結核を疑うときにはチールニールセン染色も併せて行う),抗菌薬を選択する方法は,検査室が閉まっている深夜や週末などにも実践でき,適切な治療が遅れをとることなく開始できた.このため,私たちの白衣や手は青色のグラム染色液に染まっていることが多かった.聖路加国際病院内科でのこのようなたくさんの出会いが,眠っていた私の米国臨床留学の意思を徐々に目覚めさせていった.

麻酔科の面白さ

　聖路加国際病院内科系ローテーションのもう1つの特色は,内科専門科や他科のローテーションだった.心のオアシスとなったのは,麻酔科であった.

　もともと末梢および中心静脈ライン挿入などの手技が好きであった私は,こうした手技の多い麻酔科に惹かれた.手技だけでなく,薬理学や生理学といった基礎医学が,リアルタイムで臨床に直結しているという学術的な面白さも魅力の1つであった.

　外科医や看護師たちとのチームワークを通して行われるオペ室での活発な医療は,自分の働き方に合っているようにも思えた.そして,後の恩師となる瀧野恵介先生との出会いが待っていた.

　当時聖路加国際病院麻酔科医長であられた瀧野先生は麻酔の神様のような人で,どんな困難な症例に遭遇してもオペ室のドアが開いて瀧野先生が入ってこられたとたん部屋にいる人が皆ほっとするような存在であった.

　一歩間違えば患者さんを命の危険にさらすこともある麻酔は,危険域を踏まえ知識と経験とチームワークに支えられさえすれば意外と安全に行えるが,うまくいかなくなったときにこそ瞬時の対応と判断がモノを言う科

でもあった．

　たった3カ月の麻酔科ローテーションを通して，瀧野先生には麻酔科の知識と技術だけでなく，その後ろ姿からは医師としての責任感や心構えまでも学ばせていただいた．卒後20年近くなった今でも瀧野先生の凄さには到底近づくことすらできないでいる自分を感じる．

　ところで私は，内科研修医2年目の冬に結婚した．相手は循環器内科を志す医師であった．その後聖路加国際病院内科研修医と3年目の内科医員としての勤務が終了するころ，進路の選択をする時期が訪れた．

　内科なら循環器か感染症，いや麻酔科をもっと勉強したい，そして病理学の魅力．思いが錯綜していたそのときに，「麻酔科にこないか」と声をかけてくださったのは瀧野先生であった．その一言が心に深く響き，私は麻酔科に転科することに決めた．

　卒後4年目に，また研修医として一からの出直しのはずだったが，麻酔科は「手術室の内科医」と言われるだけあり，内科の知識が驚くほど役にたった．それはICUにおいても同じであった．

　知識を積み，経験を重ねながら必死に学ぶその傍らで，常勤であり続けながら第一子そして第二子をもうけることができたのは，ひとえに医局の先生方のお力添えがあったからこそ，と感謝の念に堪えない．あっという間の6年間が過ぎ，麻酔科専門医試験に合格した．

　　＊柴田敬，元京都帝国大学経済学部教授．昭和初期に日本国政府の官費留学生として米国ボストン（Harvard大学他）をはじめ，米国とヨーロッパ各地に留学．

第二の人生？　研究生活の入口

守りきれない命への思い

　第二子をもうけたちょうどその頃に，後輩の1人が聖路加麻酔科への入局を希望した．あいにく当時は常勤8人という枠があったために，私

の席を譲ることになった．そのすぐ後に，聖路加国際病院の決まりでは常勤を外れるものはたとえ同じ勤務内容で常勤嘱託医となってもいったん退職しなくてはならない決まりがあることを事務から通達された．

　思いがけず退職することになったが，0歳児を含む2児をかかえ，いったいこの先どのような形でキャリアを続けていったらよいか，悩みに悩んだ．特に子どもができてからずっと，仕事と家庭の両立に苦しんでいた私にとって専業主婦になるという考えも脳裏を掠めたが，志をもって医師になった以上一時でも仕事を辞めることがどうしてもできなかった．

　そこで新たな道を模索することを考えた．退職となるならば，どうせなら今まで一度もやったことがないことをしたいと思った．

　卒後9年間（3年内科，6年麻酔科）の中で経験した数多くの症例から教わったことの1つ．人の命が亡くなるとき，そのときにはどんなに人事を尽くしても知恵と情熱とチームワークをもってしても，守りきれない命があるということであった．なぜ人は死んでしまうのだろう．どうして最新医療をもってしても，よくならないのだろう．治らない病気がよくなるにはどうしたらよいのだろう．

　たくさんの疑問符に答えるには，基礎研究で新しい治療法を確立する以外にない．そうだ，研究をしよう．小林先生のされていたような，1人でも多くの患者さんに役立つような，患者さんの予後の改善に結びつくような研究がしたい，と強く思った．

麻酔の殿堂 MGH への研究留学

　研究するなら大学病院で．女子医大麻酔科に在籍していた大学の同級生・田中久美子先生に相談し，主任教授・尾崎眞先生の扉をたたいた．メールの返事は驚くほど早く届いた．

　すぐに面接に呼んでいただき，研究生・PhD candidate という形での採用が決まった．聖路加病院の臨床で遭遇した肺高血圧を，女子医大でラットのモデルで研究しておられた上園晶一先生（当時女子医大麻酔科准教授・現東京慈恵会医科大学麻酔科教授）のラボに入れていただくことに

なった．

　上園ラボでの研究は地道な努力の積み重ねであった．姉弟子の堀田有香子先生は優秀な麻酔科医で，すでに上園先生とラットの肺高血圧モデルを立ち上げておられた．上園・堀田両先生を通して，研究のいろはから教えていただいたのは，その後留学したときにも大いに役立った．

　このとき与えられたテーマは，「肺高血圧症における転写因子の関与について」であった．私にビギナーズラックはなく，何カ月もネガティブデータが続き研究は低迷を極めた．動物実験は動物たちの尊い命を医学の研究と発展のために捧げてもらうため，1匹たりとも無駄死にさせるわけにはいかない．しかし，私の肺高血圧のラットは肺高血圧のまま亡くなっていってしまう，治療がことごとく，まったく効かない．

　それでも諦めずにありとあらゆる可能性を探求した．ネガティブデータしかとれなかった実験でも必ずそこから学ぶことを覚え，次につなげた．突如，よい結果が出た．同じ方法でやると繰り返し同じ結果が出た．汗と涙とたくさんの時間と失われた命たちのすべてが合わさって，治療の糸口が見えてきた瞬間だった．

　このときの抄録が米国心臓病学会の口演として採択されたのは，本当に幸運なことであった．

　さてちょうどその頃，上園先生にひとつの報告をした．

　訳あって，夫と別居し今は都内の実家に子ども2人を連れて戻り，そこから毎日通っています……．離婚することで話し合いに入りました，とお伝えした．

　上園先生は一言，「そっか……」と仰り，肩を落とされた．

　そのあとまったく口を開かれないので，私事をお話ししたことでかえってご心配をおかけしてしまったと思い，そっと名前を旧姓に戻したらそれでよかったのかもしれないと後悔した．

　それから約2カ月してから突然，上園先生から話があると呼ばれた．

　「長坂，お前頑張れよ．アメリカに行ってこないか」

　耳を疑った．基礎留学，それも麻酔の殿堂マサチューセッツ総合病院[**]

(Massachusetts General Hospital: MGH) 麻酔科 Warren Zapol 先生（当時は chief，現在は Emeritus anesthetist-in-chief Anesthesiology. 2011 Apr;114（4）:771-81.）のラボで，という夢のような話．大変ありがたいが，各方面に相談させてくださいと言うのがやっとだった．帰宅後すぐに両親，そして子どもたちが生まれてからずっとお世話になっていたシッターさんに相談した．

私にとって，4人であった家族がすでに3人になっている以上，私と子どもたちが離れることはありえなかったので，そのシッターさんが子どもと付いてきてくれることが見知らぬ国で暮らす条件であると考えた．

シッターさんはご主人も2人の社会人のお子さんもいる方で，私の仕事やわが家の事情をよく理解してくださっていた．その彼女とご家族のオーケーを頂戴してから，「是非よろしくお願いします」と上園先生に返事をした．

Zapol ラボからは，MGH 麻酔科スタッフ市瀬史先生（現ハーバード大学医学部准教授・MGH 麻酔科）が面接にきてくださり，その後すぐに米国にわたり Warren Zapol 教授そして Kenneth Bloch 教授との面接となった．"Yasuko, when are you coming?" これが Zapol 先生からのオーケーサインであった．

給与が与えられるということの確認，健康保険のこと，自分と子どもたちのビザの手続きなどを済ませた．在日米国大使館へはシッターを米国に連れて行くことが必須である事情を説明する手紙を書き書類を提出したところ，幸運にも B-1 就労ビザがシッターに与えられた．女子医大の尾崎眞・野村実両教授も快く送り出してくださった．これで，渡米の準備がすべて整った．

> **MGH は 1846 年に世界で始めてエーテル麻酔の公開デモンストレーションに成功し，ここから世界中に全身麻酔が広まる基点となった．ハーバード大学医学部の臨床病院の1つである．

夢の医療が現実にかわる瞬間，ラボでの5年間

スタッフとして迎えられるまで

　2005年6月に，リサーチフェローとして3年の予定で渡米した．

　待っていた仕事は，マウス心筋虚血再灌流モデルである．ラットからマウスへの転換，肺から心臓へ研究テーマの変更は，かねてから心臓麻酔に興味があった私にとっては，かえってやり甲斐がありそうに思えた．

　マウスに全身麻酔をかけ，20ゲージの点滴用カテーテルを経口挿管し，動物用人工呼吸器にのせる．開胸し，心臓の栄養血管である冠動脈の一部を60分結紮したあとに再還流させ，閉胸する．臨床で，患者さんが心筋梗塞をおこし病院に運ばれてカテーテル室で冠動脈ステントなど再還流の処置が行われる状態を模倣した動物モデルである．エモリー大学（Emory University）のDavid Lefer教授が確立した，動物実験の中では難易度が一番高いとされるモデルであった．

　この実験方法を習得するために早朝から深夜まで土日祝日を問わず研究室にこもり実験に没頭し，マウスに同じ手技を施し同じ大きさの心筋梗塞ができるまでに6カ月以上かかった．子どもの寝顔しか見ない日が続いたが，シッターさんから「子どもたちや家のことは心配しないで存分に仕事をしてほしい」と言ってもらったのは本当にありがたいことであった．

　先任の先生から教えてもらったモデルに改良を重ね私のモデルが確立すると，Zapol先生は一酸化窒素（nitric oxide: NO）ガスを投与するよう指導した．すると，梗塞が小さくなった！　でもそれだけでは論文は書けない．メカニズムが必要だ．NOガスは生体内で投与後すぐに酸化されなくなってしまう．ではどうして肺から吸入して心臓に届くのだろう．

　ボストン大学（Boston University）にNOの代謝産物の測定で著名なMartin Feelisch先生がいるという．Bloch教授と一緒にpreliminaryデータをプレゼンテーションしに行った．面白そうだ，一緒にやろうというこ

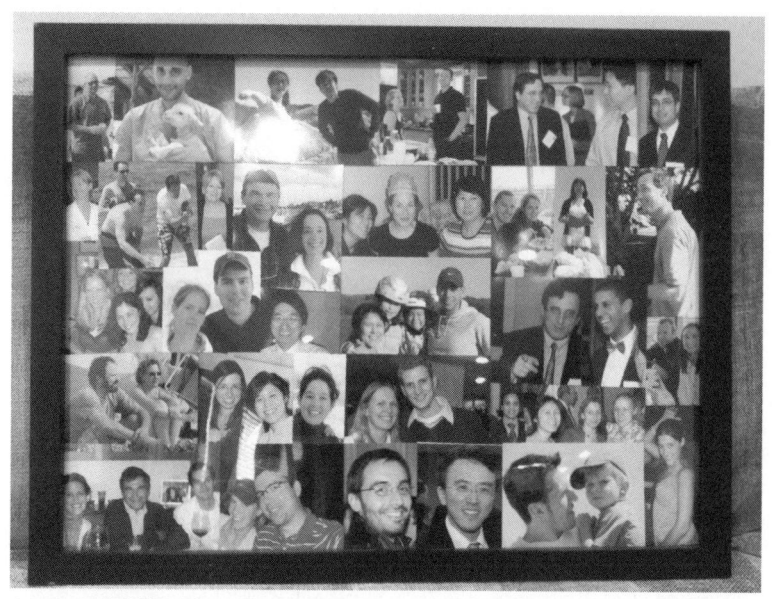

▲ MGHの麻酔科研究室から贈られたフレーム．ラボから臨床に移るときに皆で写真を集め大きな額に入れてくれた．裏は寄せ書きで一杯だ

とになった．そうして完成した論文が Anesthesiology 2008年10月号のハイライトとして載った．それと前後してMGHからは契約を延長してスタッフのポジションでラボに残る道を示された．

米国臨床留学の夢再び

　ラボでの研究は辛く苦しい反面，夢の医療が現実のものに変わる瞬間を体験できるということと，それが目の前の1人の患者さんだけでなく数多くの人の役に立つ可能性を秘めているという点でやり甲斐がある．子どもたちも現地の生活になじんできて，一緒に過ごす時間もある程度取れるようになり，家庭と仕事の双方が充実し幸せな時が過ぎていった．

　しかし，心の中に何だかぽっかりと穴が開いたような気持ちがしていた．研究の仕事が好きで，素晴らしい先生方に囲まれて篤い指導や援助をいただきながらの恵まれた研究生活であるはずなのに，何だかとても臨床が恋

しくなっていたのだ．この思いは初めは小さく，でも少しずつ自分でも気づかないほどに大きく成長してきていた．

　そんな矢先，ちょうどボストンにこられていた聖路加国際病院の日野原重明先生とお会いする機会があった．その席で，先生から米国での臨床の経験の重要性を強く諭された．学生の頃から思い描いていた米国臨床留学の夢．この米国で働いている今，臨床へ一歩踏み出そうではないか，日野原先生との対話で米国での臨床研修への思いが確固たるものとなった．

初のグラントを獲得

　研究のほうは次の論文に取り掛かっていた．

　ひとつ問題が解決すると，次の瞬間には十の質問が沸いて出てくるのが研究である．それにはお金が必要であるので，細々ながらもいくつか研究補助金（グラント）の申請を始めた．

　ラボのチームが一丸となり研究に没頭し preliminary データを収集し，それをもとに申請を重ねるうちに初めてのグラントが採択され，principal investigator（PI：主任研究員）となる機会が与えられた．Harvard Medical School Shore Fellowship[*]である．

　[*] http://news.harvard.edu/gazette/story/2009/11/help-from-shore/

　自分の仕事がラボの枠を超えたほかの人から理解され，お金が与えられるということは本当にありがたいことだった．授賞式には Zapol 教授と私の子どもたち，そして日本から母がお祝いに駆けつけてくれた．

第一希望だった MGH 麻酔科レジデンシーに採用

IMG の壁

　米国での麻酔科レジデンシーへの道のりは険しく，その中でもとりわけ USMLE の勉強は本当に大変であった．日野原先生とお会いしたのは

2006年12月，勉強をはじめたのはそのすぐ後であるが，2007年8月に受験したStep 1は前述 *Anesthesiology* の論文をまさに執筆中で試験の2週間前にはBloch教授のオフィスで論文の校正をしているという有様だった．

　Step1は合格したものの，点数はいまいちだった．その状況で，レジデンシーに応募したのはいま思えば無謀であったが，あのときは自分の年齢や将来を考え時間に余裕がなかった．昼はラボで働き夜は徹夜でStep 2の勉強をしていた冬のある日，突然MGHから面接に呼ばれた．

　初めて体験する本番に準備もなく臨んだ私はあがりまくり，びびりまくっていた．英語はしどろもどろで，質問されたことが睡眠不足のぼんやりとした頭にははっきり伝わってこない．周りのアプリカントは皆俳優のような笑顔で，とても優秀そうではきはきとしており，点数もトップクラスであり，自分との差をみせつけられた．結果は当然のごとく不合格だった．

　人気のレジデンシープログラムには，米国内の優秀な医学生のみならず，外国の医学部を卒業した医師International Medical Graduate（IMG）を含め，世界中から毎年たくさんの応募があるため入るのがきわめて困難である．特に，英語を母国語としない私たちのような IMGは米国医学部卒業生に比べるとさらに採用率が低い．

　彼らは母国の政治状況や経済状況などさまざまな理由で米国での臨床医のポジションが必要だという．そういった他国の医師たちがしのぎを削り，よりよいプログラムに入ろうと何年もの月日を重ねて準備してくる．他のアプリカントよりも自分を選んでもらうためには，少しの隙もなく完璧な備えを講じて臨むことが必要だと，このときに痛いほど分かった．

2年の歳月を経て…再アプライ

　このままがむしゃらに頑張っても勝ち目はない．そう思ったので，レジデンシーのアプリケーションに急遽，作戦タイムを設けることにした．

　リターンマッチをやるからには，背水の陣で臨みたい．米国の医学部出

身でない私には，助けが必要だった．今までの経過で何が悪かったのか，こちらで臨床をしている友人・知人を総動員して，細かく分析してもらった．

　personal statement（PS: 志願理由書）や curriculum vitae（CV: 履歴書）などの書類は完璧にしなければいけないと教えてくれたのは同じIMGでルーマニア出身のIon先生．真夏の暑い日に近くのオープンカフェで朝ごはんがてら作戦会議を開き，私の弱点と有利な点を詳しく分析しながら麻酔プログラムが求めている医師像に重なるよう対策を練った．

　幾度も書類の添削と校正を助けてくれたのはハーバード大学医学部出身のSarah先生．彼女も子育てをしながら働く，MGH麻酔科現役レジデントである．面接の日程が迫ってきたときには，忙しい臨床の時間を割いて何度もインタビューの練習をさせてくれた．そのほか，米国人の知人ほぼ全員にPSをチェックしてもらった．

　雇用歴は重要で，今までの勤務先や現在の上司からの手紙は特に大切である（前の上司に直接電話やメールで連絡をとり，どのような人材であるかをチェックすることもよくあるという）．それゆえ推薦状はMGHの恩師たちだけでなく，臨床医としての私を知っている聖路加国際病院の先生方にもお願いし，快く引き受けていただいた．

　USMLEの点数は特に重要であると思われたので，Step 2が最高得点で合格できたのを確認してから再度全米にある麻酔科プログラムにアプリケーションを出した．ラボのボスたちも，最大限の支援をしてくださった．こうして，リターンマッチのときがやってきた．万全の構えで再度アプライするまでの2年の歳月を経た，2009年の秋であった．

　この2回目のアプリケーションでは，インターンシップや麻酔科のプログラムからいくつか面接に呼んでもらうことができ，アウトオブマッチのポジションを提示してくれるプログラムもあった．そして第一希望だったMGHに採用されたときにはさすがに嬉し涙がでた．長かった道のりに光が見えてきた瞬間だった．

苦労のあとに

同期の仲間とともに

　米国麻酔科専門医になるためには，医学部卒業後に1年間のインターンシップと3年間の麻酔科レジデンシーの，合計4年が必要である．

　インターンシップはMGHの関連病院であるニュートン・ウェルズリー病院（Newton-Wellesley Hospital）にマッチした．医学部卒後すぐのインターン仲間はほとんどの人がまだ20代だったが，苦楽を共にした戦友のような間柄になった．インターンシップの1年間は，貴重な体験の連続であった．

　日本の医学部を卒業した私にとって大きなハードルとなったのは患者さ

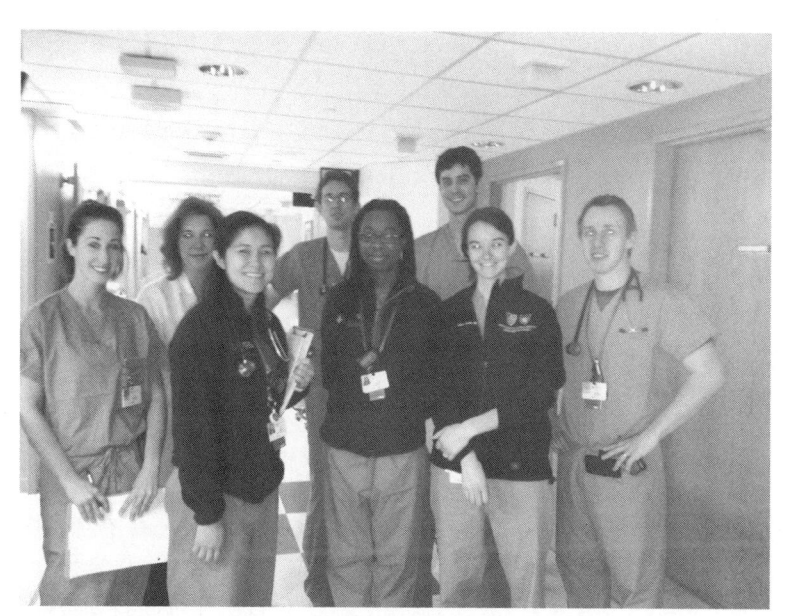

▲ NWH外科での回診．チーフレジデントを筆頭にシニアレジデント，インターン，PA（Physician assistant），学生とさまざまな層が織り交ざり医療にあたる

んのプレゼンテーションであった．特に当直明けのぼんやりとした頭からは，英語での決まり文句が全然出てこない．隣の医学生が丁寧にプレゼンの指導を受けている姿や，現役医師と変わりなく密に医療に携わることを許されている様子を見て，自分も医学部時代にこのようなトレーニングを受けたかったなと羨ましく思った．

　悔しい思いはたくさんしたが，1年後にはプレゼンも難なくできるようになり，錆付いていた内科や外科の知識が最新のものへと置き換わったのは驚きであった．

　麻酔科レジデンシーが開始され，再び麻酔科医として入ったオペ室はすべてが新鮮で輝かしく，海に戻った魚のような気持ちになった．麻酔科医の朝は早く，仕事を午前5時半から6時までにはスタートさせる生活は，朝型の私にはピッタリである．

　前日に患者さんの情報は入手しアテンディング（指導医）の先生と打ち合わせが済んでいるから，当日朝に自宅から手術室にやってくる患者さんを問診・診察し点滴をとるとすぐに麻酔を始めることができる．疲労をとるために，午前と午後に15分休憩の時間が確保され，昼も30分のご飯タイムが設けられている．午後5時には当直医またはCRNA（Certified registered nurse anesthetist：米国麻酔看護師）が麻酔をかわりにきてくれて，5時15分からのカンファレンスに必ず出席できるように配慮されている．そして，そのカンファレンスやグランドラウンドのレベルが高く教育的である．

　このように微にいり細にわたりゆきとどいたMGHのレジデンシー教育を支えているのは，それをバックアップするスタッフの層の厚さであると思われた．

夢のような毎日

　日本で麻酔科の研修を終えてきているけれど，米国でもう一度やることのどこがよいのかとよく聞かれる．現在受けているMGH麻酔科の研修が，十数年前に私が日本で経験した麻酔科の研修と大きく違う点は，優れた麻

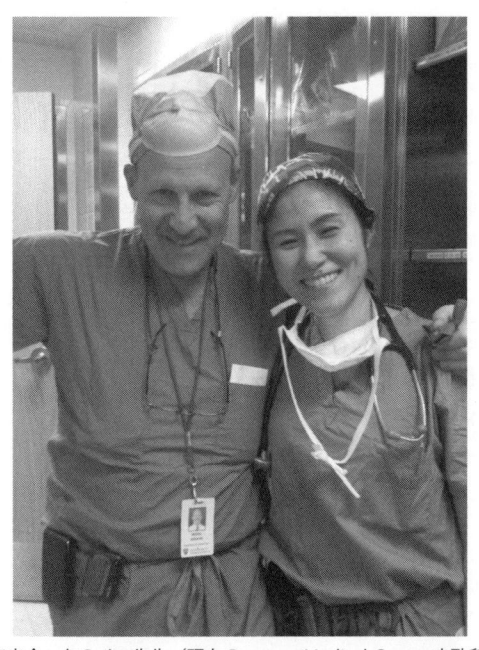

▲ MGH麻酔科で出会ったBailin先生（現在Baystate Medical Center麻酔科チェアマン）は情熱あふれたアテンディングで最も尊敬する先生の1人である．麻酔の薬理や生理に精通しているだけでなく，自らアウェイク挿管を実践しレジデント教育にあたられた
＊参考 http://www.youtube.com/watch?v=bDRTzmuwMnQ

酔科の教師陣の層が厚いことと，重篤な合併症をもつ症例が集まっているという2点であろう．

　MGHは伝統的にレジデントの教育が最重要課題であるとの考えが根付いており，アテンディングは皆教える気満々である．それぞれに得意分野をもつ彼らからは学ぶことがたくさんある．日本にいたときに教科書で名前を見るだけであった先生方が麻酔中一対一で私の横に立ち，そのトピックのことをディスカッションする毎日はまさに夢のようである．

　また，1人の研修医に1人のメンターが付き勉強の進み具合や研修の問題点，さらには生活や家族のことなどを随時相談にのってもらえる．どんな症例でも臆することなく麻酔できる麻酔科医になること，そして専門医試験の合格．この目標に向けてプログラムがきめ細やかな配慮をしてい

るのがそこかしこで感じ取れる.

　そのうえ MGH は豊富な症例数を誇り世界中から患者さんがやってくるため，今までに遭遇したことのないような症例（例えば，心室駆出率 EF が 15％しかなく，心移植のウェイティングリストに載っているような患者さんの非心臓手術など）に毎週のように出会い，非常に勉強になる.

　不幸にも 1 例，（麻酔が理由ではなく）患者さんが術中に亡くなったことがあったが，そのときには医局の主要な先生方が各方面から支えてくださった．麻酔記録をともにレビューし，原因と結果，そしてその経過を詳しく何人もと検討しただけでなく，私の精神面にまで細かい配慮が施され，いざという時に組織として起動する万全のサポート体制の凄みを感じた.

　すべての面で，苦労してレジデンシーに入った甲斐があったと喜びを感じている毎日である.

歩み続ける理由

　これまでの米国生活 7 年間で一番の悲しい出来事は，愛する者たちとの別離である．病身をおして玄関の椅子まで出て座り，最後まで見送ってくれた祖母．冬のさなかに私たちの車が見えなくなるまで門の外に立ち，伯母に脇を支えられながら手を振り見送ってくれた伯父．なきがらの写真となって送られてきた愛犬．お互いに，これが今生の別れになるだろうと分かっている上での最後のさようならは，辛く苦しく心につきささる.

　次々に訪れる悲しみに耐えながら，この地ボストンに留まり歩み続ける理由はただひとつ，自分の人生における果たすべき使命を今ここに感じているからだと思う．素晴らしい指導者との出会い，そしてそこに集う仲間たちに支えられている今．世界中のどこにいても，淡々と自分に与えられた道をひたすら誠実に歩いていく.

　この拙い私の経験が，これから進まれる方々の何らかの役に立つことができたなら，これに勝る喜びはない.

┌─【留学先の情報】──────────────────────┐

Massachusetts General Hospital, Department of Anesthesia, Critical Care and Pain Medicine
Program Director: Keith Baker, MD
Residency Recruitment Coordinator: Patricia Luberto
e-mail: pluberto@partners.org
URL● http://www2.massgeneral.org/anesthesia/education_training_residency/MGH_Anes_Resident_Brochure.pdf

Newton-Wellesley Hospital
Program Director, Transitional Year Internship : Janet (Jodi) C. Larson, MD
Graduate Medical Education Coordinator : Marie Williams
e-mail: mwilliams6@partners.org

└─────────────────────────────────┘

　さいごに，今まですべてにおいて支えてきてくれた両親と子どもたち，そして私にかわって子どもたちを自分の子どものように温かく支援し続けてくださっている方々に深謝する．

2012年5月29日　ボストンにて

[参考文献]

1) <u>Nagasaka Y</u>, Fernandez BO, Garcia-Saura MF, Petersen B, Ichinose F, Bloch KD, Feelisch M, Zapol WM: Brief Periods of NO Inhalation Increase NO Storage Molecules and Protect Against Myocardial Ischemia-Reperfusion Injury. *Anesthesiology* 2008 Oct;109 (4) :675-82. (PMID: 18813047)
2) Feng Y, Zou L, Si R, <u>Nagasaka Y</u>, Chao W: Bone Marrow MyD88 Signaling Modulates Neutrophil Function and Ischemic Myocardial Injury. *Am J Physiol Cell Physiol.* 2010 Oct;299 (4) :C760-9. Epub 2010 Jul

14. (PMID: 20631245) .
3) <u>Nagasaka Y</u>, Buys ES, Spagnolli E, Steinbicker AU, Hayton SR, Rauderwink KM, Brouckaert P, Zapol WM, Bloch KD: Soluble guanylate cyclase α1 is required for the cardioprotective effects of inhaled nitric oxide. *Am J Physiol Heart Circ Physiol*. 2011 Apr;300(4):H1477-83. (PMID: 21257915)
4) Steinbicker AU, Liu H, Jiramongkolchai K, Malhotra R, Choe EY, Busch CJ, Graveline AR, Kao SM, <u>Nagasaka Y</u>, Ichinose F, Buys ES, Brouckaert P, Zapol WM, and Bloch KD. Nitric Oxide Regulates Pulmonary Vascular Smooth Muscle Cell Expression of the Inducible cAMP Early Repressor Gene. *Nitric Oxide: Biology and Chemistry* 2011. (PMID: 21257915)

chapter 8

酒井哲郎

ピッツバーグ大学麻酔科

ピッツバーグ大学麻酔科への招待

September 1996-October1999
Clinical & Research Fellow
Cardiovascular Surgery, Toronto General Hospital, Canada
November 1999-June 2001
Visiting Instructor
Cardiothoracic Surgery, University of Pittsburgh Medical Center
July 2001-June 2005
Resident
Anesthesiology, University of Pittsburgh Medical Center
July 2005-present
Faculty Member
Anesthesiology, University of Pittsburgh Medical Center
October 2010-present
Associate Professor
Anesthesiology, University of Pittsburgh School of Medicine

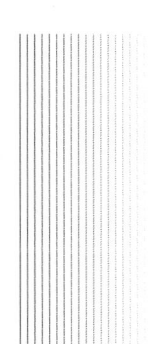

要旨………

　1989年，天理よろづ相談所病院ジュニアレジデント，同シニアレジデント修了後，トロントで3年間心臓外科研修を行った．ピッツバーグ大学病院（UPMC）心肺移植外科客員講師を勤めた後，同大学で麻酔科レジデンシーに入った．卒後16年目の2005年に研修完了．以後麻酔科指導医としてUPMCに勤務．現在はレジデントリサーチローテーション主任として教育にも深く携わっている．

2000年発刊のこのシリーズでピッツバーク大学病院（University of Pittsburgh Medical Center：以下UPMC）で心臓肺移植外科臨床を始めたところまでは詳述したが，その後すぐに母校教授から帰国招集を受けた．
　その際に感じた日本の医局講座制への拒絶反応と，妻の意向，3人の子供の将来を考えて米国に残ることを決めた．このような場合に備えてH-1Bビザで入国はしてある（入国前にコネチカット州でUSMLE Step 3は受けておいた）．さて問題は心臓外科をどのように続けていくか．正式の資格をもつことの重要性は嫌と言うほど体験していたため，レジデンシーに入るしかない．
　UPMC心臓外科主任教授（当時）のDr. Bartley Griffithに相談すると，UPMCの一般外科は非常な難関とのこと．「もし外科レジデンシーに入るとして卒業の際にはお前はいくつになる？」と聞かれて自分の年に7年足して（一般外科5年，胸部外科2年）「45歳でしょうか」と答えると，一度視線を落としてから彼は真っ直ぐこちらを見てこういった．"Ted, who do you think would hire a 45 year-old newly grad surgeon?"
　人生の恩人のひとりからの非常に率直な言葉には今でも本当に感謝している．翌日，UPMC放射線治療科の新井先生に事の次第を話したところ，あっさり「心臓外科にこだわるのを止めたらいいんじゃないですか」と言う．ついでに「麻酔科はいいですよ」とも．憑き物が落ちたとしか言いようがないが，翌日にはGriffith先生の部屋に行って，麻酔科に転向する旨伝えていた．彼は結構長い間絶句していたが，おもむろに電話を取り上げ当時の麻酔科主任教授に連絡し，私のために面接の時間を取り付けてくれた．
　数日後，その麻酔科主任教授に会った後，当時のレジデンシープログラムディレクターの面接を受けた．マッチ外ですんなり決まることを内心期待したのだが，正式なレジデンシー申請手続きをするように言われただけだった．2000年11月初頭の快晴の日，近くのスターバックスで今後の手続きの煩雑さに思いを馳せて2時間ほど放心状態だった．

心臓外科出身麻酔科研修医の悩み

　それからはや12年．無事にUPMC麻酔科レジデントに潜り込んでそのままUPMCの麻酔科指導医となって7年が経つ．

　米国でFMG（Foreign Medical Graduates）外科医の麻酔科転向はよく聞くことだ．それぞれの事情があってのことだが，私にとっては当初あまり話題にしたくないことだった．あれだけ日夜必死に身につけようとした技術であり知識であったから，敵前逃亡だと見られないかということまで気にしたこともある．

　前歴を他人に明かさねばならなくなったときには瞬間に自分の傷口から血が滲んでくるような感じもした．学生時代の失恋と同じで，いい思い出でした，と語れるためには傷も治癒している必要があるのかもしれない．

　そのような加減で，麻酔科レジデント修了時に心臓外科麻酔をどうしても専攻する気にはなれなかった．そんな心の傷も完治したのは麻酔科指導医になってからだろうか．俄然麻酔科指導医としての生活が面白くなったためだ．

　今では外科医というものに対しては未練ではなく敬意を抱くのみだ．長時間の手術でがんばっている外科レジデントやFMG外科フェローをみると「よーやってるやんけ．長い道のりやけどがんばれや！」と思わず背中を叩いてしまうこの頃だ．

　唯一不自由なのは，かつての訓練で身につけた（身につけねばやっていけなかった？）仕事の上でのドライブを取り去ることができず，周囲と歩調が合わないときがあることだ．勤務時間が週60時間以上を超えると音を上げだす米国麻酔科同僚や，週末には研究活動を全休してしまう麻酔科レジデントを理解することから始めなければならなかった．

「良から優になるため」に鋭意努力中

麻酔の魅力

では元心臓外科医をも夢中にさせる麻酔の魅力とはなにか．かつて Science 誌に特集された科学の世界の 10 の謎のひとつが麻酔の機序だったのは周知の通りだ．

外科の歴史で最も重要な 2 つの発見は消毒と麻酔である．最重要でかつ謎多き分野に日常当たり前に携われる特権が麻酔科医にある．外傷あるいは手術という名のもとでの外科医の襲侵行為に対して，人間のもつ恒常性をありとあらゆる手段で保持・回復させるのが麻酔科医の使命だ．

もう一つ，WHO（World Health Organization）の提唱する 5 番目のバイタルサインである"痛み"に対する答えを出す責任と出せる可能性があるのは麻酔科医だ．これが麻酔科の魅力であり，麻酔科医である醍醐味だと信じている．

凡人に必要な教育システム

自己と自国を知ることは大切である．なかでも異国での体験は日本の長所と短所を知る一番確実な方法だ．異国の中でも特に米国は教師としても反面教師としても最高だ．だから一般的に米国での各種学習および研修には大きな意味があると思う．中学時代から必死で学んできた英語が使える点もありがたい．

医学の場合，いったん米国の医療に触れれば，目的達成のためには良いシステムを構築することの重要性に気が付くはずだ．米国の長所としては，卒後医学教育に関して必要なシステムを営々と積み上げ，それを改良し続けていることだ．

その点日本は，麻酔科教育に関しても，医学部生および研修医に対しての全国レベルでの教育システムを確立できず，いまだに"いきなりの実地

体験—見て盗め"式職人技伝授法がまかり通っているのではなかろうか．

　断っておくが，天才麻酔科医はむしろ日本に多いのではないかと思う．例えば東京の市中病院で働く麻酔科医の友人に，患者入室後30分間で，導入，動脈ライン，中心静脈ライン設置を単独で終えて心臓外科医に皮膚切開をさせられる"達人"がいる（自分の麻酔手技全般を固定ビデオカメラで毎日映しては再生して，無駄な時間を全部削ぎ落としていった結果だと話してくれた）．

　天才には教育システムは不要だという例なのだが，米国の医学教育システムの凄みは，全員が凡人であるという前提のもとに全員を一定期間に周術期医療のコンサルタント業務に耐える指導医のレベルに引上げるかなり確実な方法であることだ．日米の現在最大の差異は20年前と相変わらずの，この卒後医学教育システムにあると思う．

米国留学の効用

　今まで，多くの留学事例を直接そして間接的に見聞きしてきた．僭越至極の誇りは免れないだろうが，一般に個人の米国医学留学の効用に関して評価をつけさせてもらうならば，留学で卒後教育システムの有効性を身をもって体験し医師としての個人的能力が上がれば"良"．さらに学んだシステムを一病院で構築する機会をもてれば"優"．もし，身につけたシステム学をもって，複数の施設において後進の医学教育のために貢献できれば"秀"ではないか，と思う．

　その意味でUPMCでICUフェローを修了された東京ベイ浦安市川医療センター長の藤谷茂樹先生の帰国後の活躍は"秀"逸であり，個人的にも非常に刺激を受けている．ちなみにお前はどうかと言われれば，良から優になるために鋭意努力中，といったところだろうか．

米国で麻酔科指導医として生きる

自由と責任

　さて，私は米国移住を一義にしていたため，研修後は米国で麻酔科指導医になることを選択した．これがなかなか日々充実しているのだ．来年には50歳になるのに，明日がくるのが楽しみで眠りに就けるのは単に自分が生来おめでたい人間なだけではなさそうだ．ではその面白さとはなにかと問われれば，自由とそれに伴う責任を果たす醍醐味，と答える．

　同僚への頓着なく自分の研究および教育（もちろん同僚上司との良好な人間関係は当然必要だが）に専念でき，自己の興味と可能性を存分に追求できる．日本のように限られた席を争って隣の同僚と鎬を削る必要がないから，余計な干渉も受けず他人を気にする必要もない．しかも米国では席

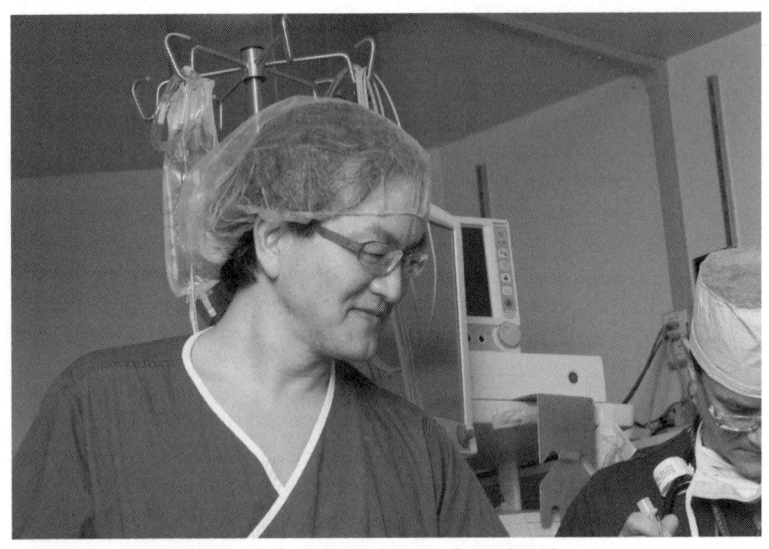

▲手術室での新人研修指導はすべての麻酔科指導医の大きな責務だ

がなければ自分で作ってしまえばよいだけだ．

　経済的には現在米国の麻酔科医の収入は外科医についで医療専門科群の中では第二位に位置する（全米平均30万ドル超）．さらに外科医と違ってグループ診療かつコンサルテーション科（顧客は患者のみならず外科医たちでもある）であるため，オフィスが不要で（慢性疼痛科は例外）オーバーヘッドも少ない利点もある．

　グループにもよるだろうが，勤務時間は月極めで1カ月前には決定されるため，勤務外の活動（家族との時間，社交）は十分に計画できかつ急な予定変更もない．現在自分の属しているUPMCの腹部臓器移植外科麻酔チームは総勢9人いるが，12時間交代制にしているため連続勤務時間が12時間を超えることはない．夜勤（7PM～7AM）のあとは1日休みが入る．

　年をとっても夜勤のない契約にできる．多少の減給にはなるが，そのおかげで70歳近くの同僚も手術室で元気に働いている．あるいはパートタイムでの麻酔科医契約を結んでもよい．ジャズトロンボーンの練習のため，最近パートタイムを選択した同僚もいる．臨床上も自分の受け持ちの手術室（2～3手術室が各指導医に毎日割り当てられる）に専念すればよい．

　マネジメントは各指導医の自己裁量自己責任だ．助力がほしければ同僚に声をかける．お互い米国麻酔科専門医試験を通っているから，医療レベルは基本的に均質であり症例の受け継ぎも安心してできる．

　もちろん各麻酔科指導医の臨床マネジメントは第三者によって評価を受ける．術中術後の異常な出来事（再挿管，低血圧，低酸素，術後の患者の苦情に至るまでのあらゆる種類の"事故"）はQuality Improvement (QI)委員会に報告される．自己申告が原則だがレジデント，CRNA（Certified registered nurse anesthetist: 米国麻酔看護師），看護師，あるいは専任QI看護師からの報告は同等の重みをもって記録される．

　各事例はQI委員会のメンバーの間で詳細に評価される．レベル3（標準的麻酔ケアに達していないための事故）と判定された場合は，その旨州医療局に記録が提出され当該麻酔科医の記録として残される．

自ら選んだ道なのだから

　米国で指導医として生きている日本人医師は麻酔科を含めて決して少数ではない．本当に心強く感じる．われわれ家族は1996年に離日後，北米生活も16年目に入った．

　移住は連れ合いの了解があって初めて可能なことである．京都出身の妻にとっては米国永住は念願であったらしい．言語の不自由さを補って余りある米国の"風通しの良さ"を手放したくないという．もちろん老後の心配はあるようだが．

　子どもたちにとってはどうか．物心つくや否やに連れてきてしまったため，今では3人の子どもは中身は立派な日系米国人様になった．生後6カ月だった次女は高校1年生を修了する．

　全員価値観は親のものを引き継いで十分日本的だが，それでも日本は彼らにとっては時々訪れる異国と映るようだ．おぼつかない日本語もその意識に拍車をかけるのであろう．もっとも，高校での歴史の課題論文で長女長男ともに第二次世界大戦中の米国での日系人収容所をテーマにしたのは日本人たるゆえかと思わせた．さらに長女は時の米国政権に対する弾劾調の論文を書いたのに対して，次子である長男は収容所体験がその後の日系人の米国社会への適応性を高めた，と論じたのは面白かった．離日時に3歳だった長女と1歳で日本の記憶のまったくない長男の違いが出たのかもしれない．

　日本に残してきた両親はどうか．6年前の，この原稿を書いている5月20日に77歳で癌で亡くなった父は，不肖の息子に一度として「日本に帰ってこい」と言わなかった．そのこともあって，当時の上司とはいえ赤の他人にその言葉を発せられたことが余計に日本の医局講座制に反発を覚えてしまった理由かもしれない．ともあれ，父は抗癌剤治療中の病床で，帰国して一晩付き添った私に，『故郷の廃家』（饗庭孝男著，新潮社）という本を自分の書斎から探し出して読むようにと言った．まさかこれが父から私への最後の言葉になるとは思わなかったが，この自伝は，田舎を捨てて東京で大学教授となった著者が廃屋と化した生家を訪れて過去に思いを

馳せる, というものだった.

　父の真意が一体どこにあったのかはいずれ天国ででも聞いてみたいが, 現時点では,「覚悟をせよ」と言いたかったのだと解釈している. 人生で選択の自由のあったことに感謝をしつつ, 自らが選んだ道なのだからすべての結果を引き受ける覚悟をして一生懸命に生きてゆけ, と言いたかったのだと信じている.

正教授昇進を当座の目標に

　個人的には麻酔科医としてのスタートが同僚に 12 年ほど遅れている. 先日 Association of University Anesthesiologists（AUA: 米国麻酔科学会）年次総会会期中のホテルのバーで, UPMC 麻酔科主任教授の Dr. John P. Williams（われわれは親しみを込めて"JPW"と彼を呼ぶが）と 2 人で飲んだ際,「この年でまだこんな状態です」と思わず愚痴ってしまった.

　彼からは「お前の積んできた経験を生かせ」と励まされたが, 改めて自分が研究教育の方面に進んだのも 1 つには 10 年前に主任教授就任演説で「UPMC 麻酔科を全米で最高のものにする」と宣言した JPW の言葉に感銘を受けて, その目標を達するため自分には何ができるかと必死に考えた結果だったことを思い出した.

　遅れを気にする時間は無駄だ. それよりも常人の 3 倍の速さで仕事をすれば 12 年の差は 4 年に縮む可能性があることを信じたほうが生産的だ. さらに目標達成の方法論についても再考せねばならない.

　フィールズ賞を 1954 年に日本人として初めて受賞した小平邦彦はかつて,「すべては論文をして語らしめる. 我黙す」といったそうだが, これは小平次元, 小平消滅定理, 小平・スペンサー理論に名を残す天才小平にして初めて可能なことだ. 凡夫である自分は, 学会発表・論文発表のみならず, UPMC での活動を知ってもらうために積極的に学会の中で visibility を高める努力をせねばならない.

　そのためには AUA の会員になること, さらに仕事をしやすくするため

にも Full professor（正教授）に昇進することが当座の目標になる（米国での昇進システムに関しては後述する）．本年からリサーチコミティーのメンバーになった Society for Education in Anesthesia でも発言をしてゆきたい．

　それにしても各種米国麻酔科学会のなかでプリゼンスを非常に若くして確立する人が多いことに驚く．これは手術経験症例および施設長としての年数が重要視される日米の外科学会では例外的なことだ．

UPMC 麻酔科レジデントになるには

望ましいレジデント像

　以降，麻酔科レジデンシーに関して詳述してゆくつもりだが，まず最初に指導医から見た望ましいレジデント像・あるいは優秀と目されているレジデントの特性を書いてみたい．それらは，①明るく前向き，②堅実確実な仕事ぶり，高い責任感，③欠かさぬ指導医への報連相（報告・連絡・相談），④レジデント教育委員会，レジデントインタビュー等の麻酔科活動に積極的参加，⑤臨床研究に初年度から積極的参加，⑥平均以上のテスト成績，⑦目立つことを厭わぬ勇気，だ．

　恐ろしいもので，レジデントに関しての評価は指導医の間ではかなりの頻度で情報が行き交うものだ．もちろんレジデントの間でもわれわれ指導医の情報もそれ以上の密度で交換されているだろうが．

　ともかく，できると目されたレジデントには，概してより多くの課外活動での責任，リーダーシップ的役割が割り当てられるから，その方面でも伸びが速い．

UPMC 麻酔科について

　UPMC は人口 31 万人のピッツバーグ市のみならず，ペンシルベニア州西部（人口 250 万人）の基幹病院である．UPMC は積極的な合併の結

果,現在では20の病院群からなる.麻酔科は10の基点病院に合計216人の麻酔科指導医および416人のCRNAを有する全米最大規模の麻酔科である.

2011年度には,18万5000件の麻酔——1万1374件の産科麻酔,2万267件の局所麻酔,340例の臓器移植(肺移植126件,肝臓移植125件,心臓移植56件)——を担当し,さらに慢性疼痛外来件数は4万3580回に達した.研究面では現在NIH(National Institutes of Health:米国国立衛生研究所)の麻酔関連研究予算獲得額では全米第四位である.

ACGME(Accreditation Council for Graduate Medical Education:卒後医学研修認定委員会)の最初の認定を受けたのが1962年.近年は2回連続(2006,2012年)でともに最上限の5年間の一括認定を受けている.ACGMEからの変更事項要請もゼロ.1991年から現時点まで麻酔科医認定試験(記述部門)の平均初回合格率は95%.

レジデントの教育臨床経験は麻酔科の最重要項目に置かれている.レジデントのレクチャー出席率は百パーセントを確保されており,単純な労働力としてレジデントを使うことは全トレーニングサイトで厳禁されている.2011年度においてはレジデントは1クラス20人(合計60人),初年度研修医(CBY: Clinical base year)は12人,残りの8人はPGY-2(Post graduate year 2)から合流となっている.FMG(Foreign Medical Graduates)は平均でクラスに1~2人いる.

レジデント選考過程

通年1000人を超えるERAS(The Electronic Residency Application Service)の申請を受ける.インタビュー招待に関して,絶対除外はUSMLE Step1の低得点,医学部コースでの不合格歴,Dean's letter内のネガティブな記述の3点(例外的にピッツバーグ大学医学部卒業予定者はすべてインタビューに招かれる).

ちなみに 2011 年度は 154 人がインタビューに招待され，1 日 10 人，15 日間にわたってインタビューが 11 月〜 1 月にかけて行われた．インタビュー前日にはレジデント主催の夕食会が毎回催される．後述する選考会議では，この夕食会でのレジデントの受けた候補者への印象も討議される．

　さてインタビュー当日には，午前中に院内ツアーと主任教授，レジデンシープログラムディレクターからのプログラムの紹介．昼食後に，5 〜 6 人の指導医に 1 人 10 分程度の面接を受ける．このうち 3 人は正副プログラムディレクターと選考委員長からなり，全候補者のインタビューを行い，あとの 2 〜 3 人はレジデント教育委員会の中から都合のつく指導医が執り行う．各インタビュアーは独立して各候補者の評価を行い報告書を作成する．

　さてこの場で候補者として一番大切なのは，なぜ麻酔科なのか，なぜこのプログラムなのか，ということを十分考え抜いてからインタビューに臨むことだ．もちろん PS（personal statement: 自己推薦状）にはなぜ麻酔科を選択するのかという理由は詳述されているはず．各インタビュアーも前夜にすべての申請書に目を通しているであろうけれども，大概の最初の質問はこのあたりから始まる．

　この際絶対に避けなければならないのは，消極的選択を匂わせること（自分のことを考えると冷や汗が出るが）．「外科医になろうと思っていたのだが，体力的にしんどいので麻酔科に」は一言でさようなら，だ．日本で遅れている産科麻酔を是非学びたい，との熱意を語った候補者がいたが，彼我の差を強調して米国に訓練にくる意味を将来設計とともに語れる日本からの候補者は強いと思う．

　ランキング会議はインタビューシーズンの前半と後半の 2 回に分けて，レジデント教育委員会全員およびレジデント有志を含め，約 30 〜 40 人で行う．1 人ひとりの候補者の写真が正面に映されて，それぞれに関して講評がなされていく．参加者全員にはインタビュアーによって作成された報告書のコピーが手渡されている．

まず，それぞれのインタビュアーが簡単に総合評価を開陳する．レジデント有志からは，インタビュー前日の夕食会での候補者の振る舞いやインタビュー当日の候補者の対人能力，会話能力に対して鋭い指摘が飛ぶ．レジデンシー事務局員からも，インタビュー当日の候補者から受けた印象やエピソードが飛び出してくる．5〜6分で意見が出尽くしたあたりで，各出席者が9段階評価を記入し，その評価はのちに集計されて最終ランキングに反映される．

　ともあれ，指導医は前夜にERASをレビューして準備万端でインタビューに臨む．あとは候補者本人の印象がその予想を上回るかあるいは下回るか，だ．インタビューで指導医が判断することの1つは，果たして自分はこの候補者と2年後夜間麻酔当直をしたいと思うか，ということだ．指導医たちは，候補者の明るくやる気に満ちたエネルギーを感じたくてインタビューの午後の時間を過ごしていることを覚えておいてほしい．

FMGレジデントが成功するための要素

　さて私見ながら，日本人も含めてFMGに関しては特に以下の事項が興味をもたれる部分であろう．①コミュニケーション力，②英語圏での臨床実習経験とその際の英語圏の臨床医からの紹介状（麻酔科医である必要はない），③にっこり笑顔の写真，④USMLEでの高得点，⑤医学部での成績以外の特色（研究業績，ボランティア，資格，スポーツ趣味での賞）．

　①②は最重要である．というのも初日から病棟で英語を使って，英語圏の医学部生に混じってのインターンシップを期待されるから．引っ込みがちで大人しいタイプは本当の人柄をわかってもらう機会もなく低い評価をされてしまう．

　かつて，有能でリサーチ業績もある中国出身のレジデントがいたが，初年度および後々にいたるまで，英語の発音が聞き取りにくい，ということが主因でなかなか正当な評価を受けられなかった．残念ながら自尊心の非常に強い人だったため，わからないほうがおかしい，という感じで英語の発音を磨くことはなかった．英語の発音は身体技能であり，個人差はあれ

練習すれば過去の自分よりは必ず上達する．私も今日まで，毎日の通勤中にAudio digest（米国麻酔科指導医たちの口演集）でのSimultaneous utteringは欠かしていない．これは耳と口が同時に鍛えられ，かつ麻酔の知識もつき，さらにはプレゼンテーションにも役に立つのだから最高の英語練習方法だといえる．

　ともあれ面接中は，相手の目をみて一生懸命に自分の言いたいことをなんとしても伝えるんだ，という気合を絶対に失ってはだめだ．一日無理やりにでも明るく振舞おう．おそらくインタビュー終了時にはパフォーマンス後のバイオリニストの如く精魂尽き果てることになるだろうが，それでやっと合格範囲内だ．

　⑤に関しては，研究業績が最高の売りになる．研究歴と研究意欲のある候補者は稀少価値をもつ．自分の武器を自覚して自信をもって売り込んでほしい．NIHからのレジデント教育グラント（T32グラント）は全米でUPMCを含めて12のプログラムがもっている．日本人でもし米国永住権があるなら，T32希望，と自分の実績をもって訴えるのは非常に有効だ．なぜなら，米国医学生にそのような研究志向の人間は非常に少なく，T32をもつプログラムは血眼になってその候補を探しているのだから．

　T32とは2年間の研究フェローシップである．通常麻酔科レジデンシー修了後に行われるが，レジデンシーの開始前に行うこともできる．

　参考までにUPMC麻酔科の2011年度の実績を以下に示す．ちなみに来年度から，マッチ外での契約は全面的に禁止される模様だ．

　　　1085 Total applications received
　　　　－ 551 US medial graduates（AMG）
　　　　－ 380 International medical graduates（IMG）
　　　　－ 154 Doctor of osteopathy（DO）
　　　172 Invitations to interviewed
　　　154 Interviewed
　　　　－ 140 AMG（9 Pitt students interviewed）
　　　　－ 11 DO

− 3 IMG
　We ranked a total of 137

学年ごとの研修内容と到達目標

　PGY-2 から PGY-4 にいたる年間教育プログラムは以下の通りである．

　PGY-2 はイントロプログラムと称して，全員が 3 週間にわたって同一の教育講座を受ける．目標は① 1 カ月目に全国規模で行われるテストでの高い平均得点，② 4 週目からの麻酔科トレーニングでのひとり立ち，である．4 週目以後は各人が各サイトに散って臨床トレーニングを受ける．週に 1 回の全員講義，Grand rounds，PBLD（Problem-based learning discussion）には他のクラスと同様，百パーセントの参加が義務付けられている．臨床上の到達目標は一般的なケースを安全に行えること．

　PGY-3 は主に ICU を含め専門科麻酔を 1 〜 2 カ月ごとに集中して経験する．小児から疼痛科まで経験してほぼ ACGME で要求されている最低限の手技，麻酔件数は PGY-3 の終了時点で 80 〜 90％達成されているようだ．

　各ローテーションの終了時には模擬口頭試験が行われて，卒業後の最大の関門である口頭試問への準備が重ねられる．さらに各専門科ローテーション中に 1 回，テーマを決めて 30 〜 45 分間の講義を行うことも義務づけられている．

　PGY-4 は最終学年．この年の目標は，麻酔科指導医として翌年から独立して麻酔指導ができるようになることである．週 1 回の授業の内容には，コストマネジメント，リーダーシップ，フェローシップ，ファイナンシャルマネジメント，コントラクト等の内容が入ってくる．

　臨床上ではその日の主任麻酔科医として人員配置やケース配置を手術デスクと連絡を取り合って管理運営する訓練も 1 週間にわたって集中的に受ける．指導医に成り代わって CRNA やジュニアレジデントたちの指導を行うこともあり，卒業後の指導医としての訓練を積んでいく．

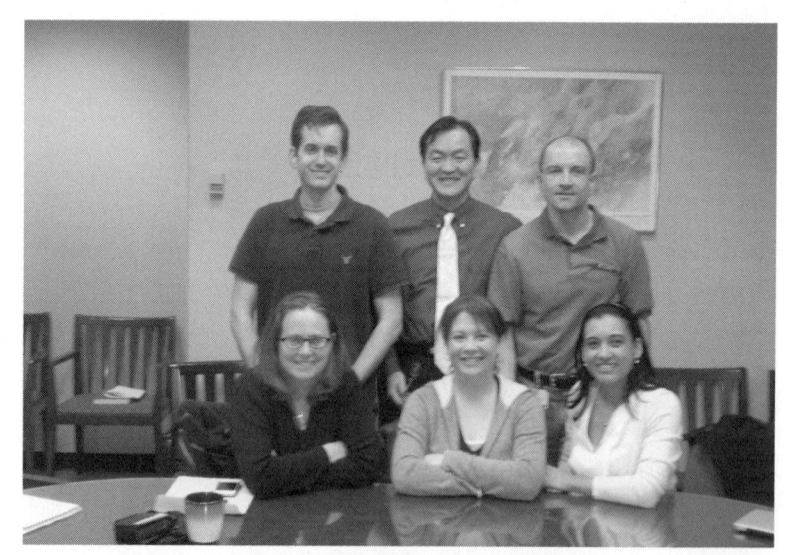

▲ University of Pittsburgh Medical Center 麻酔科レジデンシープログラムでは，最終学年レジデントのリサーチローテーションを担当している．毎週1回のリサーチミーティングでは，各レジデントが互いのプロジェクトに関して丁々発止の討論を繰り広げる

　腹部臓器移植麻酔も1カ月間必須としてトレーニングされる．特にこのローテーションに関しては，初日にUPMCで開発されたシュミレーショントレーニングが行われて第一例目から肝臓移植麻酔管理ができるように準備がなされている．それ以外は各人の希望に合わせてプログラムが組まれる．1～6カ月のリサーチローテーション（UPMCでは現在4割のレジデントがこれを希望する），後述する海外臨床研修も人気が高い．これらのローテーションもすべてACGMEの認定を受けているため，卒業が延長されることはない．

PGY-2

Intro program

- 3 days in simulator with faculty
- Lectures

- Hands on simulation of daily routine
- 21 days with constant attending and senior resident supervision in OR
- Daily 4PM lectures

Clinical experience
- Wide variety of cases
- Wide variety of acuity
- Multiple sites
- Early progressive responsibility
- Will begin some subspecialty rotations in latter half of year

PGY-3

Subspecialty rotations
- Chronic pain medicine (1 month)
- Critical care medicine (2 months)
- Neurosurgical (2 months)
- Regional (1 month)
- Obstetric (2 months)
- PACU/Acute pain (2 weeks each)
- Acute pain medicine (1 month)
- Cardiac (2 months)
- Pediatric (3 months)
- Thoracic (1 month)

PGY-4

Clinical experience
- PGY-4 year tailored to personal goals
- Liver transplantation anesthesia (1 month)
- Clinical administrative experience
- Research (elective: up to 6 months)
- Overseas opportunities (elective)

CBY 麻酔一貫 4 年制プログラム

　近年増えてきたのは PGY-1 からの麻酔科との併合プログラムである．つまり，レジデンシーのトラックには 4 年制（卒後教育を 1 箇所の施設で行う）と従来の 3 年制（CBY は他の施設で行い，PGY-2 から麻酔科レジデンシーを行う施設に移る）が並存することになる．

　UPMC での CBY トレーニングは以下の如くで，2 カ月の麻酔関連のローテーションが準備され，さらに麻酔科副レジデンシーディレクターの主導でプログラムが構成されているため，PGY-2 へのよりスムーズな移行が可能．中にはリサーチを麻酔科指導医と開始する猛者も出てくる．

Clinical base year
- PGY-1 program administrated completely by anesthesiology department
- Separate from other PGY-1 programs at Pitt
- Focused rotations relevant to anesthesiology
- Early experience to tertiary care patients
- Invited to attend all departmental lectures and functions
- Networking with faculty and residents in multiple departments

Clinical rotations
- Acute pain（1 month）
- Anesthesia（1 month）
- Cardiology（1 month）
- CCM（2 months）
- Emergency medicine（1 month）
- ENT（1 month）
- Internal medicine（2 months）
- Medicine elective（1 month）
- Pediatrics（1 month）

- Surgery (1 month)

海外研修制度

海外での麻酔経験は PGY-4 で希望者に提供されている．イタリアのパレルモ病院は UPMC の関連病院として，さらにミッションプログラムとして医療後進国での小児外来手術部隊（口唇口蓋裂手術など）の一員としてブータン，ベトナム，コロンビア，ガテマラなどの国で 2 週間活動をしている．

UPMC Palermo
- 2 month PGY-4 rotation (competitive)
- Opened 1999
- Transplant hospital
- European model of perioperative care
- Approved rotation
- English-speaking hospital
- Many Pittsburgh staff rotate there

Mission anesthesia
- PGY-4 rotation (competitive)
- Anesthesiology residency review committee approved rotation
    - No further applications necessary
    - 2-week pediatric rotation in Pittsburgh
    - 2-week overseas experience
    - Sites
        - Bhutan
        - Colombia
        - Guatemala
        - Vietnam

レクチャーシリーズ

　PGY-2 の 3 週間プログラムののち，週 1 回の 1 時間の講義は 3 年間のレジデンシーを通じて行われる．さらに，PBLD 講義，GR も毎週．定期的なシュミレーション教育，口頭試問，記述試験対策も順次行われる．

Class specific lectures
- Lecture & other formats
- Recorded for audiovisual library
  - Accessible online via Navigator
- Mon, Tues, Wed 4PM in classroom

Problem-based learning discussions
- Twice monthly
- Half of all PGY-2 – 4 attend
- Thursdays 3:30p–5p
- Faculty led resident discussion

Keyword sessions
- Primarily in PGY-4 lecture series
- Popular during peds rotation
- Suggestion of residents
- Powerful board prep tool
- Online database available to all residents

WISER (Winter institute for simulation education & research)
- American Society of Anesthesiologists Certified Center
- Full scale human simulation
- Subsidiary of our department

Simulation curriculum
- Difficult airway management（3 years）
- Fiberoptic bronchoscopy（3 years）
- Crisis leadership（3 years）
- Central line course（PGY-1 or PGY-2 year）
- Regional anesthesia ultrasound laboratory（PGY-3 year）
- Liver transplant intro course（PGY-4 year）

Mock oral examinations
- Key to achieving consultant level expertise
- Program supervised by former ABA examiner
  - PGY-2 × 1
  - PGY-3 with each rotation
  - PGY-4 × 2

レジデント教育委員会の役割

　レジデントへの教育はUPMC麻酔科の最重要項目として位置し，延べ58人もの委員がレジデント教育の方向性に関わっている．レジデント教育委員会は4つの小委員会からなる．

　レジデント教育委員会は毎月1回全体での会合をもつ．毎年レジデントのマッチングが発表された4月に慰労会として称してレジデント教育活動全体をレビューする機会をもつ．主催するのは麻酔科主任教授とプログラムディレクターである．さらに各レジデントには3年間を通じて指導医1人がアドバイザーとしてつき，定期的にレジデントの進捗状況を確認，レジデントの個人的な相談の窓口となることを期待される．

　大学病院に勤める全麻酔科指導医にとり，レジデント，医学生教育は必須である．日々臨床麻酔での指導医あるいはレジデントとしての互いのパフォーマンスを無記名で相互評価する（9段階評価と自由記入コメントによる）．教育を受ける側も施す側も双方が真剣に相対することを促される．

Program review committee	主任教授，プログラムディレクターを含めて9人
Curriculum committee	ローテーションディレクターを主体に構成．29人
Recruitment & selection committee	チーフレジデントも含めて9人
Evaluation & competence committee	副チーフレジデントを含めて11人

　指導医として教育評価点数の低い者に対しては，教育主任教授（vice chair of Education）から教育法に関しての個人的な指導がなされる．指導医からの臨床上の高評価は，医学部生にとってよいレジデンシーにマッチするのに必要であり，レジデントにとってはフェローシップおよび求職活動に重要である．

　臨床現場以外でも，指導医によるレクチャーのすべては，受け手であるレジデントから無記名評価される．指導医の教育に対する以上の評価は，教育主任教授の手から麻酔科主任教授にまで連絡される．高評価を受ければ，年末のレジデント卒業式で表彰され，さらにUPMCではボーナスにも反映される．これらすべてが麻酔教育の質の向上のために指導医も研修者である学生やレジデントも互いに努力をするきっかけになる．

レジデント卒業後の進路

多くはフェローシップへ

　現在の多いもの順に，フェローシップ，プライベートプラクティス（"開業" と訳されるが，日本での個人医院開業とはまったく異なり，2～100人の麻酔科医からなる既存の診療グループに属すること），アカデミックプラクティス（大学病院の指導医）の3種類が大勢である．

　フェローシップのインタビューは早いものでPGY-3の12～1月頃から

始まるものもあるが，大概はPGY-4の秋に本格的に始まるようだ．UPMCにはACGMEで認められたすべての種類のフェローシップが存在する．

　前述したNIH T32グラントは残念ながら米国籍あるいは永住権が必須になるが，レジデント修了後2年間80％の研究時間が保証され，指導医のポジションも保証される．そのほかACGMEにいまだ認定されていないフェローシップも用意されている．

ACGME approved
- Cardiac anesthesia
- Critical care medicine
- Obstetric anesthesia
- Pain management
- Pediatric anesthesia

Departmental subspecialty
- Neuroanesthesia
- Orthopedic anesthesia
- Regional anesthesia
- Transplant anesthesia
- Schertz research fellowship
- NIH T-32 fellowship

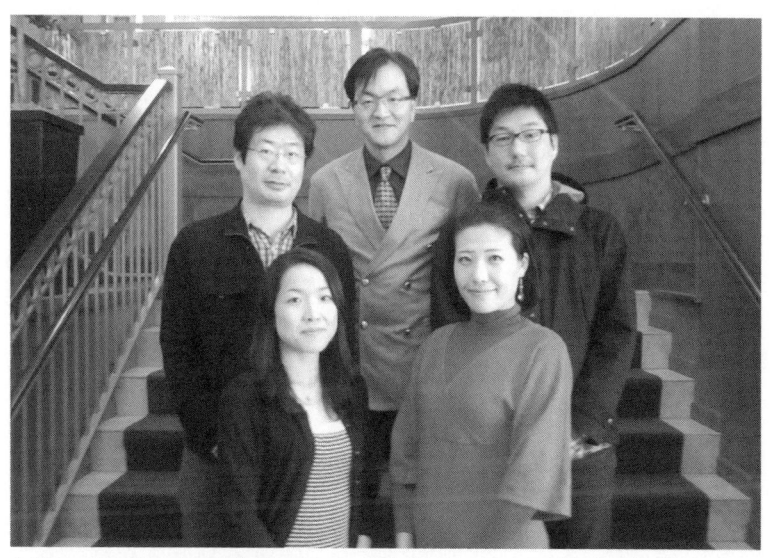

▲ University of Pittsburgh Medical Center 麻酔科には，多くの日本人医師が Simulation Center（WISER）あるいは基礎研究で留学されている

プライベートプラクティスは全国各所に規模もスタイルも各種にわたって存在する．当然収入も大学病院麻酔科指導医に比較すれば20～40%程度高額になる．

アカデミックプラクティスでの昇進基準―正教授への道のり―

レジデンシー修了直後はinstructor（指導医），麻酔科専門医試験合格後［筆記試験（卒業直後）および口頭試験（筆記テスト後，9カ月後もしくは14カ月後）］assistant professorに自動的になる．臨床専任の場合は，clinical assistant professorとなる．

その後は各個人の考え次第だが，associate professor（准教授）への昇進には一般にassistant professor就任5年以後に自薦他薦で，業績（研究および教育）を麻酔科内での昇進考査委員会にかけることになる．了承されれば医学部の昇進委員会にかけられる．医学部の昇進委員会は外部のレビューアー（3～5人）に照会して業績の客観的評価を受ける．それらの情報をもとに大学学長に申請を出す．学長の昇進了承サインを得られて初めて新しいタイトルを使えることとなる．この間通常18カ月から24カ月かかる．

准教授あるいは正教授には通常日本の国公立大学のような定員は存在しないので，極論全員が准教授あるいは正教授に昇進してもおかしくはない（もちろん主任教授は1人だけだ）．ありがたいのはこれらの昇進が，他人の動向にかかわらずすべて個人的な条件のみで決まることである．

論文が皆無でも臨床教育での業績があれば，少なくともUPMCでは研究主体の群と同等の速さで昇進が可能だ（ちなみにジョンズ・ホプキンス大学（Johns Hopkins University）では論文がなければ不可とのこと）．UPMCで医学教育がいかに重要視されているかがこの点からもわかる．

准教授への昇進は各大学によって客観的な基準が決まっているので（たとえば論文15篇以上あるいは教育業績など）自分の業績が基準に達した時点にしかるべき上司（vice chair of faculty developmentなど）に相談すればよい．

問題は正教授への昇進だ．この場合は論文の数もさることながら，「米国内での専門分野での recognition があること」という条項が入ってくる．何をもって「recognition があること」を証明するかは少々明確ではない．面白いことに病院内の職種（chair of department, vice chairs, directors of any professional services）と大学でのアカデミックランクには乖離があるので院内の役職はあまり関係ない（例えば，わが麻酔科講座主任教授に10年前に就任したJPWは2～3年間准教授のままだった）．

　学会での招請口演，他大学からの要請口演，学会での役職，ジャーナルの editorial board membership などがその証左になるであろう．厄介なことに，これらは自分の力のみでは達成困難な分野になってくる．つまり上司，同僚からのサポートが必要だ．そのためにも自分から積極的に己を売り出すことをしなければならないらしい．上司がある学会のメンバーなら「自分もメンバーになりたい」，コミティーのメンバーなら「自分を中に入れてくれ」と訴えなければならないというのだ．

　これは自分の日本人としての美意識に完全に反することだった．小平邦彦のことが本当に羨ましくなる瞬間だ．だが，黙っていては「その気がない」と簡単に判断されるお国柄なのだ——求めよ，されば与えられん．

　このようにして清水の舞台から飛び降りる覚悟をしたあと，さらにもうひとつ厄介なことがある．その求め方も直裁でなければいけないというのだ．「微力ながら，貴殿のコミティーに助力させていただく機会を賜れましたら幸甚に存じます．ご高配のほどよろしくお願い申し上げます」は英語では"I want to be in the committee."と言うのだと先日も vice chair of education に指摘された．

　それってあまりに露骨な猟官行為じゃないのでしょうか，という心理的抵抗に打ち勝って，そのように書き直したメールを送ったら，即日相手から「お前をコミティーのメンバーにした」との連絡があった．2カ月前に，前述の日本語をそのまま直訳した英語のメールには「感謝する．是非これこれに関してのお前の考えを述べてくれ」との返事を返してきた同僚がだ．言葉の包装紙に何重にも包み込まれたメッセージの真意を汲み取るという

日本の伝統芸は米国人には絶対に無理だ，という典型的事例だった．

UPMC 麻酔科を全米で最高のものに

　UPMC 麻酔科は全米でも麻酔科教育システムでは最先端を走っている施設のひとつだろう．現在自分の興味はその実態を客観的に評価して記述することだ．そのようなケースリポートの中から実施可能な部分を応用してくれる施設が出てきて，共により良いシステムを形成，普遍化させていくことができればかなり面白いと思っている．

　UPMC は FMG も例年レジデントに合格させている施設である．レジデンシーの希望があればぜひ連絡してほしい．もちろん CV（curriculum vitae: 履歴書）を添えて．これはと思われる方は是非インタビューに呼ばれるように尽力したい．

　本年度も日本から特級のレジデント候補者の方がなぜかインタビューに呼ばれない，ということで相談を受けた．彼女に無事に UPMC でインタビューを受けていただけたことで助力できたのは非常にうれしかった．

　謝辞：各種レジデント情報を教示してくれた Dr. Shawn Beaman（レジデンシー副ディレクター）に感謝する．

chapter 9

花田諭史

アイオワ大学麻酔科心臓胸部外科麻酔部門

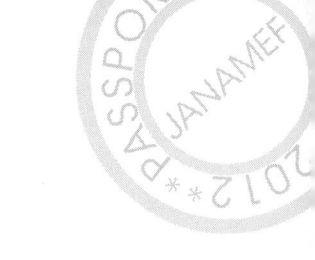

臨床留学を志して, 後悔したことはない

July 2006-June 2007
Transitional Year Internship, Maimonides Medical Center
July 2007-June 2010
Residency in Anesthesiology, Maimonides Medical Center
July 2010-June 2011
Fellowship in Cardiothoracic anesthesia, University of Iowa
July 2011-present
Staff Cardiothoracic Anesthesiology, University of Iowa

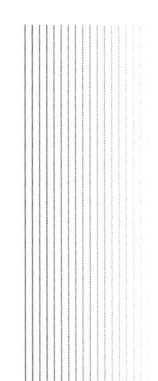

要旨………

　私は 2006 年 6 月に渡米し, ニューヨークはブルックリンのマイモニデス・メディカルセンターにて 1 年間のインターン, および 3 年間の麻酔科レジデンシーを行いました. その後, 2010 年 7 月よりアイオワ大学麻酔科にて 1 年間の心臓胸部麻酔フェローシップを行い, 現在, 引き続き同麻酔科心臓胸部外科麻酔部門にてアテンディング（指導医）として働いています. 厳しくもやりがいのあったアメリカでの臨床研修を回顧してみたいと思います.

アメリカでの臨床留学を目指すきっかけとなったのは，学生時代に手にした一冊の本でした．大学生活も終わりに近づき，そろそろ真剣に将来の進路について考えなければならないと思っていたころのことです．
　その本には，アメリカで臨床留学をした先生方の経験談が集められていました．当時の私には，その本に登場する先生方がとても輝いて見え，私も将来，臨床留学をしたいという強い気持ちをもつようになりました．
　なぜ，私が臨床留学をしたかったのかには，大きく2つの動機がありました．1つは，苦手であった英語を克服し，英語を自由に使いこなし，インターナショナルに活躍できる医師になりたいと思ったこと，そして，もう1つは，日本以外の異文化に直接触れてみたいと思ったことです．
　多くの臨床留学の経験をもつ先生方が，アメリカで何を学びたいのかという具体的な目標をもたないと駄目であるとおっしゃる中，私には医学の分野で特に何を学びたいのかという具体的な目標はなく，臨床留学に憧れる気持ちのほうが先行していました．
　思えば高校時代，漠然と医師になることに憧れて医学部への進学を希望したように，その先に具体的に何があるのかなど知りようもありませんでした．結果的には，臨床留学を目指していく過程において，自分のやりたい専門分野が決まっていきました．

なぜ麻酔科なのか？

　学部卒業後の進路は，大学，民間の施設を問わず，将来アメリカでの臨床留学が可能となる場所に進みたいと考えていました．そこで，当時臨床留学で高い実績のあった帝京大学医学部附属市原病院麻酔科を見学に行きました．主任教授であった故・森田茂穂先生にお会いした際に，将来アメリカへの臨床留学を強く希望している旨を伝えました．
　当時の市原病院麻酔科にはアメリカでの臨床経験をもつ指導医の先生方や，臨床留学を志して集まってきた若手の先生が多く在籍しており，士気が非常に高い医局であり，入局を決意しました．その結果として麻酔科を

私の専門科とすることになったのですが，それ以降，麻酔の魅力に取り付かれていきました．そして，今に至るまで麻酔科を選択したことに後悔はしていません．

　私は現在，心臓麻酔を専門としています．血行動態がダイナミックに変動し，手術室にて心臓外科医とともに足並みを揃えながら働く心臓麻酔の醍醐味を日々楽しみながら，精進する日々です．

マイモニデス・メディカルセンターでの研修

どのようにしてポジションを獲得したのか？

　当時，アメリカでの麻酔科レジデンシーの人気が高く，日本人には狭き門となっていました．日本人がアメリカでの麻酔科レジデンシーのポジションを獲得するには，USMLE（United States Medical Licensing

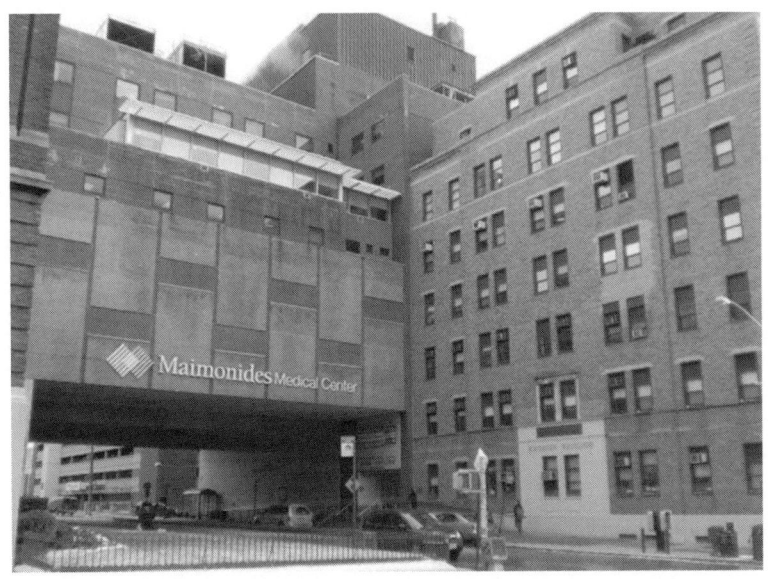

▲ Maimonides Medical Center 外観

Examination）の試験結果が高得点であること，英語が堪能であること，そして，コネクションがあることが重要であると思われます．

　私のUSLMEの点数は低く，また，帰国子女でもない私の英語力では，通常であれば，アメリカのどこのプログラムからも相手にされない状況でした．しかし，森田教授をはじめとする医局の先生方の強い後押しに加え，ニューヨークのマイモニデス・メディカルセンターの麻酔科主任教授であるSteven Konstadt先生のお力添えにより，幸運にも同施設でのインターンシップ，および麻酔科レジデントのポジションを獲得することができました．プレマッチでのオファーでした．

　Konstadt先生は，2011年度の米国心臓血管麻酔学会（Society of Cardiovascular Anesthesiologists: SCA）の理事長も務められ，心臓麻酔の分野でご高名な先生であり，そのような先生のもとで臨床留学できたことは，非常に幸運であったと思っています．

循環系に長けた地区最大の教育基幹病院

　私の研修したマイモニデス・メディカルセンターは，マンハッタンより電車で40分ほど南に下った場所に位置し，ブルックリン地区の中核病院としての役割を担っていました．ブルックリン地区最大の教育基幹病院でもあり，すべての科を合わせると，約400人のレジデント，およびフェローが研修をしています．

　マイモニデス・メディカルセンターは，臨床，研究ともに循環器系に長けた病院でした．当病院で1967年にIntra aortic balloon pump（IABP）の世界初の臨床応用が[1]，また，同年にアメリカ初の心臓移植も行われています．このアメリカ初の心臓移植は，南アフリカで行われた世界初の心臓移植のわずか3日後に行われており，患者は，生後19日の新生児でした[2]．

　マイモニデス・メディカルセンターのベッド数は700床で，年間入院患者数が3万4000人，年間救急外来患者数が9万8000人，年間手術数が1万4000件（うち日帰り手術が7500例），開心術は年間600例

ほどあります．また，お産の数は年間 7000 例とニューヨーク州で一番多い病院です．ベッド数が 700 床の病院でこれだけの数の症例を担うことから，いかに入退院の回転が速く急性期病院としての役割を果たしているかが窺えるかと思います．

電話通訳サービスは 150 言語をカバー

マイモニデス・メディカルセンター はユダヤ教系の病院で，病院周辺には多くのユダヤ人が住んでおり，患者の多くもユダヤ人です．一方で，病院の周辺には，ブルックリンの中華街や，ヒスパニック系の多い地区，ロシア系の多い地区もあります．

人種のるつぼとはこのことで，病院内には，ユダヤ人，中国人をはじめ，ロシア人，メキシコ人，アラブ人など，様々な宗教，人種の患者がいます．そのため，英語を第一言語としない患者も多く，麻酔の同意書を取る際は，通訳を必要とすることも多くあります．通訳を頻繁に必要とする言語は中国語，スペイン語，そして，ロシア語です．

病院内にも様々な人種の医療従事者，スタッフが働いており，病院内のスタッフだけで 70 言語の通訳をカバーしています．すぐに適切な通訳者が見つからないときは，病院と契約している電話通訳サービスを使用して，同意書を作成します．電話通訳サービスでは，実に 150 言語の通訳をカバーしており，直ちに適切な通訳者を 24 時間態勢で電話越しに用意してくれます．私が留学前に日本の病院で働いていたときは，通訳を必要とする患者など経験したことがありませんでしたが，ここマイモニデス・メディカルセンター では，10%前後の患者に通訳を必要としました．

体力勝負のインターンシップ

私は 2006 年の 7 月 1 日から，まず 1 年間のインターン研修を開始しました．インターンとは医学部卒業後の最初の 1 年目のレジデントの総称ですが，私が所属したのは内科や外科などの専属インターンではなく，スーパーローテーションの Transitional year internship というものでし

た．

　このインターンシップをする人の多くは，将来，いわゆるマイナー科を専攻する人たちであり，外科，内科専属のインターンシップに比べるとそのポジション数は少なく，かつ，人気の高いインターンシップでした．

　同期は私を含め10人で，私と同様，翌年度麻酔科に進学する人や，眼科，放射線科，リハビリテーション科に進学する人が在籍していました．私以外のすべてのインターンは，マイモニデス・メディカルセンターでの1年間のインターンシップ修了後は，他の病院に移り，それぞれのレジデンシーを行う予定となっていました．

　研修は各科を4週間ごとにローテーションしていく形式で行われました．私の場合，最初の8週はコニー・アイランド病院（Coney Island Hospital）という，マイモニデス・メディカルセンターからさらに車で30分ほど南にある関連病院での外科研修から始まりました．

　インターンの仕事は，もっぱらカルテ書きや検査のオーダー，アテンディング（指導医）や外科レジデントが手術室にいる間の病棟管理などで，自ら手術室に入って，手洗いをすることはありませんでした．朝の回診は午前6時から始まり，かつ，24時間以上の連続勤務を必要とする当直は週末も含め，例外なく2日おきに入り，時間的な束縛が強く，体力勝負の研修でした．

　8週間の外科研修後は，4週おきに，放射線科，循環器内科，小児科，内科（8週），ER，呼吸器内科，心臓血管外科ICU，内科ICU，休暇，麻酔科とローテーションしていきました．循環器内科，および呼吸器内科は，私が選択して選んだ研修科で，残りのすべての研修科は必須のローテーションとなっていました．休暇は4週間連続で取る必要があり，私は，研修開始から一気に駆け抜けたかったので，休暇を1年間の研修の最後の時期に設定し，それを目標にがんばりました．

　振り返ってみて一番大変であった科は，内科の8週間でした．受け持ち患者を常に11人もち（ニューヨーク州の規定で，12人以上の患者を1人のインターンが同時に受け持つのは違法），入退院は毎日，自分の受

け持ちのだいたい3人が退院し，3人が新患として新たに自分の受け持ちになるといったペースでした．

患者の家族への対応，検査オーダー，検査結果の確認，アテンディングへの連絡はもちろん，入院時の初診用紙（通称 H&P: History and physical examination）の作成などを行う必要がありました．H&P には既往歴，家族歴，生活歴，入院時検査データー等のかなりの記入事項があり，1人の患者の H&P を完成させるのにずいぶん時間がかかっていました．

それに加えて退院サマリーはすべて口述（dictation）で行う必要がありましたが，平日は忙しすぎるので週末にまとめてやっていました．他のアメリカ人インターンと比べ，同じ量の仕事をするにも時間がずいぶんと余計にかかっていました．そのため，平日は当直医に受け持ち患者を申し送りした後，ひとり夜遅くまで病院に残って日中にやり残したカルテ書きをしていました．

密な人間関係を築いた麻酔科レジデンシー

目をひく日帰り入院の多さ

右も左もよく分からない状態で開始した1年間のインターンが何とか無事に修了し，2007年7月1日より晴れて1年目麻酔科レジデントとなりました．マイモニデス・メディカルセンターの麻酔科には各学年10人弱の麻酔科レジデントがおり，3学年合計で26人でした．

この規模の麻酔科研修プログラムはアメリカでは小さいほうで，大きいところでは1つのプログラムに各学年30人程度，合計で100人近い麻酔科レジデントがいます．有名プログラムの多くは大所帯ですが，小さいプログラムにもそれなりのメリットがあり，それはアテンディング，レジデントとの間でより密な人間関係が築けることだと思っています．

施設としては，中央手術室が11室，周産期センターに産婦人科専用の手術室が4室，そして，それとは別の建物に日帰り手術センターがあり，

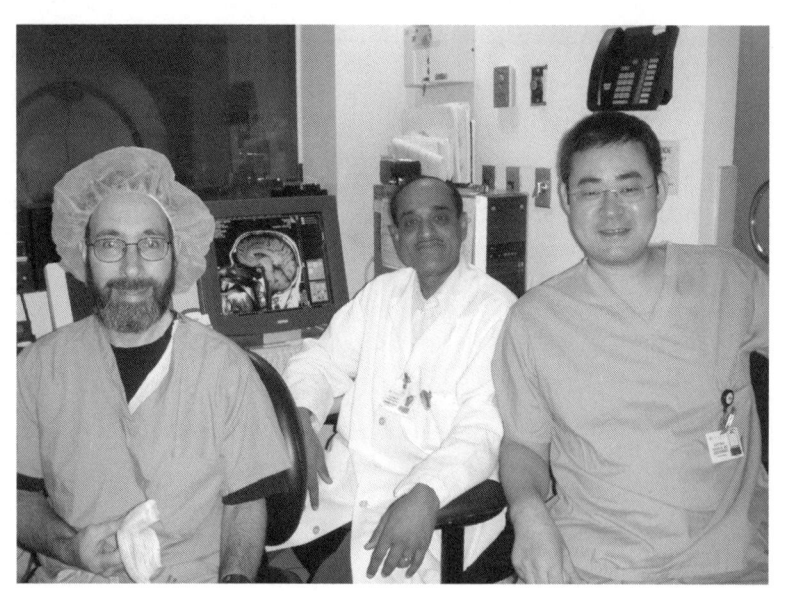

▲ MRI 室での麻酔の一コマ

　そこには日帰り手術専門の手術室が 6 室，内視鏡，気管支鏡，ペインの各種ブロックなどを行う部屋が 5 室ありました．また，中央手術室と日帰り手術室にはそれぞれ 20 人ほど収容可能な PACU（Post anesthesia care unit：リカバリールーム）があり，PACU 専属の看護師が手術直後の患者の様態をモニターしていました．

　麻酔科医は，CT 室，MRI 室や Interventional radiology での麻酔管理も受け持っていました．全症例のおおよそ半分が日帰り手術で，年間麻酔管理症例が 1 万 4000 件に対し，7500 件もの日帰り手術が行われていました．

　麻酔科研修は，一般麻酔，心臓麻酔，小児麻酔，脳神経麻酔，PACU，局部麻酔，ペインクリニック，移植麻酔，産科麻酔，内科 ICU，外科 ICU といった具合に 4 週おきにローテーションしながら研修をしていきました．

　レジデントの始業は朝早く，平日に毎朝行われるレジデント向けの勉強会が午前 6 時 20 分開始であり，レジデントはその勉強会が始まる前ま

160　　I 部……夢実現への第一歩

でに手術室の準備をしておく必要があったため，朝は5時台に病院に到着しなければなりませんでした．

まるでアメリカの医療ドラマの場面

　マイモニデス・メディカルセンターの麻酔科レジデント・プログラムは学年が進むにつれて時間的に余裕がもてるように作られていました．

　1年目レジデントは月に7〜8回の当直，2年目は5〜6回，3年目は3〜4回の当直回数となっていました．また，翌日の患者の術前ラウンドは，翌日の麻酔担当者とは関係なく，前日勤務の麻酔科レジデントに割り当てられるシステムとなっていましたが，学年が上がるにつれて早く帰宅できるシステムになっていました．1年目レジデントが3人の患者を割り当てられるのに対して，2年目は2人，3年目は1人でした．術前患者の対象は，入院中の患者のみで，当日入院の患者は対象ではありません．

　ほとんどの患者が日帰り手術，または当日入院の患者であり，入院患者は全症例のおおよそ2割くらいでした．心臓手術などの大きな手術を受ける患者でも，ほとんどの患者は手術当日の朝に病院を訪れるシステムとなっていました．

　当日入院をさせることで，入院日数を減らし医療費の削減に繋がるとともに，患者自身も手術前夜を住み慣れた場所で過ごすことによって，手術前夜の不安が軽減する働きがあります．

　麻酔科の当直は心臓麻酔当直を2〜3年目のシニアレジデント1人とアテンディング1人の計2人，一般外科麻酔当直を1年目のジュニアレジデント1人とアテンディング1人の計2人，また産科当直をレジデント2人とアテンディング1人の計3人で担当します．

　心臓麻酔および一般外科麻酔当直レジデントはcode pagerというものをもたされ，院内で起きた心肺停止患者および挿管が必要な患者の気道管理を担当します．よくアメリカの医療ドラマの場面で院内放送で流れてくる"Code 3, Anesthesia, Stat"というものです．

当直は24時間シフトで，翌朝の申し送りが終了すれば帰宅できました．レジデントはACGME（Accreditation Council for Graduate Medical Education: 卒後医学研修認定委員会）の規定により，平均して週に80時間以上勤務することは禁止されており，研修中は忙しい毎日でしたが，最低限の休息は取ることができました．

忙しい部署

前述の通り，マイモニデス・メディカルセンターのお産の数は年間7000例とニューヨーク州で一番多く，そのうちの約70％に麻酔科による無痛分娩を行っていました．また，全お産数の約20％が帝王切開を受けるため，年間1500例程度の帝王切開がありました．1日に10件以上の帝王切開がある日もまれではなく，産科麻酔部門はとても忙しい部署でした．

産科当直の麻酔科レジデントとアテンディングは周産期センターの病棟に常に待機しており，分娩の脊椎硬膜外麻酔と帝王切開に対処していました．周産期センターには産科専用の手術室が2部屋あり，24時間態勢で，麻酔器，麻酔薬が準備されており，手術用具も滅菌状態で手術台に常に広げられていました．一方の手術室のみで定時の帝王切開を行い，並列では決して行わず，もう片方の手術室は，緊急帝王切開のために常に準備がされた状態で空けていました．

緊急帝王切開が始まれば，その症例が終了するまでは，いったん定時の帝王切開のオペ出しを止め，さらなる緊急帝王切開に備えていました．分娩室はその手術室を取り囲むように配置され，緊急帝王切開が必要となった患者さんをすぐに手術室に移動できるよう工夫がなされていました．

実際に時計で測ったことはないのですが，麻酔科に緊急帝王切開のコールが入ってから1〜2分以内に患者が手術室に入室し（早いときは，麻酔科が呼ばれたときすでに患者は手術室に入室している），3分以内には消毒が始まり4分以内に執刀，5分以内に胎児が取り上げられるといった感じでした．緊急帝王切開を無事に終了した際は，生まれてきた赤ちゃ

んの命を救うのに大きく貢献できたような満足感がありました．

コメディカルの存在

　日本の病院にはほとんど存在しないと思いますが，麻酔アシスタント技師（Anesthesia technician）という人たちがいて，物品管理，部屋準備，ならびに麻酔導入を手伝ってくれます．日本の病院ならば手術室看護師が麻酔導入を手伝ってくれそうですが，ここではライン取りや挿管の介助などの麻酔導入を看護師は通常手伝いません．また，手術室専属の薬剤部もあり，日中は薬剤師が常駐し，麻薬の管理，薬剤の調合を医師の指示のもとに行ってくれます．

　Nursing assistant（NA）と呼ばれる看護師資格をもたないヘルパーの方々がたくさんおり，患者の移動や，手術室の清掃，薬剤や輸血製剤を手術室へ運んだり，逆に手術室から検体を持ち出すなどしてくれます．アメリカにきて目を見張るもののひとつに，医師，看護師以外の職種の方が多く医療現場に従事していることがあります．いくつかの例を挙げます．

　人工呼吸管理が必要な患者は，呼吸療法士が患者のケアを行ってくれます．criticalな状態で手術室からICUに患者を移動させる際は，呼吸療法士が移動用呼吸器を持って患者移動を手伝ってくれます．麻酔科にはCertified registered nurse anesthetist（CRNA：麻酔看護師）がおり，一般麻酔の症例をこなしてくれます．外科，内科においても，Nurse practitioner（NP）やPhysician assistant（PA）が手術や外来，病棟管理を手伝ってくれます．

　心臓手術に限っていえば，皮膚の縫合，CABGsの際の大伏在静脈の採取などはすべてNP，PAの仕事です．彼ら，彼女らは，大伏在静脈を内視鏡下で採取しています．しかも，そればかり毎日行っているので，手技はかなりうまいです．

　このようなアメリカの体制が良いのか悪いのかはわかりませんが，医師の負担を減らし，かつ医療費の削減に貢献しているのは間違いないかと思われます[3],[4]．

フェローシップ人気のかげに厳しい現実も

麻酔科レジデンシーを卒業

　渡米前は，いつクビになるかと心配しながら開始したアメリカでの研修でしたが，多くの方々に支えられ，2010年6月に無事に麻酔科レジデンシーを卒業することができました．また，卒業に際し，3年間の研修を通して最も評価の高かった卒業生に贈られる Best Resident Award を受賞できました．

　Best Resident Award は，すべてのアテンディングからの投票により，受賞者が決められます．私の学年は自分を含め10人のクラスでしたが，私以外すべてアメリカ人という中での受賞であり，感慨深いものでした．

　日本では，レジデンシーを卒業するという感覚はあまりないかもしれま

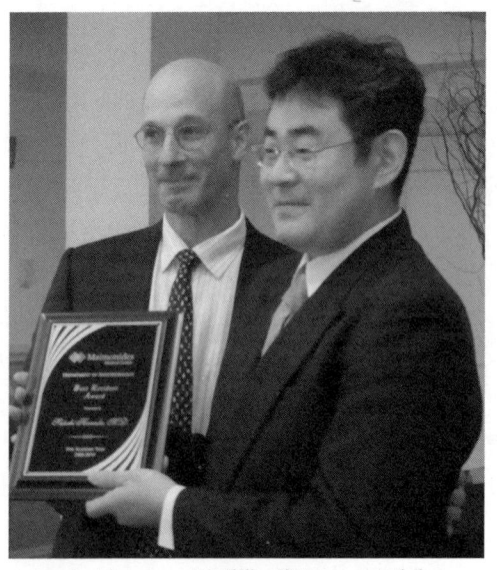

▲ Best Resident Award を受賞．隣は Konstadt 先生

せんが，アメリカではレジデンシーを卒業して一人前の医師として認められます．アテンディングとレジデントの間には，法律上，厳しく線引きがされており，レジデントは独立して麻酔をかけることを許されていません．

待ちに待った卒業に際しては，プログラム主催の graduation party も盛大に行われ，卒業生1人ひとりがそこで表彰され，それぞれの道へと巣立ってゆきます．

卒業後の進路

レジデンシーを卒業した多くは，卒業後すぐに private practice を行うのが主流で，卒業したプログラムに引き続き残る人はほとんどいません．private Practice とは，個々の麻酔グループに所属して市中の民間病院で麻酔をおこなう働き方です．private practice のほうが大学病院で働くよりも給与がよく，また，教育，研究に従事する必要がありません．大学に残りアカデミックポジションで働く人は少数派です．

また，レジデンシー修了後，さらに専門分野の研修を続けるためにフェローシップを行うことも可能です．集中治療医学，小児麻酔，心臓胸部外科麻酔，産科麻酔，臓器移植麻酔，ペイン，局所麻酔などのフェローシップへと進むことができます．ほとんどのフェローシップは1年間の研修となっています．

最近は，これらのフェローシップへの進学を希望する麻酔科レジデントが急増しています．アメリカの長引く不景気，国民皆保険制度の導入を見越した抜本的な医療費の見直しが検討された際，一般麻酔科医の給与の高さが批判の対象になり，一般麻酔科医の給与が減るのではないかという懸念がもたれているからです．

アメリカに存在する麻酔看護師の存在も，一般麻酔科医の地位を脅かす存在となっています[5]．麻酔看護師は麻酔科医監視のもとという名目はあるものの，ひとりで麻酔導入，麻酔管理，そして抜管もします．州によっては完全に麻酔科医と同じ立場で働いている麻酔看護師も存在します．このような背景から，今後，麻酔科医として生き残っていくうえで，専門性

をより高めておいたほうが得策であるという考えをもつレジデントが増えてきているようです．

心臓麻酔科医を目指して

　日本で麻酔科研修医をしていた際，私にとって一番魅力的に見えた分野が心臓手術の麻酔でした．心臓麻酔の手術室では，薬剤を投与するためのシリンジポンプが多数ひしめき合い，肺動脈カテーテルを使用した循環管理が行われ，術中の心機能評価が経食道心エコーにより行われ，心停止時の際には体外循環装置が使われるなど，他のオペ室では通常見かけないものが数多くあり，研修医であった当時から心臓麻酔に関心がありました．

　いつかしっかりと勉強したい分野であると思っていましたが，日本で指導する立場で働くことになった後も，心臓麻酔に携わることはありませんでした．そのため，臨床留学を開始する以前より，アメリカで心臓麻酔の研修をやりたいと強く希望していました．近年，アメリカでは，急激に心臓胸部外科麻酔フェローシップへの人気が高まる中[6]，幸運にもアイオワ大学麻酔科で心臓胸部外科麻酔フェローシップをおこなう機会を得ることができ，ニューヨークでのレジデンシー修了直後より，1年間集中して心臓麻酔の研修をすることができました．

　アイオワ大学でのフェローシップ研修は非常に充実しており，まさしくこの1年間の経験をしたくてアメリカにきたと言っても過言ではありません．このアイオワ大学での心臓胸部外科麻酔フェローシップに関しては，私の前任者であり，私と入れ替わりでアイオワ大学での研修を修了した吉村達也先生が詳しく記述してくれます．（12章を参照）

アメリカで身をもって経験したこと

　ここアメリカにおいての研修は，医学部を卒業するまでずっと日本で教育を受けてきた私にとっては厳しくもとても新鮮な毎日であり，紙面に書き尽くせない多くのことを経験できました．また，ともに汗をかきながら

受けた厳しい研修はアメリカ人の同僚，上司と深い人間関係を築くことのできる絶好の機会であったと思います．

　人種も様々で，皆が違った文化背景をかかえて生活をしています．宗教も人種も異なる者たちが一同に集い，一緒に働いています．互いが互いの違いを認め，尊重し合う場がそこにはありました．

　私は学生時代より，アメリカでの臨床留学を目標にしてきました．このように多くの文化，そして日本との違いに触れることこそが，私が身をもって経験したかったことであると感じています．アメリカでの臨床留学を通して経験した様々な事柄は，私の一生の財産です．

　アメリカでの研修期間を終え，2011年7月からは晴れてアイオワ大学麻酔科心臓胸部外科麻酔部門にてアテンディングとして働き始めました．アテンディングは，医学生，レジデント，フェローを教育，指導する立場にあります．また，行った医療行為の全責任を取る立場にもあります．現在はアテンディングという立場で働くことを通して，レジデント，フェロー研修時代とはまた違った角度から多くの経験を積んでいます．

情報，やる気，あきらめない姿勢

　私は，学生時代，大学の書店にて手にした留学体験記を読んで，臨床留学に触発されました．その私が，今回留学体験記を書くことになろうとは予想だにしませんでした．1998年のことです．

　帰国子女でもなく，英語が大の苦手であった私がアメリカ臨床留学の切符を手にするにはそれなりの努力が必要でした．臨床留学を達成する上で重要なことが3つあると考えています．それは，情報（information）を集め，やる気（motivation）を持ち続け，そして，決してあきらめない姿勢（persistence）で臨むことであると思います．

　麻酔科レジデントのポジションがアメリカ人に人気がある現在，そのポジションの獲得は日本人には狭き門となっており，出願にあたってはUSMLEで高得点を取っておくことが大変重要となっています．このよう

な現況では，一途に麻酔科レジデンシーへの出願に固執するのではなく，比較的容易に入り込める他の専門科や，または麻酔科フェローシップへの出願も同時に考慮するなどのフレキシブルな対応が必要であるかもしれません．

　多くの読者の方々が，将来，臨床留学の切符を手にし，アメリカへと羽ばたいていくことを願っております．

[参考文]
1) Kantrowitz A, Tjonneland S, Freed PS, Phillips SJ, Butner AN, Sherman JL Jr. : Initial clinical experience with intraaortic balloon pumping in cardiogenic shock. *JAMA*. 1968 Jan 8; 203 (2): 113-8.
2) Kantrowitz A. : America's first human heart transplantation: the concept, the planning, and the furor. *ASAIO* J. 1998 Jul-Aug; 44 (4): 244-52.
3) Hooker RS. ; Physician assistants and nurse practitioners: the United States experience. Med J Aust. 2006 Jul 3; 185 (1): 4-7.
4) Hooker RS. : A cost analysis of physician assistants in primary care. *JAAPA*. 2002 Nov; 15 (11): 39-50.
5) Hogan PF, Seifert RF, Moore CS, Simonson BE. : Cost effectiveness analysis of anesthesia providers. *Nurs Econ*. 2010 May-Jun; 28 (3): 159-69.
6) 花田諭史，米国での心臓胸部麻酔フェローシップの現状．*Cardiovascular Anesthesia* Vol. 16 No.1 2012

chapter 10

中村めぐみ

シーダーズサイナイ病院麻酔科

アメリカの麻酔科医となって10年

June 1998-June 1999
Intern
Department of Internal Medicine, Georgetown University Medical Center
July 1999-June 2002
Resident
Department of Anesthesiology, Georgetown University Medical Center
July 2003-present
Staff Anesthesiology
Department of Anesthesiologist, Cedars-Sinai Medical Center

要旨………

　アメリカで臨床研修を終え，早10年．研修前に生まれた長男はもう15歳．人間がひとり育つ間，この国で麻酔を勉強していることになります．

　日本では麻酔科の人員不足や，女性医師の育児引退・産休問題など言われていますが，抱える問題はアメリカもあまりかわりありません．離婚係争中の男性麻酔科医が夜の子守がいないという理由で，彼の当直が3カ月オフになり，残された私たちの当直が急増したり．

　それでも，システムはまわさなければなりません．自分にできることを毎日こつこつ．そう心掛けながら患者さんに接するうちに月日が経ちました．

1988年のジョージタウン大学病院（Georgetown University Medical Center）での内科インターンに始まり，麻酔科レジデントを終え，ロスアンゼルスのシーダーズサイナイ病院（Cedars-Sinai Medical Center）で働きだして10年が経ちます．

　ここは1000床ほどの大きな救急病院で，手術室が約100室，1日の手術数は約300〜400例，救急外来受診数は年間約8万件ほどあります．ユダヤ系の病院で，ビバリーヒルズに位置し，映画俳優などがお忍びで治療を受ける病院としても知られています．

　麻酔科医は約150人いて，大まかに一般麻酔，心臓麻酔，小児麻酔および臓器移植の麻酔，ICUとサブグループに分かれており，それぞれで当直を担当しています．

ストレスの高いアメリカの麻酔科医

アテンディングとしての仕事，当直業務

　レジデントのときは，訓練生ですから他人の責任下で麻酔をしていましたが，それが終わると，自分の責任で麻酔をすることになります．

　医師の仕事は，男女雇用差別や給与差別がなく，女性にとっては比較的平等な職種です．しかし，裏を返せばマッチョなアメリカ人と同等の当直を均しくやらなければなりません．

　病院は街の中心地に位置し，週末，特に金曜，土曜の夜は凄まじいものがあります．酔っぱらいの乱闘，全身刺し傷，gun shot wounds，交通事故による複雑骨折，飛び降り自殺未遂，動脈瘤破裂，膵臓，腎臓移植（週末交通事故が増えると，自ずと臓器提供が増えます）．

　一晩にファーストコールから4thコールまで，4人当直態勢のため，ほぼ毎週1，2回は当直がやってきます．夜中，静まり返った病院で瀕死の患者さんを前に助けたい一心で働きます．それでも時には出血多量，心筋梗塞，不整脈等で亡くなってしまいます．

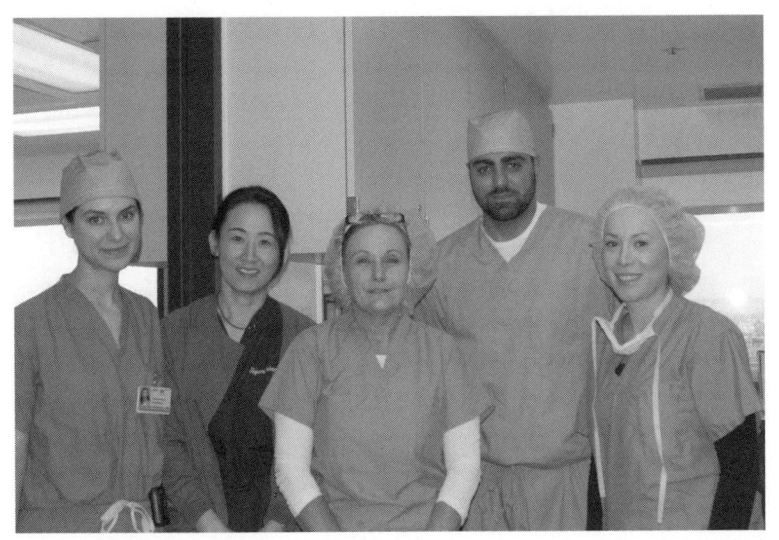

▲タワー外科外来センターのスタッフと

　そういうときの喪失感，疲労感はいうまでもなく，やはり何か他にできることはなかったか，しばらく自問自答を繰り返すことになります．アメリカの麻酔科医の自殺率が様々な専門科の中で一番高いのは，こういったストレスが一因するのかもしれません．数分前まで生きていた患者さんが目の前で亡くなるのは非常に辛いものです．

アメリカの高額医療費
　それでは，手術室で命を救ったら達成感があるかというと，それも難しいものがあります．大量の輸血をして，かろうじてその場は命を取り留めたものの，その後，多臓器不全や脳虚血で植物状態，もしくは後日，集中治療室で亡くなってしまう患者さんも大勢います．
　また，患者さんやその家族が目にするであろう，救命救急にかかった医療費（数千万円）を想像すると，複雑な気持ちになります．
　アメリカは今のところ皆保険制でなく，公的医療保険はシニアや低所得者，または身体障害者を対象とした保険だけです．たとえ保険に加入して

いても，時に自己負担額が大きすぎて破産宣告をする人もいます．

　誰かが——患者か保険者かあるいは政府（つまり納税者）——がその負担を負うことになります．お金ではかえられない命を扱っているのに，医療行為にはどうしても医療費すなわち数字，経済に結びつけられてしまう側面があります．

　医療訴訟額が破格値で，訴訟が日本に比べて断然多いのは高額医療もその一因としてあると思います．家族を亡くした上に，高額請求されたら「何かおかしい」「払いたくない，訴えよう」となるのでしょう．また逆に，高額な医療訴訟費が医療費全体を押し上げているともいえます．

　訴訟を避けるために必要以上の検査や専門医へのコンサルテーションが行われ，訴訟のための保険の掛け金（プレミア）の額も上がり，そのコストが診療費に上乗せされたりするからです．

裁判所召喚状

　ある日の夜9時頃，玄関ベルが鳴りました．こんな遅くに非常識なと思ってドアを開けると裁判所出頭令状でした．あとで同僚に聞くと，時間も場所もかまわず，職場にでも本人に渡しにくるそうです．恥ずかしながら"summon（召喚状）"という言葉もそのとき初めて知りました．

　さて，なぜ令状がきたかというと，麻酔が浅かったため手術中に話し声が聞こえ（Intraoperative awareness），痛みがあり心理的なダメージを被ったため私（麻酔科医）を訴える，という内容でした．

　召喚状に目を通しましたが，1日10症例ほど麻酔をすることもあり患者さんの名に記憶がありません．受取書にサインをせがまれ，慌ててサインをすると，配達人は風のように去っていきました．

　翌日，患者さんの名前を検索すると，それは私の同僚の患者さんでした．人違いだったのでほっと胸をなで下ろしたわけですが，あの召喚状を突然受け取ったときの気分の悪さは言い表しようがありません．

　細心の注意を払って麻酔していても，事故は予想を超えて起こります．例えば，患者さんが手術の出来具合に失望し，それに関わったチーム，麻

酔科を含めて全員訴えることはよくあります．麻酔科の領域でよく問題になるのは，日本でもそうですが挿管中に前歯が欠けたりすることで，このため術前に歯の状態をよく記録しておく必要があります．

自由主義経済の行き着くところ

深刻な薬不足

　昨年からある外科センターの麻酔の責任者を兼任し，麻酔に必要な薬や備品の管理・注文を行っています．最近どうしたわけか，麻酔に使う薬が次から次に品不足になっています．これほどの経済大国で，どういうことなのか．

　アトロピン，ノルエピネフリン，エピネフリン，アミオダロン，プロポフォール，サクシニルコリン，リドカイン，ラベタロール，ザンタック，レグラン，デキサメサゾン，ベクロニウム，ニオスチグミン，フェンタニール，ミダゾラム．ローカルの卸問屋から薬が入ったとの連絡があると，あわてて買いだめしています．

　ノルエピネフリンは，使用期限が過ぎたものを新しい薬が届くまで仕方なく捨てずにとっておくという状況になりました．かろうじてその古い薬は使わずにすみましたが，もしプロポフォール，フェンタニール等のメジャーな薬を切らしたら仕事になりません．

　いつ品不足が解消するのかの目処もたっておらず，それが医療従事者の不安をさらにかきたてます．FDA（Food and Drug Administration：アメリカ食品医薬品局）もなぜこういう事態がおこっているか調査中ですが，おそらく単価の安い薬は作っても利益が少ないので，薬品会社が生産量を減らしていることが考えられます．

　また，現在，製薬会社は合併・買収が盛んに行われており，これに伴う生産工場の閉鎖や統合の際に，古くて利益の少ない薬品は生産が後回しにされるということもあるでしょう．

利益重視の自由主義経済の行き着くところは，こういう世界なのでしょうか．

麻酔看護師と麻酔業務

アメリカには，麻酔をするナース（Certified registered nurse anesthetist: 麻酔看護師）がいます．もちろん，優秀なナースしかなれず非常に狭き門です．基本的に麻酔科の医者が3部屋を掛け持ちで，スーパーバイズします．

レジデントをしていた頃，ジョージタウン病院には6人ほど麻酔看護師がおり，70歳くらいのベテランナースもいました．手術室の回転をよくし，医療費の節減には有用と思われます．ただ，現在の病院では麻酔看護師は1人もいません．各部屋に1人の麻酔科医がつき，休憩，昼休みなしで，その部屋の麻酔業務が終了するまで働きます．

個人的には，私は今のこのシステムのほうが気に入っています．麻酔を2部屋や3部屋を掛け持ちですることに抵抗を感じるからです．シーダーズサイナイ病院では，1人の患者さんに集中して麻酔ができます．もちろん，大病院なので重篤な患者さんが多く，麻酔看護師では対応が難しいという理由もあります．

興味深い手術のあれこれ

瞬きのできない患者を治療

きりきりと胃が痛くなるようなことばかり並べ立てましたが，そんな辛さを忘れてしまうほど臨床留学には興味深いことがたくさんあります．まずは日本以外の国の優秀な医師と働く機会があるということです．

例えば，毎週水曜に一緒に働いているドクターレビン．彼の行っている手術ができるのはアメリカで2人だけで，大勢の患者さんが全米から第一人者の彼のもとにやってきます．彼は顔面神経麻痺で瞬きのできない患

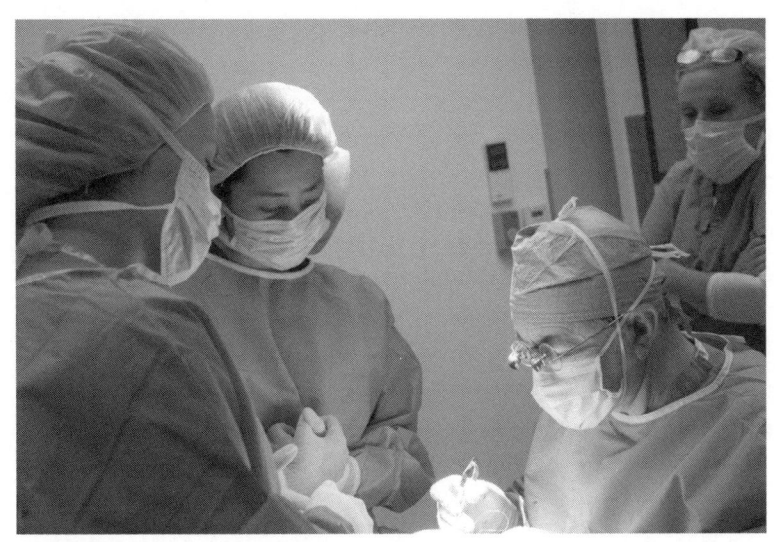

▲手術室で

者さんを3〜4時間の手術で瞬き可能にします．

　あまり瞬きの重要さにぴんとこないかもしれません．顔面神経が麻痺して瞬きができないと，眼球が乾燥し失明に至ります．夜も瞼を閉じることができないため，テープを瞼にはって眠らなければなりません．

　ではどうやって瞬きを可能にするのでしょうか．それは，瞬きのときの動眼神経の顔面神経に対する拮抗作用を利用しています．顔面神経は麻痺していても通常動眼神経は作用しているので，糸のように細い針金のバネを上眼瞼に埋め込んでバネの張力を筋肉のかわりに利用して瞬きをさせます．

　麻酔は全身麻酔でなく静脈鎮静です．バネを埋め込んだあと，患者さんを麻酔から覚まします．患者さんが完全に目を覚ましたあと，瞬きの具合や目の開閉の大きさを左右対称に調節します．微妙な調節が終わるとまた患者さんを鎮静麻酔し，皮膚を縫って終了となります．

　正常な動眼神経の働きを利用するというシャーロックホームズ並のアイデアには目を見張ります．しかし，全米で2人しかこの手術ができません．

アメリカの麻酔科医となって10年……chapter 10　　175

細い針金のバネ（ドクターレビンがその場で患者さんの目の大きさに合わせてバネ状に針金を曲げる）のコストはほとんどかからないし，2～3時間の手術ですが，需要があまりないため若い人が育ちません．残念なことです．

ドクターレビンによると，最近術式ビデオをみて中国人のドクターが1人，中国で始めたそうですが日本人のドクターには一度も教えたことがないそうです．もし興味がある眼科形成外科医がいれば，手術の指導，もしくは講義に日本まで出掛けていいそうです．

ドクターレビンの方法をもとに，さらに精巧な製品が将来開発できないでしょうか．

術中電子放射線治療

今月から新しい治療がはじまりました．乳がんの患者さんの乳房温存術に術中照射治療を組み合わせたものです．

通常，手術のあと患者さんは，放射線科に6～7週間の放射線治療に通わなければなりません．通院に時間もかかる上，放射線を当てるその周辺組織，つまり肺や心臓，肋間等にも障害が起こってしまいます．

しかし，この新しい治療では手術中腫瘍の部分に直接放射線を当てるため，他臓器に影響が及びません．そのうえ治療は患者さんが全身麻酔で寝ている間に手術中にされるので，術後，放射線科に通う必要はありません．

ちなみに乳房温存手術は，日本では保険がカバーして手術代約30万円．アメリカでのこの術中照射治療は，温存手術，麻酔もすべて含め保険カバーなしの場合，300万円だそうです．

また術中照射というと，麻酔科医や他のスタッフへの放射線被爆が危惧されますが，これまでの放射線とは異質でMobetronというエレクトロンビームですので，被爆の危険性はほぼ皆無です．腫瘍の周り1～2cmをターゲットにします．

45歳以上の乳房温存術の適用のある1113人の患者さんの無作為化試験（randomized trial）では，従来の治療（手術プラス術後放射線）と新

治療（術中1回照射）で，4年後のがん再発率と生存率に有意差はありませんでした．この治療は，アメリカでも始めたばかりで，先週テレビ局がやってきて手術前から手術室の中までドキュメンタリー番組を撮っていました．

脳死の患者への麻酔？

　脳死の患者に何の麻酔をするのかと思われるかもしれません．痛みがないのに，なぜ麻酔がいるのか．脳死の患者さんから臓器（心臓，肺，肝臓，腎臓等）を摘出する際，臓器の虚血による損傷を最小限に抑えるために体温を一定に保ち，循環変動を少なくする等，麻酔管理を頼まれるのです．

　通常と違うのは脳死の状態ですので，麻酔薬，麻酔のガスが不要なことです．臓器が取り出されると，「はい，麻酔はそこまでで結構です」となり，ベンチレーターのスイッチを切って退室となります．

　担当する度になんともいいようのない，不思議な気分になりますが，どこかにいるはずのレシピエントのことを思うと，摘出，搬送がうまくいって臓器の状態が最善であることを願わずにはおれません．

余談…映画の街・ハリウッド

　ロサンゼルスは，ハリウッド，ビバリーヒルズということで時に有名人と遭遇します．ただ，あまり芸能事情に詳しいわけではないので，知らずに恥ずかしい思いをしたこともあります．

　術前受診で診察室に入ると，どこかで見覚えのある患者さんです．どこかで会っているのだが思い出せない．遂に"You look familiar"というと，アカデミー賞をとった俳優でした．あるときは，老人ですがとても声の美しい患者さんがいて，"You have a great voice."と褒めてあげたところ，実は有名な歌手とあとで教えられ，笑い話になったこともあります．また，プロのシンガーから，声帯は商売道具だから挿管せずに麻酔してほしい，とリクエストがきたこともあります．そんなことをいわれると，「全身麻酔後に，歌姫，声喪失」というような新聞の見出しが頭をかすめ

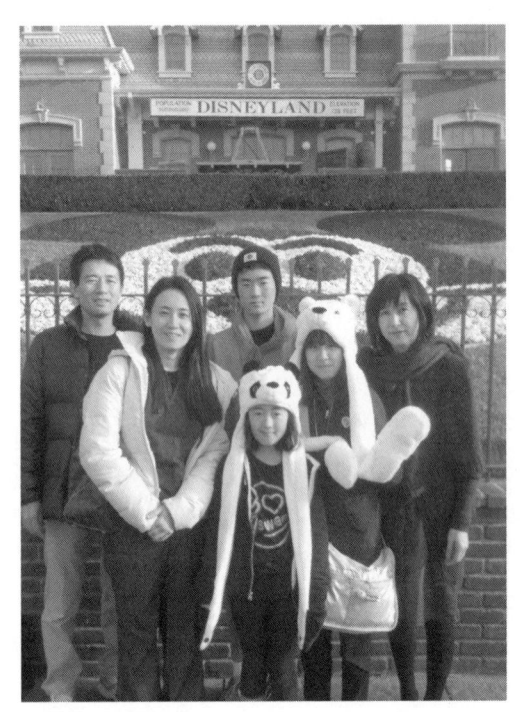

▲家族そして友人と

ます.
　セレブリテリィのケースは，一見華々しいようですが守秘義務もありますし，プレッシャーもどうしてもかかります．弁護士や医者の親戚には医療事故が多いなどというように，医療従事者も人間です．やはり余計な緊張は避けたいのが本音です．

10年たって…違いより共通点を意識

　この春，中学・高校時代の仲の良かった友人（彼女も医師）が日本から娘さんを連れて訪ねてくれました．久しぶりにゆっくり話をすると，医師としての仕事や子育てについての悩みや苦労は，どこでも誰でも同じだな

あと感じました．
　研修医の頃は見るもの聞くものが目新しく，英語にもあたふたし，その日その日を過ごすのに精一杯でした．日米の医療の違いを理解して，現場に適応することが何よりも大事でした．
　ところが研修が終わり10年も経つと，日米の医療の違いというよりも共通な点をより意識するようになりました（長年アメリカにいるため，日本の医療事情について，もはや比べながら考えるのが難しくなったのかもしれません）．目の前の患者さんにベストの対応をするという医療行為の基本は，どこでも共通のものです．

　息子を高校へ迎えにいくと，子どもたちが「ヨーロー（YOLO）！」と声を掛けあっているのが聞こえました．（"養老"に聞こえた私は）「ヨーローってなに」と尋ねると，息子にアメリカでそれはないだろ，と言われました．You Only Live Once（どこに生まれ，どこに暮らそうと結局は1回きりの人生）．自分の思うところ信じるところを是非行動に移してみてください．

chapter 11

森田泰央
マイアミ大学ジャクソンメモリアルホスピタル
腹部臓器移植麻酔

不撓不屈

July 2011-June 2012
Clinical Fellow
University of Miami Jackson Memorial Hospital
Solid Organ Transplant Anesthesia Fellowship
July 2012-June 2013
Clinical Fellow
Mount Sinai School of Medicine
Cardiothoracic Anesthesia Fellowship

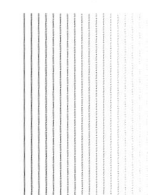

要旨………

　麻酔臨床留学は困難だと言われています．確かに，麻酔科医になるのに競争のない日本に比べれば競争は熾烈ですが，きちんとした作戦を立てれば，それは決して不可能ではありません．

　私のこの原稿は，決して成功例ではないし，まだ完結もしていませんが，その荒削りな内容の中に，何かしら皆さんの心に響くものが残れば，これ以上の喜びはありません．

　最も大事なことは，変わりゆく環境に柔軟に対応できる「適応力」であります．そして，家族のサポートです．

15年前，私は志望校に合格し，合格体験記を書きました．最初は断っていたのですが，私の文章に少しでも奮い立って挑戦してくれる後輩が出てくることを期待して，引き受けました．今回もほぼ同じ動機で引き受けました．

　ただ，前回とまったく違うのは，大学受験の場合は，医師になるためには不可避であり思考がなくとも突き進むことはできるのに対し，臨床留学は立派な医師になるのに必ずしも必須ではありません．インターネットの普及により，一昔前と違い海外の情報はリアルタイムで手に入ります．日本にいても，最新の文献，海外の施設での麻酔方法を学ぶことはできます．「アメリカでは……」とカンファレンスで口を開くだけなら，日本にいても可能です．では，なぜ，このご時世に臨床留学をするのでしょうか？その動機には，「海外の医療に触れて視野を広げる」以上のものが必要だと思います．

　私は，そもそも臨床「留学」という言葉が私たちにとって適切ではないように最近思います．海外に臨床をやりにきている時点で，それは「留学」というよりは「プロ」として扱われるのだから，姿勢そのものを考える必要があるのかもしれません．受け身の姿勢ばかりでは，結局どこにもたどり着けないように，私は思います．

「美しいアメリカの医療」を胸に

救急から麻酔科に

　私は最初，初期診療のできる医師ということで，救命救急を目指しておりました．そして，内科救急と外科救急なら，手が動かせる外科がいいと考えて，外科ローテーションの多い大崎市民病院（宮城県大崎市）を研修先に選びました．

　ここは急性期の病院で，症例数も多く，非常によい研修プログラムだったと思います．そのときに出会った麻酔科部長の小林孝史先生に強い影響

を受け，急性期の治療に携わる麻酔科に興味をもつようになりました．
　そして，かねてよりアメリカ臨床留学を夢見ていたこともあり，学生時代から連絡を取っていた，帝京大学麻酔科の森田茂穂先生と石黒芳紀先生と話をし，新たに帝京大学にて麻酔のトレーニングを受けることになりました．
　トレーニングの中で，麻酔には系統だった臓器別・疾患別の知識だけでなく，使用する薬剤の知識やモニターの知識まで幅広く必要であることを改めて認識しました．厳しいトレーニングでしたが，同期や先輩に恵まれ，かけがえのない時間を過ごすことができたと思います．

アメリカ実習の思い出

　私の大学では，6年生の春に，アメリカのいくつかの大学にて病院実習ができるプランがありました．私は大学の用意したプログラムではなく，自分でカリキュラムをつくり，大学に単位として認めてもらいました．
　私が実習を行ったのは，アメリカの Palo Alto という町にある，小さなクリニックでした．そのときに Dr. Donald Bunce と Dr. Ronald Kaye というお二人の医師のおかげで，楽しくも実り多い実習を行うことができました．
　私が帰国してから1年後，Dr. Bunce が散歩中に致死性不整脈を起こし，お亡くなりになりました．彼のデスクを整理していた秘書さんから，「引き出しから，きみのメールのプリントアウトしたのや写真が出てきたよ」と聞いたときには胸が一杯になったのを覚えています．
　その時の「美しいアメリカの医療」を胸に抱いたまま，私は臨床留学を目指し，それは卒後4年目に叶うことになりました．

再渡米となったいきさつ

　私は卒後4年目に，帝京大学麻酔科のご厚意によりアイオワ大学（University of Iowa）麻酔科のインターンのポジションを得ることができま

した．これはいわゆる categorical のポジションで，問題なく麻酔科レジデントに進めるものだと思っていました．

ところが，アイオワというところは中西部であり，外国人の英語に対する寛容さがあまりなく，しかもインターンは Day1 から病棟コールを取らされ，9人いた同期は皆，中西部出身でした．

この圧倒的不利な状況で果敢に闘ったのですが，やはり相対的な評価およびビザの制限もあり，一度に日本に戻るという苦渋の決断を迫られました．このときの悔しさは今でも夢に出るくらいです．

日本に戻ってからは，古巣の帝京大学麻酔科で麻酔のトレーニングを続けるとともに，英語のどこがまずかったかを徹底的に分析しました．アメリカ臨床留学を目指した時点で，そこそこ英語には自信がありましたが，それはまったくの盲信でした．ケーブルテレビでアメリカのドラマを見，とにかくアメリカ人と話す機会を設けました．

やがて，現在のプログラムであるマイアミ大学ジャクソンメモリアルホスピタル（University of Miami Jackson Memorial Hospital）の麻酔科のフェローの空きがあるということを先輩から聞き，連絡を取りました．ところが，昨今の不景気でプログラム自体を閉めるかもしれない，それでもよければ面接に来てもいいよ，というつれない返事でした．

行くかどうか悩みましたが，行かないと何も始まらないということで面接に行きました．そして，その日にプログラムデイレクターから，ポジション提供の申し出を受けました．

ポジションが決まってからも，日本にいる間に，肝移植麻酔に近い心臓麻酔に慣れるべく，さいたま循環器・呼吸器病センター（埼玉県熊谷市）に足しげく通い，TEE（経食道心エコー）の指導を受けていました．

肝移植麻酔フェローとして

私の居るジャクソンメモリアルホスピタルは，年間 120～150 例の脳死ドナー肝移植をやっています．ドナーが発生したら，24時間365日い

つでも対応します．手術時間は短いと6時間，腎移植まで同時に行うと15時間の症例もあります．

オンコールの日は，ドナーデスクに電話をしてドナーの状況を確認し，だいたい第一報を受けてから10時間くらいは時間があるので，その間にレシピエントの情報収集，および仮眠をとったりします．

肝不全の患者さんは，肺高血圧や右心不全や門脈圧亢進症を合併することが多く，それらに応じた麻酔プランを練ることになります．多くの場合，モニタリングはAラインx2，中心静脈ラインx2，スワンガンツカテーテル，TEEを用います．

術中，注意を要する瞬間はいくつかありますが，やはり新しい肝臓の門脈をつないだあとに起こる，低血圧，徐脈，肺高血圧をきたす再灌流症候群が一番緊張します．これに対する対策は施設によって異なり，私たちの施設ではエピネフリンやバソプレッシンで対応しています．

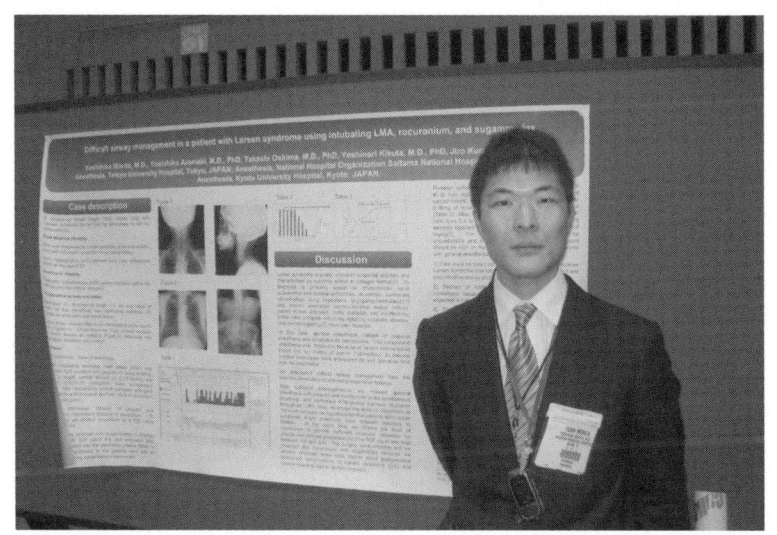

▲ 2011年ASA（American Society of Anesthesiologists）でのポスター発表

肝移植麻酔トレーニングの利点

　肝不全の患者さんは凝固異常も多く，ライン取りが難しく，そのトレーニングになります．また，循環動態のコントロールも崩れやすく，麻酔科の腕の見せ所です．肝移植麻酔にはまだコンセンサスはなく，その分リサーチの材料も多いのも特徴です．

肝移植麻酔トレーニングの欠点

　マイナーであるがゆえにコンセンサスはなく，各個人・各施設によってやり方が違います．心臓の手術と違い，術式のバリエーションも少なく，それに応じて麻酔の方法を変化させる必要があまりありません．

麻酔フェローシップの構造

最近の傾向

　数年前までは，アメリカの麻酔レジデントを終えた人の多くは，フェローをやらずに就職していました．彼ら・彼女らは医学生時代に多くの借金を抱え，薄給のフェローを1年やるよりも現実的な視点に立っていたのでしょう．

　ところが，数年前の不況以来，レジデントを終えたあとにフェローで専門分野の専門医を取る人たちが各段に増えてきました．専門性を極めたほうが給料が上がるのです．そこで，現在ではフェローシップといえども競争率は格段に上がっており，そのなかでも心臓麻酔，小児麻酔，ペインなどは人気があります．

ACGME認可プログラムと非認可プログラム

　アメリカにはACGME（Accreditation Council for Graduate Medical Education: 卒後医学研修認定委員会）というプログラムの質を監督する組織があり，フェローの労働時間や教育の質が定期的に監査されます．

ACGME認可プログラムは，修了することで専門医資格を得ることができ，アメリカ人麻酔科医がわんさと応募してきます．よって競争率も高くなり，残念ながら外国人である私たちが入り込むのは極めて困難です．

　一方，非認可プログラムは，修了しても専門医資格が得られないため，アメリカ人麻酔科医にとっては興味がありません．そこで，私たち外国人が入り込むスキが出てきます．もちろん認可されない理由は必ずあり，労働条件等はよく調べないといけませんが取っ掛かりとしては十分です．ですが，近年この非認可プログラムも減少傾向にあります．

フェローの役割

　プログラムにもよりますが，基本的にレジデントは修了しているものとして扱われますので，非認可プログラムの場合は特に即戦力として扱われます．また，レジデントに対する指導を任されることもあります．ですが，日本での麻酔経験がそのまま活きる部分が多く，やりがいはあります．

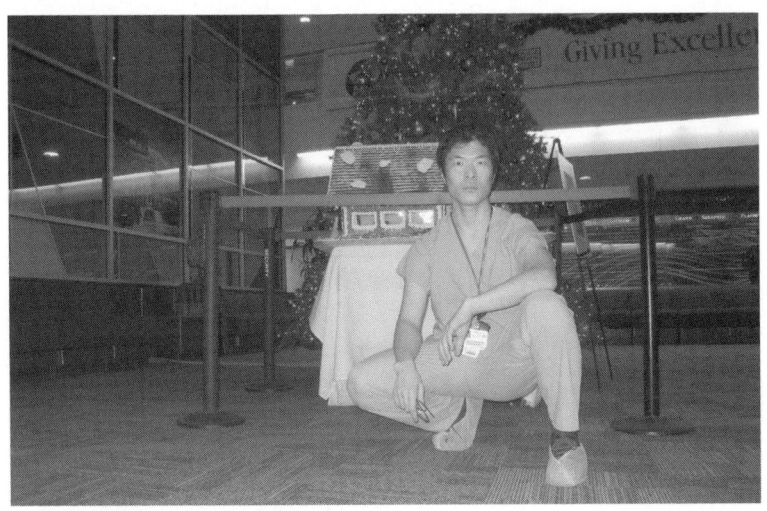

▲ University of Miami Jackson Memorial Hospital でのクリスマス

フェロー選抜方法

　レジデントの選抜と違い，USMLEのスコアよりは，実戦経験や学会・論文活動が評価されます．専門医試験合格という目標があるレジデントと違い，非認可プログラムの場合，試験という到達目標がない以上，USMLEのスコアはプログラム側も興味が少なくなります．

具体的な分野

　ACGME認可の麻酔フェロープログラムは，心臓，小児，集中治療，ペインがあり，いずれも非常に競争率が高く，外国人である私たちにとっては現実的でありません．一方，非認可プログラムは，病院が予算に応じて勝手に設置できるので，私が今いるような腹部臓器移植麻酔プログラムといったポジションも出てきます．これは情報収集に努めるしかありません．

フェロー後の進路

　一度アメリカに足場を作ってしまえば，日本から応募するよりもはるかに情報量も多く，選択肢も増えます．私のように他のフェロープログラムに移る（7月マウントサイナイ病院心臓胸部外科麻酔フェローに異動）人間もいますし，やはり専門医が欲しくてレジデントをやる人もいます．また，パフォーマンスがよければ，リミテッドライセンスではありますが，その病院で指導医として残ることも不可能ではありません．

ビザの種類

　私たち外国人に現実的なビザはJ-1とH-1Bです．後者は病院がスポンサーになりますので，最近の不景気から，オファーしてくれるプログラムはかなり減りました．一方，前者は，ECFMG（Educational Commission for Foreign Medical Graduates）がスポンサーになりますのでプログラムの負担はゼロであり，好まれます．

ハングリー精神にあふれたライバルたち

　ここまで，受け入れ側の事情を書いてきましたが，それでは，外国人ではどういう人たちが応募してくるのでしょうか？　私は個人的には，日本人は英語の壁さえなければ，かなり有力な応募者になり得るのではないかと思っています．実際，日本人の勤勉さ，手先の器用さを高く評価してくれるプログラムもあり，これは先輩方の努力の賜物だと常に感じています．

　ですが，日本人とその他の応募者との間に決定的な違いがあります．それは，ほとんどの日本人はトレーニングが終われば帰国するのに対し，彼ら・彼女らの多くはアメリカになんとしてでも残ってやるという気概で来ています．

　ハングリー精神という言葉は現代では時代遅れかもしれませんが，後がない連中を相手にしているという自覚がないと，足元をすくわれる可能性があります．

　以上，簡単ですが，私の体験を書いてまいりました．もちろんここに書いた内容は極一部であり，私の中でも多くのドラマがありました．最初に書きましたように，私の留学体験記はまだ進行形です．医学部6年生のときに実習で見たアメリカの臨床事情からはアメリカも大きく変わりましたし，私自身にも家族ができました．

　これからどのような形を迎えるのか？　それは私にも分かりません．ひとつだけ変わらないものは，私の「日本代表」としての信念です．この信念は，私を永遠に衝き動かすことでしょう．

　最後になりましたが，日本でのトレーニングの機会を与えてくださった大崎市民病院，帝京大学病院，および，絶え間ないサポートを今もしてくれている家族に感謝いたします．

chapter 12

吉村達也

新百合ヶ丘総合病院麻酔科

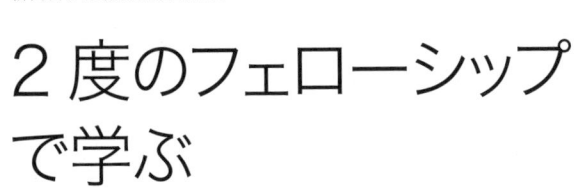

2度のフェローシップで学ぶ

May 2006-April 2007
Clinical Fellow
St. Vincent's Hospital Melbourne, Australia
August 2009-July 2010
Cardiothoracic Anesthesia Fellow
University of Iowa Hospitals and Clinics

要旨………

　オーストラリアとアメリカでの2度にわたるフェローシップで麻酔科医としての臨床技術，知識を飛躍的に高めることができた．

　メルボルンでは，心臓外科麻酔の基礎と経食道心エコー，そして超音波ガイド下神経ブロックの技術を学んだ．アイオワでは心臓外科，胸部外科，小児心臓外科，さらに心臓移植，肺移植の麻酔管理を集中的に学んだ．

　海外のフェローシップでは，国内では症例数が限られ，集中的なトレーニングができない分野（小児心臓外科，心臓移植，肺移植など）の経験を数多く経験できることである．また，国内ではまだ普及していない技術を習得できる機会がある．

私の臨床留学のきっかけは学生時代にさかのぼる．医学部6年生の臨床実習をイギリスのレスター大学（Leicester Royal Infirmary）で現地の医学生のグループに加わる形で行い，海外の医療現場に強い関心をもった．受験英語は得意であったが，実習中に英会話力の不足を痛感した．しかし，実習中の講義や，医師たちとの会話はこなすことができ，さらに上を目指したい，という思いを強くした．卒業間近になってアメリカへの臨床留学を本気で考え始めた．

無給にまさるポジションはなし

ヨーロッパからの応募も

　医学部卒業後，臨床留学者を多数輩出していた帝京大学麻酔科に入局し，研修医生活の傍らでUSMLEの試験勉強を進めた．当時の同期の6人が留学の準備をしており，スタッフも臨床留学者がずらりと名を連ねる状態だったので，試験勉強や面接，各種手続きに関する情報は豊富であった．
　当時はマサチューセッツ総合病院（Massachusetts General Hospital: 以下MGH）に毎年レジデントを送り込んでいたが，年々条件が厳しくなりつつあった．Step 1 と Step 2 CK は研修医の期間中に合格したが，点数は MGH の求めるレベルに達していなかった．その後 Step 2 CS の1回目の受験で失敗した私は，卒後4年目から森田茂穂主任教授（当時）の勧めでオーストラリアのメルボルン，セントビンセント病院（St. Vincent's Hospital Melbourne）麻酔科にクリニカルフェローとして留学した．
　セントビンセント病院の Michael Davis 教授は森田茂穂教授が MGH でレジデントしていた頃のフェローで旧知の仲であった．2人の長年の信頼関係がフェローの受け入れを可能にし，ほぼ毎年医局員が留学をしていた．
　無給だが，ヨーロッパからもフェロー応募者が絶えないほどの教育レベ

ルの高い病院での研修は，麻酔の研修と語学の訓練を同時にできる貴重な1年間となった．渡豪に際しては，JANAMEFから経済的援助をいただき，留学を実現させることができた．

研修内容を自分で組み立てる

セントビンセントでの研修はオーストラリアのレジストラ（後期研修医）と同様に，コンサルタント（指導医）の指導の下，主にエコーガイド下神経ブロックと経食道心エコー（Transoesophageal echocardiography）のトレーニングを行った．

無給の「特別枠」であるフェローなので，ある程度仕事がこなせるようになると，「タダ働きの使える研修医」として使われて終わってしまう恐れがあった．したがって，自分から研修の内容についての要望を出し，当時ほとんど経験がなかった上記2つの分野に集中させてもらった．

こういった要望をボスに言うこと自体に抵抗があったが，なにせこちらは無給．失うものはない，という開き直りで次々に要望を出していった．また術前診察や麻酔の説明を患者さんに行うときは了解を得て，Step 2 CSを意識した身体所見の練習などをさせてもらうことで，麻酔の研修にUSMLE試験対策を組み込んだ．こうしてオーストラリア留学中にようやくECFMG（Educational Council for Foreign Medical Graduates）を取得した．

参考にすべき手術室運営

オーストラリアではイギリス英語が基本であるし，医療の現場でもイギリスの影響を受けている印象があった．セントビンセント病院の手術室に関して言えば，各手術室に前室（Anaesthetic room）が併設されており，モニター装着，点滴，Aライン，CVカテーテル，スワンガンツまで入れてしまう．神経ブロックもここで行う．学生時代のイギリスでの実習中に手術室の見学もしたが，そこでも麻酔前室を使っていたのを覚えている．

1部屋で縦に2件以上手術が予定されている場合は，1件目の手術が後

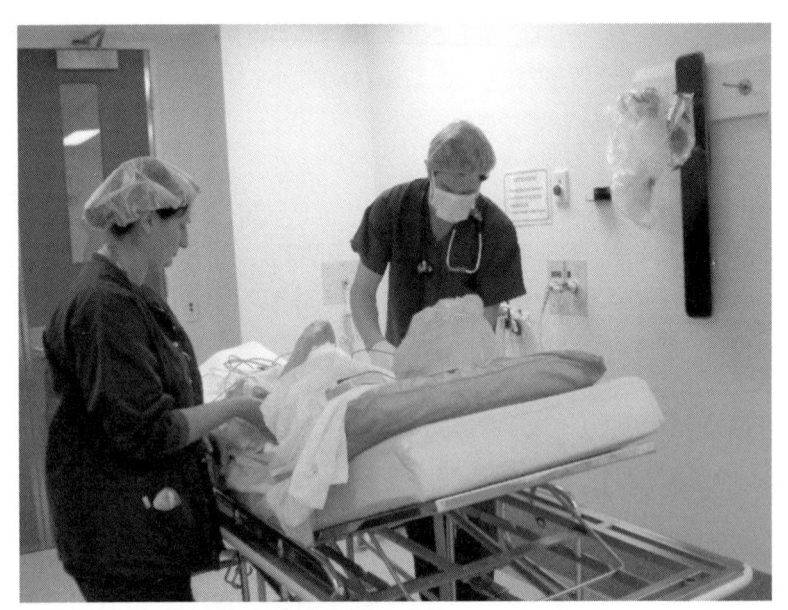

▲ St. Vincent's Hospital Melbourne 病院の麻酔前室

半に入ると，次の患者を前室に入れて，指導医と研修医が協力して二手に分かれて，麻酔管理と前室でのライン確保，神経ブロックを行う．前室と手術室は窓付きのドア一枚でつながっているため，手術室の様子も観察しながら，次の患者の処置も同時にできる構造になっている．

　1件目が退室すると，ライン確保も神経ブロックも終わった患者を手術室に移して，麻酔導入すればすぐに手術が開始となるし，神経ブロックのみの症例であれば，前室でブロックの効果も確認済みであるため，入室と同時に手術ができる．

　また術後はICUもしくはPACU（Post anaesthesia care unit）で管理するが，ここでの指示も担当麻酔科医が行うため，1件目の患者の術後管理をPACUで，2件目の患者の術中管理を手術室で，3件目の患者の処置を前室で同時におこなう仕組みになっている．

　このシステムだと麻酔の導入にかかる時間が前室で吸収されているため，

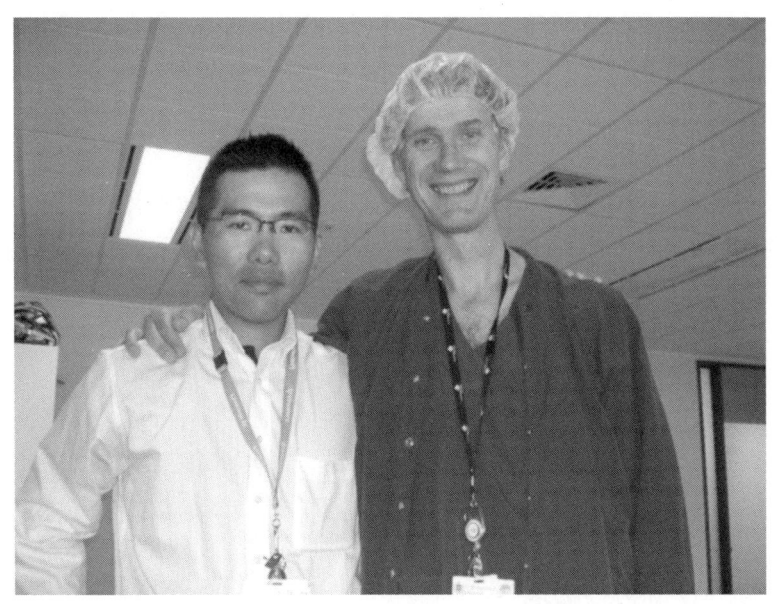

▲ St. Vincent's Hospital Melbourne のラウンジで David Scott 先生と

手術の入れ替え時間が極端に少ない．短い手術なら7件やっても5時には終わるのが通常だった．1部屋に指導医と研修医を2人配置できるマンパワーがあれば，これだけ回転効率を上げられるのかと驚いたし，大いに参考にするべきシステムだと思う．

TOE（経食道心エコー）の習得に集中

特にTOEでは "*Practical Perioperative Transoesophageal Echocardiography*" の著者の4人から直接指導を受け，週2回の心臓外科の症例を担当する日以外は，心エコーだけをやる日をつくってもらった．

いつも心エコーの教科書を小脇に抱えて，オペ室でも，休憩ラウンジでも教科書を読み，分からないところは指導医をつかまえて質問した．また各症例のエコーレポートを書き，指導医に添削してもらった．

症例が終わればエコープローブを自分で洗浄し，自分の担当症例でなく

ても次の症例の部屋にもって行き，そこでもエコーをやらせてもらった．頼まれたわけではないが，いつも親切に教えてくれる指導医のために何かやれることはないかと考えて，自分から進んでエコープローブ管理を一手に引き受けていた．

やがて，知識も技術も成長したと認められ，指導医らの勧めでPTEeX-AM（アメリカ周術期経食道心エコー専門医試験）を受験することになり，メルボルンから24時間以上かけてカナダのモントリオールまで受験しに行った．時差ぼけでほとんど眠れないままの受験であったが，指導陣の直前講習が効いたのか無事に合格した．

この資格がのちにアメリカでの心臓麻酔フェロー応募の際に大いに役立った．もちろん，心臓手術の麻酔管理もベテラン指導医に基礎から教えていただいた．複雑な症例はなかったが，基本的な知識はここで学んだ．

アイオワの地へ

人と人の繋がり

帰国後，帝京大学に戻り，当時の医局内で取り組む人が少なかったエコーガイド下神経ブロックを始めたり，受験者が増え始めていたJBPOTに合格したりと，留学の成果を実感したが，アメリカへの留学については暗礁に乗り上げていた．

USMLEの点数がよくないので，レジデンシーへの応募は厳しい状況だった．そんな中，カリフォルニア工科大学の友人からアイオワ大学（University of Iowa Hospitals and Clinics）の脳外科医の先生を介して，麻酔科の植田健一先生を紹介され，心臓胸部外科麻酔フェローシップを勧められた．さらに偶然だったのが，アイオワ大学麻酔科のchairmanが森田茂穂教授の大親友の1人であるMichael Todd先生だったことである．

2人はMGHで一緒にレジデント生活を過ごした仲で，セントビンセント病院のMichael Davis先生は当時のフェローで2人の先輩に当たる．

Michael Davis先生と森田先生からの推薦状を携えてアイオワ大学に行き，面接を受けたときMichael Todd先生は開口一番に「信頼する2人の友人が君を推薦している」とおっしゃり，採用となった．オーストラリアでの努力も評価していただいたようだ．

「知らない人からの推薦状はあまり当てにしていない」と本音を聞いて人脈の重要さを思い知らされた．約30年前のMGHで研修した3人の大先輩の繋がりの中で，チャンスをいただいたわけである．

1カ月遅れでスタート

アイオワ大学での心臓胸部外科麻酔フェローに内定したが，J-1ビザの申請の段階になって先方から急に「H-1BビザにするからStep 3を受けてくれ」と言われた．急に言われても対策を立てる時間がなく，1回目は不合格．大学の常勤を辞めてアルバイトをしながら試験勉強に集中した．なんとか合格して急いでビザ申請を始めたが，7月のフェローシップ開始に間に合わず，8月スタートになった．

フェローは1人なので空白の1カ月ができてしまい，シニアレジデントたちに迷惑をかけた．オーストラリアは夫婦2人だけだったが，今回は小さい子どもがいたので，引っ越しも苦労した．幸い麻酔科のスタッフが家を賃貸に出しており，すぐにいい物件を見つけることができた．

abusiveと言われたトレーニング

手術麻酔に限定すれば，麻酔の症例数はすなわち手術の症例数である．アイオワ大学の成人と小児の心臓外科手術数は1000件以下とアメリカでは決して多くはないが，心臓外科麻酔フェローは私ひとりだったので，豊富すぎるほどの症例を経験できた．

2009年当時はACGME認定のプログラムではなかったので，労働時間等の細かい規定はなく，「いくらでも働いてくれる研修医」のような立場だった．フェローといってもレジデントが下につくわけではなく，「心臓外科専門のレジデント」といった扱いだった．

朝は6時前から手術室に入って準備を開始した．小児心臓外科のときは機材と薬剤を準備して，PICU (Pediatric intensive care unit) まで患者を迎えに行って，人工呼吸器につながれた重症の子どもを7時15分までに手術室に運ばなくてはいけない．当然スタッフの助けなしで，すべて自分でやらないといけない．

　搬送にはAnesthesia technician（麻酔アシスタント技師），人工呼吸器を扱うRespiratory therapist（呼吸療法士）を確保して病棟に行き，モニターの付け替え，人工呼吸器の設定を行い，挿管チューブや薬剤ルートが抜けないように慎重に手術室に搬送する．

　3キログラム以下の子どもでは，エレベーターに乗るときの段差でも注意が必要だ．ようやく麻酔導入，手術開始となると10分ほどの休憩をくれる．素早くトイレと水分補給を済ませて手術室に戻る．2件目があるときは，スタッフと手分けして準備をする．麻酔をスタッフに預け，次の薬剤の準備，麻酔の説明と同意書の取得を終わらせる．

　昼食は基本30分だが，自分の机でデスクワークをこなしながら食べた．2件以上あるときは午後も症例の入れ替えで忙しい．

　予定の担当症例が1件でも，それで終わる日はほとんどなかった．担当症例が終わると，すぐにadd on（追加の症例）が割り当てられるからだ．心臓外科の緊急手術なら仕方がないが，心臓胸部外科以外の症例を振られることもあった．

　ICUに入院中の重症患者だとレジデント1年目やCRNA (Certified registered nurse anesthetist: 麻酔看護師) では手におえないため，私が空いているのを見つけると，すかさずadd onを入れてくる．

　割り振る側にしてみれば，「ハイリスク症例を何でもやってくれる便利な人」だろうが，こちらにしてみれば時間ができれば他の仕事や勉強がしたいので「私は心臓胸部外科麻酔のフェローなので，腸の穿孔や外傷の緊急などは，できればやりたくない」と意見を言ってみた．多少効果はあったが，心臓外科の緊急もたくさん来るので忙しさはあまり変わらなかった．

　心臓外科だと，夜になっても引き継ぎはあまりなくて，翌日のラウンド

やスタッフへのコンサルトを済ませると9時を過ぎることもあった．さらに少し教科書を読んで帰宅して夕食を食べると，シャワーを浴びてすぐに寝るだけだ．翌日には5時前に起きないといけない．アメリカ中西部の冬は氷点下20度以下だ．毎朝真っ暗の中，家を出るのが辛かった．

心臓外科麻酔にローテーション中のレジデントは，フェローの厳しさに驚くことが多い．彼らはオンコールの翌日は休みだし，規則で労働時間が守られているので，「時間無制限」の私に対しては憐れみと尊敬のまなざしが向けられた．同じオフィスだったペインフェローからは，abusive（奴隷のようにしんどい）フェローだといわれた．

しかし，一度も病欠で休まずトレーニングを終えたときは本当に充実した満足感を得ることができた．誰よりも働いている自負があったし，心エコーやラインの確保などでレジデントから相談されることも多かった．麻酔の技術と知識はもちろんだが，忙しさの中で体調管理や時間管理，仕事の効率化などを自然と身に着けることができたと思う．

さまざまな麻酔，さまざまな症例を経験

小児心臓外科麻酔を独り占め

小児心臓外科手術はアメリカでも一般には小児麻酔チームが担当する施設が多いようだが，アイオワ大学では心臓麻酔チームの管理となる．基本的にフェローが担当するため，私の「独り占め」である．年間100件近い症例のほとんどを担当した．

ASDやVSDの閉鎖はもちろん，大動脈狭窄症，ファロー四徴症の根治手術，大血管転位や左心低形成症候群などの複雑心奇形に対する姑息手術ならびに根治手術まで，大小さまざまな手術の管理を学んだ．病態を理解することから始まり，必要なモニタリング，ライン，薬剤の計画を立て，麻酔の導入に際しては，点滴，挿管，Aライン，CVカテーテルの手技を手早くやらなければいけない．

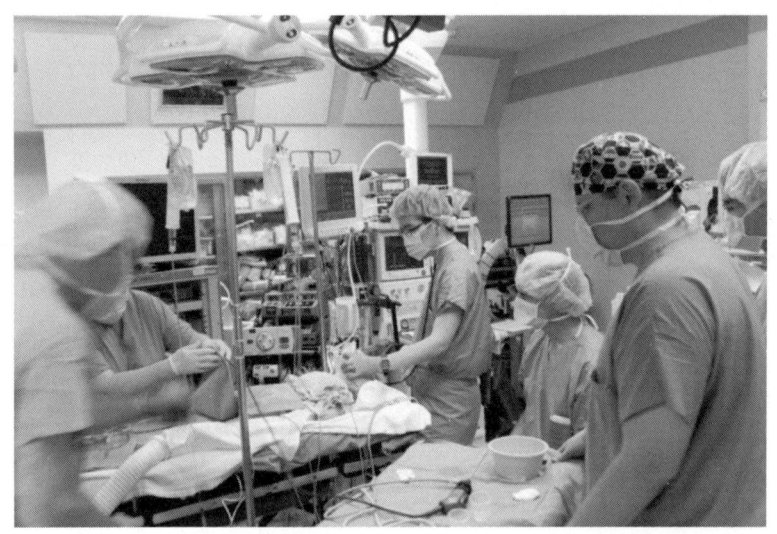

▲ University of Iowa Hospitals and Clinics で小児心臓外科の麻酔導入．中央が筆者

　3キログラムに満たない小児の挿管，ライン確保は留学前にほとんど経験がなかったが，スタッフの指導のおかげで1年後には手技に自信をもつことができた．また，麻酔器や薬剤の準備，PICUと手術室の間の搬送や両親や家族への麻酔の説明などは，成人に比べて手間と時間がかかる．仕事を要領よくこなすことを要求された．

　当初は小児の担当になると気が重かった．否応なしに次々と担当になるので，次第に慣れてきて，やがては小児だけをやりたくなるほどになった．

移植医療の現場

　心臓移植，肺移植，植込み型補助人工心臓などの症例もフェローである私が優先して担当した．特に移植は緊急手術であるので，夜間や週末を問わず，たとえオンコールではなくても呼び出しがあり，可能な限りの症例を経験した．

　アイオワ大学では心臓移植は年間20件，肺移植は年間20から50件ほど行われていた．日本国内では1人でこの症例数を担当するのは難し

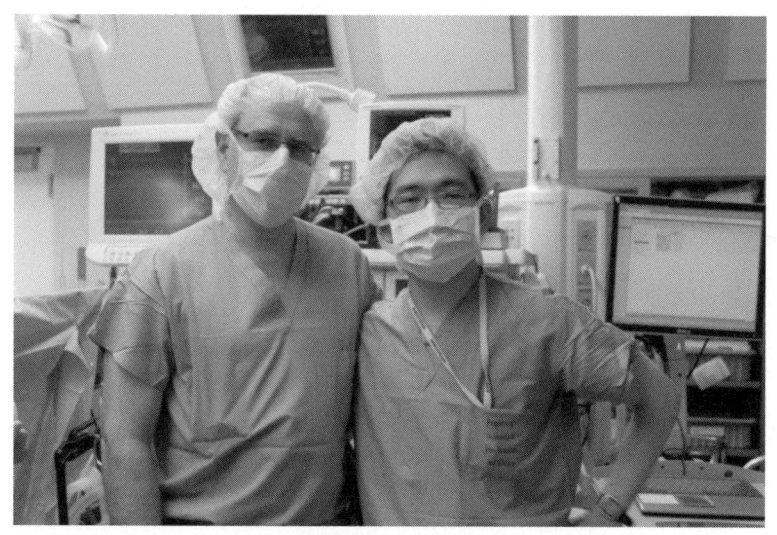

▲ University of Iowa Hospitals and Clinics の心臓麻酔の達人，Alan Ross 先生

いと思われる．日本では臓器移植法の改正（2010年7月）以降，臓器移植の実施が増加しているが，移植の周術期管理のトレーニングができる施設は限られる中で，移植先進国のアメリカで移植医療の現場の一端を担うことができたのは貴重な経験であった．

　病院内でドナー（臓器提供者）が発生するケースであれば，違う州まで小型機で外科医が心臓や肺を取りに行き，手術室ではレシピエント（移植を受ける患者）の入室と麻酔導入を，臓器到着時間から逆算して行う．外科医，内科医，麻酔科医，集中治療医，コーディネーター，コメディカルスタッフなど多くの人が動いて移植が行われるダイナミックな現場は，経験してみないと想像がつかない．また，LVAD（Left ventricular assist device）などの補助人工心臓に関しても装着や離脱など数多くの症例を経験できた．

胸部外科の麻酔

　日本では心臓外科麻酔と，胸部外科麻酔をひとまとめにする習慣がない

が，アイオワ大学では心臓胸部外科麻酔チームで肺移植を含む胸部外科手術の管理も行う．特にチームのトップであり，麻酔科の vice-chairman でもある Campos 先生は分離肺換気に関する研究，教育で世界的な業績のある人物であり，左右ダブルルーメンチューブと気管支ブロッカーの習熟はフェローの必須条項であった．そして豊富な症例数をこなす中で分離肺換気中の"トラブルシューティング"を学んだ——さらには帰国後，分離肺換気に関する臨床研究を開始できたのは，植田健一先生の助言のおかげであった．

　Campos 先生はまたワークショップの主催を頻繁にされており，分離肺換気に関する講義とハンズオントレーニングを世界中で行っている．私もアシスタントとして参加して，ハンズオンでの気管支鏡の実演もさせていただいた．この経験をもとに日本でも同様のワークショップを企画，運営することになった．

ジャーナルクラブと M & M カンファレンス

　毎日，みっちり麻酔業務をこなしながら，4 から 6 週のペースでジャーナルクラブでの発表が回ってくる．心臓胸部外科麻酔チーム主催で，近くのホテルの 1 室で，夕食付きで行われる．毎回ひとつのテーマを決めて，関連する論文をフェローと心臓麻酔ローテーション中のレジデントで発表する．発表は口頭のみでスライドはない．

　フェローは私ひとりなので毎回発表がある．事前にスタッフと内容の打ち合わせをするが，簡潔に論文の内容を伝え，さらに自分の意見や議論のポイントを提起することが求められた．普段は論文に目を通す余裕がないため，週末を使って発表の準備をした．ゆっくり休みたいのだが，その週末でさえも緊急手術に呼ばれることも多かった．

　毎週水曜日の夕方からは麻酔科全体を対象にした M & M（Morbidity and mortality conference: 死亡合併症例検討会）があり，年に 3 回ほど発表する機会があった．こちらは症例報告の要領でスライドを用いての発表をするわけだが，なぜ重大な事象が発生したのか，未然に防ぐことは

【留学先の情報】

David A Scott, MBBS, FANZCA
Director of Anaesthesia
St. Vincent's Hospital Melbourne
Victoria Parade, Fitzroy, Victoria, 3065 Australia
Tel. +61-3-9288-4253
Fax. +61-3-9288-4255
URL●http://www.svhm.org.au/Pages/Home.aspx

Javier H. Campos, MD
Director, Cardiothoracic Anesthesia
University of Iowa Hospitals and Clinics
200 Hawkins Drive Iowa City, IA 52242
Tel. +1-319-356-1616
URL●http://www.anesth.uiowa.edu/portal/

できなかったのか，今後に生かすべき課題は，などのポイントを盛り込むことが期待される．

　パワーポイントのスライドの準備も，当初は相当の時間を必要としたが，回を重ねるごとに要領がよくなった．ジャーナルクラブとM＆Mの発表が近いと，両方の準備に追われるので精神的にきつかった．術前のラウンドなどを早く終えて毎日少しずつ準備をするしかなかった．

　しかし，いま振り返ると発表の内容もさることながら，英語でのプレゼンテーションの訓練としては最高の機会であった．レジデントたちの発表を参考にして，話し方や表現を学んだ．スライドの作り方も彼らの真似をしてデザインした．これらのトレーニングは帰国後も国際学会発表などで十二分に成果を発揮した．

いかに人間として成長するか

　心臓胸部外科麻酔フェローのあと，アイオワ大学で ICU フェローやペインフェローなどの他のフェローシップを行う道と心臓胸部外科麻酔チームにスタッフとして残る道が考えられた．しかしレジデントをやっておらず，board（麻酔科専門医）がない自分がスタッフとして残るのはやや困難であった．ほかのフェローシップも魅力的ではあったが，結局帰国の道を選んだ．

　帰国後は帝京大学で後輩の指導を行う一方で，アイオワ大学の協力を得ながら臨床研究を始めるなど，留学の延長線上で日々研鑽を積んでいる．また，国際学会に出席した際は，メルボルンやアイオワのスタッフと再会する機会もある．共同研究や招待講演の話題などが出るなど，人脈が財産になっていることを実感する．

留学の先にあるもの

　臨床留学で学んだ知識，技術はやがては古くなり，役に立たなくなるときがくるであろう．しかし，オーストラリアとアメリカの臨床現場でみた医療の文化的背景，そこで働く医師やコメディカルスタッフとの出会い，厳しいトレーニングの中で学んだ自己マネジメントなどは，これからのキャリア形成に大きく役立つであろう．臨床留学を人間としての成長のきっかけにして，社会に役立つ人材になることが故・森田茂穂先生の教えでもあった．

　今後どのようなキャリアを形成していくか，臨床留学の真の成果が問われている気がする．

［参考文献］

吉村達也ほか：オーストラリアの麻酔科研修制度，麻酔 Vol.58 No.8：1042-1044

川上桃子ほか：セントビンセント病院（メルボルン，オーストラリア）での麻酔科医としての臨床経験，麻酔 Vol.59 No.3：401-403

Yoshimura, et al. The Efficacy of Nitrous Oxide on Facilitating Lung Collapse at the Initiation of One-Lung Ventilation with Bronchial Blocker. *IARS* abstract 2012.

Yoshimura, et al. The efficacy of brief holding ventilation and deflating the balloon of the bronchial blocker in lung collapse at the initiation of one lung ventilation. *Anesthesiology* abstract 2012.

chapter 13

井上美帆

京都府立医科大学附属病院麻酔科・集中治療部

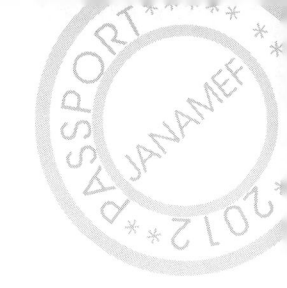

臨床留学の先にあるもの

July 1999-June 2002
Resident
Department of Pediatrics, Long Island College Hospital / Beth Israel Medical Center
July 2002-June 2003
Clinical Fellow
Department of Critical Care Medicine, Children's Hospital of Pittsburgh
August 2003-June 2004
Clinical Fellow
Department of Critical Care Medicine, The Hospital for Sick Children, Canada
July 2005-November 2009
Clinical Fellow
Division of Clinical Pharmacology and Toxicology
The Hospital for Sick Children, Canada
July 2007-November 2009
MSc program, Clinical Epidemiology and Health Care Research
Department of Health Policy, Management and Evaluation
University of Toronto, Canada

要旨………

　北米での小児科・小児集中治療・臨床薬理学の臨床経験を通じて，新たなエビデンスを生みだす臨床研究に興味をもつようになりました．

　さまざまな背景をもつ臨床家が集まるトロント大学での臨床疫学の修士課程では，日々の診療対象である限られた症例を対象にした研究からデータベースを用いた大規模研究まで幅広い研究手法を学ぶ機会が提供され，帰国後に小児集中治療を中心に臨床と研究に取り組む上でも一段と広い視野をもつことができました．

医学部5年生のときに，急性肺血栓塞栓症の診断における肺換気・血流シンチグラフィの有用性と検査結果の解釈を取り上げた Prospective investigation of pulmonary embolism diagnosis（PIOPED）study という臨床研究の論文を読む機会がありました．
　検査前・検査後確率と陽性尤度比などの私にとって新しい概念がちりばめられたその論文は，論理的・定量的な方法で診断を考えさせるもので，にわかに私は"臨床疫学"という聞きなれない領域に関心をもつようになりました．
　1997年に医学部を卒業し，横須賀米軍病院でアメリカ式のインターンシップを経験する中では，医療費を無駄に使わない診療をするために臨床研究が役立つ場面を見ました．例えば足の骨折の患者において X 線撮影の適応を決める際に，身体所見をもとにした Ottawa ankle rule という判断基準が使われていたことを興味深く感じました．

レジデンシー，フェローシップのなかで

　日常診療の根拠となる臨床研究の多くが北米から生まれていることを知ると，北米で臨床を学ぶことへの興味はさらに大きくなりました．ニューヨークのロングアイランド・カレッジホスピタル（Long Island College Hospital）/ベスイスエラルメディカルセンター（Beth Israel Medical Center）での小児科研修では，毎月の論文抄読会で論文を批判的に読み，目の前の患者の診療に役立てることを学びました．
　その後集中治療をより深く理解するためにピッツバーグ小児病院（Children's Hospital of Pittsburgh）にて1年間，トロント小児病院（Hospital for Sick Children: 通称 SickKids．カナダ国トロント）で2年間の小児集中治療フェローシップに学びました．さらに SickKids では臨床薬理学フェローシップも終えることができました．
　しかし，臨床判断に必要なエビデンスが常にあるとは言い切れません．小児で効果や安全性のデータが十分にないまま，大人で認可された薬が使用されていることが少なくない現状に気づきました．例えば静注の非ステ

ロイド性消炎鎮痛薬の1つであるketorolac（日本では未発売）は，十分な安全性のデータがないまま心臓血管外科の手術後の小児の鎮痛に使われていました．

このテーマについてはフェローシップの最後に研究テーマとして取り上げ，腎毒性が見られなかったことを明らかにしました[1]．研究のデザインや統計などを独学するなかで，研究に必要な知識を体系的に学ぶ必要を次第に強く感じるようになりました．

幸いにトロント大学のMSc program, Clinical Epidemiology and Health Care Research, Department of Health Policy, Management and Evaluation（現 Institute of Health Policy, Management and Evaluation: 以下HPME）はSickKidsと距離的に近く，SickKidsの指導医の中にも大学教員を兼ねている医師が多くいたため，応募することにしました．

修士プログラムで臨床研究を学ぶ

入学規定についてはウェブサイトに詳しい[*]ですが，当時は大きく次の7点が必要とされました．

*http://www.ihpme.utoronto.ca/

- 4-year undergraduate degree in a health profession from an accredited University (BScN, BScOT, BScPT, DMD, MD, MScN, etc.). MSc applicants should have graduated from a 4-year undergraduate program with at least a B+ standing in the last two years of study.

  トロント大学の学部では教科ごとにA+からD-とF（fail）で成績がつきますが，応募には最後の2年間は平均B+以上の成績を求められます．Grading practice policy[**]

  **http://www.governingcouncil.utoronto.ca/policies/grading.htm#_

Toc187345814

日本の医学部は成績の評価方法が違うため，英文の成績証明書を発行してもらうときには評価方法を併記してもらう必要があります．

- Two confidential letters of reference from academic and/or professional supervisors or other appropriate contact.

これまで自分が指導を受けた医師や研究者2人に依頼して，推薦状を直接大学院に送ってもらいます．

- Statement of intent which identifies an area of research interest compatible with the expertise and interests of potential thesis advisors.

志望動機書．応募要項には明示されていませんが，実際には，自分の臨床の専門分野に HPME で教官をしている先生がいれば，学位取得に向けた指導を依頼しつつ同時に推薦状を書いてもらうと有利です．

- Relevant research experience

関連分野での研究歴．

- Minimum release time of 3 weekdays

臨床の仕事を続けながら大学院に通う場合，「週3日は大学院の勉強に専念できる環境を与えます」という内容の文書に上司がサインをしたものを提出します．

- Commitment to a career in research as an independent investigator able to compete for peer-reviewed funding.
- English Proficiency Requirement***

  ***http://www.gradschool.utoronto.ca/Admission_Requirements/english-proficiency-requirement.htm

  英語を母国語としない応募者は Test of English as a Foreign Language (TOEFL)，International English Language Testing System (IELTS) など指定されたテストのうちの1つを受験し，要求される点数を超える必要があります．ただし，英語の試験は受けたいときにすぐに受験できるわけではないので，大学院の受験を考えたら何よりも

まず語学試験の受験の手配をすることが大切です．

なお，2007年現在の学費はカナダ国籍保持者・永住権保持者・納税者が年間6621ドルなのに対し，留学生は年間1万5316ドルでした．

北米の他のプログラム，特にアメリカの私立大学と比べるとかなり安く，また臨床の仕事を続けることができたので，贅沢をしなければ生活に困ることはありませんでした．これは北米での臨床研修に引き続いて大学院留学することのアドバンテージだと言えるでしょう．

同級生の顔ぶれ

修士課程に入学した30人はほとんどが医師で，他には薬剤師1人と作業療法士1人のみでした．医師は概ね30代でフェローシップを終えつつある人が多く，ほとんどが今後も大学病院などで臨床と研究を続けていくためのアカデミック・ポジションを目指すためのステップと考えている様子でした．また女子学生の中には出産，育児のタイミングに合わせて入学している人も見られました．

私は最初にとった統計のコースでアジア系カナダ人の同級生たちと仲良くなり，その後もいくつかのコースで一緒にcourse projectをすることになりました．はじめのうちは優秀な同級生たちを前に，「せっかく同じグループに入れてもらえたのだから，英語を母国語としない自分が足手まといにならないように頑張らなくては」と肩に力が入っていましたが，彼ら・彼女らも親や自分自身が韓国や香港，スリランカなどのアジアの国から移民としてカナダに来たためか，私の心配などまったく存在しないかのように自然に接してありがたく感じました．

講義の様子

私の場合，2年間かけて修士課程を終えました．7月・8月は臨床研究

総論のリレー講義があり，9月から本格的に多くの科目が開講されます．各教科の概要はウェブサイトでも随時公開されていますが，私は表に挙げた科目を履修しました．大学の講義といっても私の医学部時代のように座学とテストで完結する単純なものではなく，当初は戸惑いました．

- 各講義の前にあらかじめ指定された教科書の章や論文で予習を求められます．学生用ウェブサイトには事前に参照論文数篇や講義のスライドが掲載され，目を通すだけでもかなりの労力を要します．当然のように予習を前提とした講義が進むので，頑張って予習しないと話についていけません．
- 学生は予習や講義を理解するだけではなく，同時並行で進められる course project を通じて理解した知識を活用することが求められます．course project は研究そのもので，コースで扱う研究デザインに応じて達成目標が定められます．
    - 例えば一から患者データを集める必要がある一次研究では，時間がかかるために学期中にデータ収集を終えることができません．研究プロトコールを作成し，予想される結果を述べるとともに，その研究の限界についての考察を加えたら完成です．
    - すでに論文などに発表されたデータをもとに行う医療経済や臨床決断分析といった二次研究では，研究プロトコールの作成，データの解析，結果の報告，考察までを行います．
    - 学期の半ばには course project の進捗状況をレポートとして提出し，教官からコメントを受けます．この時点で，A+ から B- までの中間評価が下されるので緊張しました．
    学期末にはクラス全体での成果発表と討論を経て，完成した course project のレポートを提出し，最終的な評価を受けます．
    - course project は1人で取り組むこともありますが，多くのコースでは自分たちで決めた2から4人のグループで取り組みます．この course project のために，同じグループの同級生とは何度も

表：トロント大学での修士プログラムで受講した科目一覧

コース名（必修科目に✓）	内容
✓ Introduction to clinical epidemiology and health care research	修士プログラムのイントロダクションとして，さまざまな研究デザインを約10回の連続講義で学ぶ．研究テーマとなる臨床上の疑問を回答可能な形にすることを目指す．
Introduction to clinical biostatistics	医科学専攻対象の生物統計クラス．講義と統計ソフトのSASを使った実習．医療統計学の基本として，二群間の比較や標本サイズの設計を学ぶ．
Biostatistics for health scientists	医科学専攻対象の生物統計クラスで上記の続編．講義と統計ソフトのSASを使った実習．回帰分析や生存解析を学ぶ．
✓ Introduction to applied biostatistics	HPMEによる医療統計学の上級クラス．講義と統計ソフトのSASを使った実習．course projectでは与えられたデータを使って，リサーチ・クエスチョンの設定，解析の計画と実行，解析結果の検討という研究の一連の流れを体験する．
Measurement in clinical research	重症度や生活の質を定量的に測るためのスコアやスケールの作成および評価方法を学ぶ．
Non-Experimental design for the clinical researcher	前後比較研究や症例対照研究など非介入研究におけるさまざまなバイアスを知り，その影響を抑えるための調整方法を学ぶ．
Evidence synthesis: systematic reviews and meta-analysis	統合的レビューやメタ解析といった，既存の数々の研究を体系的に評価・分析する研究手法を学ぶ．
Economic evaluation methods for health Services Research	費用効用分析など，臨床研究における経済評価の概念や手法を学ぶ．
Clinical decision making and cost effectiveness	臨床決断分析や費用効果分析のシミュレーションに用いられるさまざまなモデルとその活用方法を学ぶ．
Introduction to health care research methods using health administrative data	電子カルテや医事データなどの医療データベースを用いた研究手法を学ぶ．
✓ Research internship	研究テーマによっては限られた時間で卒業研究をまとめることが難しいため，代わりにインターンシップとして臨床研究に関連した実務経験をもって充てることができる．私の場合は研究費を申請するために審査機関に提出された研究計画書をレビューした．他には雑誌査読を選択した学生もいた．

メールのやりとりをしたりカフェで相談をしたりすることになるので，講義時間が少ないからといって楽ではありません．
  - course project の内容は，グループのメンバーがそれぞれの専門分野から持ち寄った研究のアイデアから，おもしろそうでかつ，course project に費やすことができる時間や労力の制約のなかで実行が可能なものを選びます．
  このためしばしば自分の専門外のテーマになりますが，あくまで研究方法の習得が目的なので，大きな問題ではありません．例えば医療決断分析のクラスで私は成人の血液腫瘍科医の同級生と組んだので，早期乳がんの術後患者における化学療法の適応判断のために，再発リスクを 21 種類の遺伝子から予測する遺伝子検査（Oncotype DX）の費用対効果分析を行い，コース終了後に論文にまとめました[2]．
  - 余談ですが，カナダでは新規あるいは既存の高額な検査・治療技術・薬剤を対象に費用対効果の分析が広く行われており，オンタリオ州保健省とともに医療評価を行う研究機関 Toronto Health Economics and Technology Assessment (THETA) Collaborative が同検査についての医療技術評価報告書を作成する際に協力を依頼されました．目の前の患者を離れ，臨床家の背景をもつ研究者として州の医療政策決定と近いところにいることを意識した貴重な経験でした．

・同級生たちを見ていると，教官や教官の補佐役のチューターまたは teaching assistant に相談する時間を作ってもらい，course project の問題点を早い段階で指摘してもらったり，よりよい内容になるようアドバイスをもらったりしていました．
  はじめは「project を始めたばかりなのに，もう相談に行っているの？」と驚いたものですが，実はこれが限られた期間に course project を効率よく進めるコツです．大学院で評価されるのは，どれほど自力で頑張ったかというプロセスだけでなく，course project でいかに

> 【留学先の情報】
>
> Ms. Amber Gertzbein
> Clinical Epidemiology Graduate Assistant
> Tel: +1-416-946-3486
> e-mail: clinepi.grad@utoronto.ca

よい研究プロトコールを作ることができるかというアウトカムなのです．

自分自身のことを振り返ってみれば，HPMEに入学する前に自分の研究で問題にぶつかったときなど，知識が足りないから解決できないと考えて，悶々と本や文献を読んでいたこともありました．誰かに相談するにしてもつい，「ここまでしかできていないのに…」「もうちょっと勉強してからでないと…」と二の足を踏んでしまうことがありました．

しかしcourse projectに取り組んだ最大の成果は，教官や同級生に自分から助けを求めることが以前よりうまくできるようになったことかもしれません．

臨床疫学のすすめ

修士コースを終えて帰国し，再び診療を中心に毎日を過ごしています．目下育児中で十分に研究の成果を上げているとは言いがたいですが，日本と北米との診療の違いに気づくことがしばしばあり，そこから思いついたリサーチクエスチョンを研究という形にしていきたいと考えています．

私が渡米した13年前と比較すると，臨床留学を志す若い医師の数は着実に増加しており心強く思います．一方で，留学して臨床疫学を学ぶ人はまだまだ多くありません．最近では国内でも臨床疫学を学ぶ機会が増えて

きているとは言え，本場で学んだ密度の濃い2年間は貴重な財産だと感じています．

すでに臨床留学している医師が臨床疫学を大学院で学ぶ際には，英語力のみならず，臨床を続けながら学ぶことによる患者データの収集や収入の機会など，日本から進学するよりも大きなアドバンテージがあります．これから臨床留学を考える若い医師には，是非その先の「医学研究者」としてのキャリアパスの1つとして，大学院で臨床疫学を学ぶことをお勧めします．

[参考文献]
1) Inoue M, Caldarone CA, Frndova H, Cox PN, Ito S, Taddio A, Guerguerian AM. Safety and efficacy of ketorolac in children after cardiac surgery. *Intensive Care Med*. 2009 Sep;35（9）:1584-92. Epub 2009 Jun 27. PMID: 19562323
2) Tsoi DT, Inoue M, Kelly CM, Verma S, Pritchard KI. Cost-effectiveness analysis of recurrence score-guided treatment using a 21-gene assay in early breast cancer. *Oncologist*. 2010;15（5）:457-65. Epub 2010 Apr 26. PMID: 20421264

II部

JANAMEF 留学セミナー 2011
——海外留学（大学院修士・博士課課程）にチャレンジしよう！—米国それとも欧州？——

chapter 01

卒前・卒後臨床研修プログラムにチャレンジしてみよう

1. ロンドン大学セントジョージ校1カ月

慶應義塾大学大学院医学研究科医学研究系専攻
発生・分化生物学教室

外山弘文

期間：2009年3月10日～4月3日
場所：イギリス・ロンドン大学セントジョージ校

　私は2009年の医学部5年生の春休みに，財団法人医学教育振興財団[*]のプログラムに参加して，ロンドン大学セントジョージ校（St. George's, University of London）のMedical Oncology（腫瘍内科）にて約1カ月間の留学をさせてもらった．

　＊ http://www.jmef.or.jp/

　本プログラムは全国の医学部5年生を対象としており，書類と面接で選考された約20名がイギリスの各大学病院に3月の約1カ月間派遣される．留学先は，2011年にはニューキャッスル，サウサンプトン，ロンドン，ペニンシュラ，オックスフォードとなっている．
　例年，大学病院付属の宿泊施設に滞在でき，滞在費が一部支給される．報告書の提出が義務となっており，毎年刊行される報告書が本留学への応募の際に大いに役に立った．本留学に興味をもたれた方は，財団のホームページで詳細をぜひ確認してほしい．以下の内容が，未来の留学生たちの

参考になれば幸いである.

医学に加えてイギリス英語も学ぶ

　なぜイギリスを留学先に選んだかというと，もともと国としての雰囲気に好感を抱いており，イギリスの国民性や文化的背景に大変興味があった．もちろんイギリスは日本と同様に医学のレベルが高いので，日本と異なる医療制度の下でどのような医療が提供されているのかを体験したかった．また，問診重視の診察形式を学ぶことができれば，将来医療に従事する際に参考になる点が多いと思った．

　以前からアメリカへ留学したいと考えていたが，同時にイギリス留学にも非常に興味があり，海外での視点を経験することで日本の医療を捉え直したかった．

　留学に興味があったものの，自分の英語力で医学的議論ができるかどうか正直不安だった．私は大学時代に何度か短期留学をしていたが，海外在住経験はない．

　海外留学に興味のある学生でも英語力が不安で応募しない人が少なからずいるようであるが，帰国子女でなくても充実した留学経験をしている先輩や後輩は多く見かける．本留学の報告書にも，帰国子女でない先輩が留学の中で自然と英語に慣れ，積極的に実習に参加することで貴重な体験ができたので，ぜひ後輩にも留学を勧めたいという報告が多かった．

　本プログラムは学生の間にしかできない貴重な機会であり，医学に加えてイギリス英語も学べる一石二鳥の経験であると思い，応募を決断した．

　私は大学時代に医学部英語会と日韓医学生学術交流会に所属し，将来の留学を見据えてなるべく英語に触れる機会を多くするように心がけた．これらの部活動において海外の医学部からの留学生を受け入れ，彼らと帰国後も連絡を取り合う中で実践的な英語力を少しずつ身につけた．

　留学体験記にしばしば書かれているように，何よりも英語の準備は大切である．私は，IELTSなどの試験対策に加えて，イギリス英語の独特の発

音に慣れるため，リスニングCDや動画サイトを活用した．各自に適した勉強法があると思うが，楽しく続けられる方法を見つけるのが上達への近道である．

　学生時代の留学は後々に大きな自信となるはずである．学生の立場からの感覚，慣れない海外での実体験，新しい友人との出会い……これらさまざまな思い出や経験が蓄積され，将来医療に携わる中で何らかの形できっと役に立つことがあると思う．これが医学部生の留学の最大の魅力ではないだろうか．

快適なロンドンでの生活

　当時，ロンドン大学での留学の宿泊はホームステイが基本であったが，私は実習の都合上，3週間のホームステイの後に，セントジョージ校の医学部生の寮に数日間滞在させてもらうこととなった．

　ホームステイは家庭によって受け入れが大きく異なるので，留学の不安要素ではあるが，私のホストファミリーはとても親切で面倒見がよく，実習先から歩ける場所だったので，非常に助かった．夕食も提供してもらい，気さくに会話を楽しめたので，大変感謝している．

　一方，病院の近くにある寮は当時2年前にできたばかりで，センサー付きの鍵にトイレ，シャワー，ヒーターが設備された個室だったので，とても快適であった．現在はこの寮に宿泊できるので，共用のキッチンなどで現地の優秀な医学部生との交流も多いようである．

　また，セントジョージ校や両宿泊先はロンドンの中心から地下鉄で30分くらいであったので，実習以外にもパブやサッカー，ミュージカル，西洋絵画など新鮮なロンドンの文化に触れ，東京の生活とは一味違った充実した時間を過ごすことができた．

2人の先生に指導された幸運

　現地では主に Tim Benepal 先生と John Glees 先生の2人の consultant（教授クラスの専門医）の外来を見学して親身に指導してもらい，大変お世話になった．

　Benepal 先生はセントジョージ校で外来を受けもつと同時に，学生の指導にあたっており，最も指導が厳しい先生であるそうだ．学生が不真面目であったり質問に対して無頓着な回答をしたりすると，学生を叱咤することが多々あるようであるが，私には留学生だからか終始優しかった．

　一方，Glees 先生は優しい顔つきが印象的な放射線治療の教授であり，セントジョージ校の肺癌外来やロンドン郊外にある有名なロイヤル・マースデン病院（The Royal Marsden Hospital Sutton）の皮膚癌外来を担当している．本来は私の担当ではなかったが，幸運にも日本に対して好印

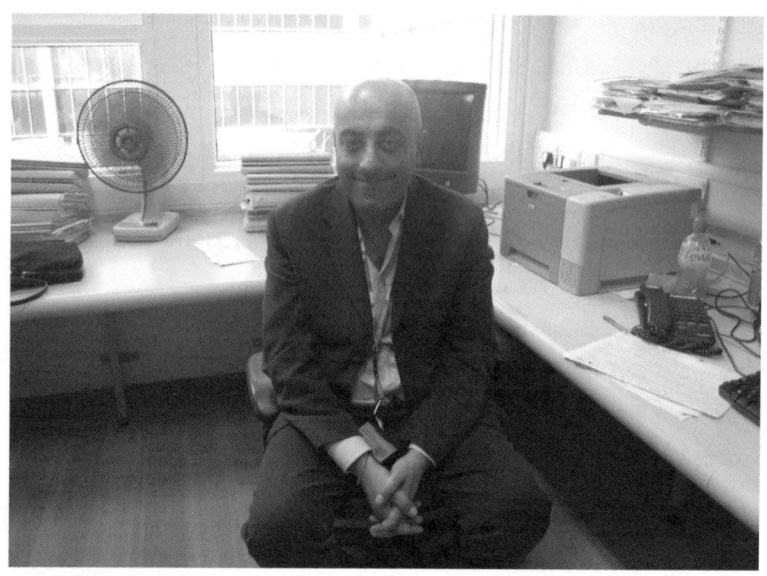

▲ Tim Benepal 先生

象をもっており，セントジョージ校で偶然見かけた私の指導をしてくれたうえ，ロイヤル・マースデン病院の外来もぜひ見にくるようにと誘ってくれた．このような海外での体験は日本人として純粋にうれしいものであり，偶然の出会いが生み出す旅の醍醐味でもある．

今回の具体的な実習内容としては，外来，カンファレンスの見学に加え，病棟で患者を自分で診察して症例をまとめる clerking，Benepal 先生から症例の諮問を受ける少人数での teaching に参加した．

・腫瘍内科の外来見学

セントジョージ校はロンドン大学附属の総合病院であるが，私は腫瘍内科で肺癌，上部消化器癌，下部消化器癌，乳癌，泌尿器癌，リンパ腫など部位別の外来に加え，全体のカンファレンスに参加した．患者の全身状態を経過とともに評価し，検査データを参考にして治療法を検討する様子が印象的だった．

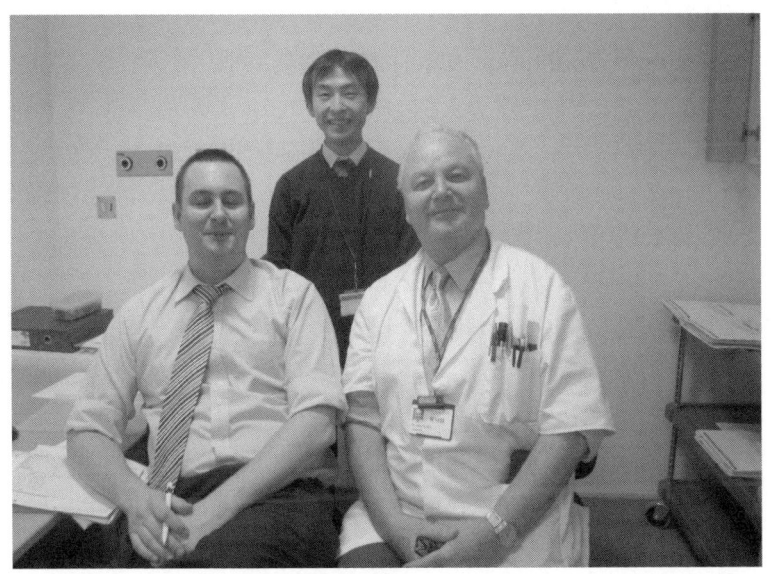

▲ John Glees 先生（前列・向かって右）と筆者

患者の考え方や性格は多様で，自分の症状について極度に心配する人もいれば，冷静に自分の状況を受け入れる人もいる．それぞれの患者の価値観に合わせて問診や治療を進めていく必要があることを強く実感した．

　一方，ロイヤル・マースデン病院でのGlees先生の皮膚癌外来では有棘細胞癌や基底細胞癌の症例が多く，高齢者の顔面や手背など日光に当たる部分に生じやすいという教科書どおりの特徴を実際に見ることができた．また，珍しい症例の患者や皮膚癌の過去の症例などについて，治療前後の写真を指し示しながら，放射線治療の効果を興味深く親身に説明してくれた．特に患者が女性しかも若年の場合は治療後の外見を気にすることが多く，術後の容姿は重要である．

　ちなみに，放射線治療の際には病変部以外の正常組織にも多少の線量が当たって副作用を生じてしまうが，これを最小限に防ぐ鉛のマスクの型を作る．実際に患者の鼻部の癌の型を作る過程を見学し，新鮮な工程が印象に残ったのと同時に，各自の技能を融合した医療チームを垣間見られて非常に良い経験となった．

・ClerkingとTeaching─印象的な臨床講義─

　セントジョージ校の学生はまさに多国籍であり，イギリス以外にも香港，インド，スリランカ，パキスタンなど世界各国の出身者が集まっていた．患者の出身も多様であり，初めは外来での英語のさまざまな発音に苦労したが，自然と少しずつ慣れていった．意外にも純粋なイギリス英語を話す人は多くなく，イギリスは多民族国家であることを再認識した．地方での実習においては，より訛が強い地域もあるという．

　clerkingでは，初めて会う患者に問診しながら，情報を整理して症例をまとめる．英語が理解できないときはしつこく確認してしまったが，幸いにも私の拙い英語での質問に対して辛抱強く答えてくれた．今回の実習を通して，積極的に笑顔で治療に協力してくれた患者が多く，医学部生の教育に対して好意的な印象を受けた．

　clerkingでまとめた症例はBenepal先生のteachingにて口頭発表し，

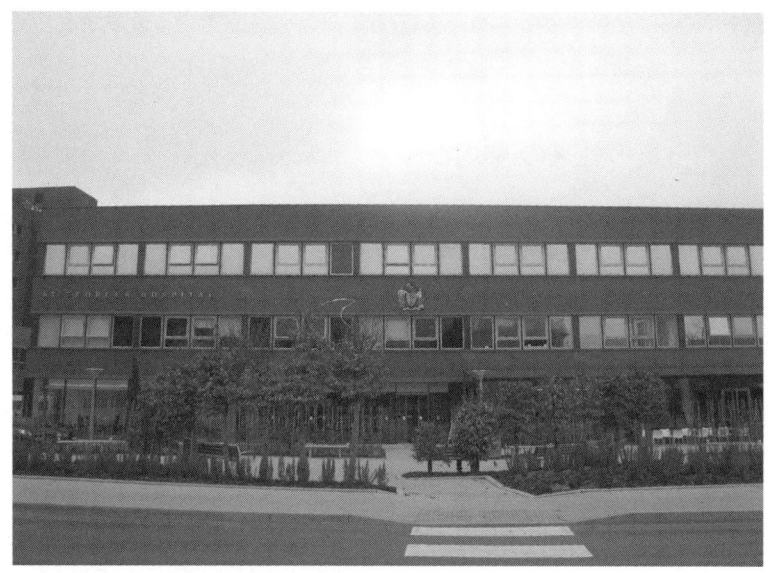

▲ St. George's , University of London 外観

　セントジョージ校の医学部生3人班と一緒に試問を受けた．先生はたびたび突っこんだ質問を投げかけ，私たちが何か答えるたびに，それに対する質問が矢継ぎ早に飛んできた．こうして試問形式でどんどん展開していったので，最初は英語についていくだけで精一杯だったが，徐々に話の筋がわかるようになり，臨床の考え方を身につけるうえで非常に良い勉強になった．

　診察の際には，患者の根幹にある問題は何か，鑑別疾患は何か，何から検査すべきかなどについて，常に頭に入れながら話を進めるように強調されたのが印象に残っている．

　また，パワーポイントで症例の課題を口頭発表した際には，先生から「パソコンの画面を見つめないで，話す相手に顔を向けたほうが良い」，「画面の文字数はぱっと理解できるくらい少ないことが望ましい」など，現在でも役に立つ指摘を受けた．

　私としては英語が拙く，あまり思うような発表ができなかったと感じた

部分もあったが，先生からは「英語が第二言語であることを考慮すると，非常に良かった」との光栄な賛辞をもらったので安心した．

日英の外来の違いに

　興味深いことに，イギリスではGlees先生のように白衣を着る医師は少なく，ほとんどの医師は白衣を着ない．男性の服装はスラックスにワイシャツ，ネクタイ，女性はカジュアルフォーマルであり，日本であれば会社員のようである．もちろん日英の文化的な背景の違いも一因であると思うが，イギリスでは白衣を着ることで患者に威圧感を与えるのを抑え，医師が患者と極力近い立場で率直に対話することを重視しているようである．

　そのためか，患者が治療に対する希望に加えて，悩みや不安などをざっくばらんに長い時間をかけて話をしていた．日本の外来のような慌ただしさはなく，患者1人にじっくり時間をかける．時には私生活に至るまで気軽に医師と話をする患者もいて，非常に人間味の溢れる外来であった．

　謝辞：この貴重な留学の機会を与えていただいた財団法人医学教育振興財団および慶應義塾大学医学部の先生やスタッフの方々に大変お世話になりました．また，何よりもBenepal先生やGlees先生を始めとして私を快く受け入れていただいた現地の先生方，学生課，寮のスタッフなどにはさまざまなご指導，ご支援をしていただきました．この場を借りて関係者各位に心より感謝申しあげます．

2. コロンビア大学留学体験記

慶應義塾大学医学部6年

羽入田明子

期間：2011年7月1日～7月31日
場所：アメリカ・コロンビア大学付属セント・ルークス病院

　医学部6年の夏，アメリカのニューヨーク州にあるコロンビア大学附属セント・ルークス病院にてサブインターンとして臨床実習を行いました．ローテーションした科は，General internal medicine と Pulmonary の2つです．

　本稿では，その留学に至るまでの契機，準備，内容報告に加え，留学を通して実感した日米の違いについて述べたいと思います．なお，本留学は慶應大学の「JSPS組織的な若手研究者等海外派遣プログラム」の支援により実現しました．この場をお借りして御礼申し上げます．

百聞は一見に如かず，いざ留学へ！

・学内選考の準備

　アメリカでの臨床実習——帰国子女でもない私にとって，はじめは夢のような話であった．しかし，5年になって始まった初回のポリクリで循環器内科を回った際，アメリカで実際に働かれていた香坂俊先生に米国式のプレゼン方法や体系だった鑑別診断の挙げ方，ディスカッションの楽しさを学んだことで，漠然とアメリカの医療現場を見てみたいと思うようになった．

そして，10月に東大で行われた財団法人日米医学医療交流財団のセミナーに参加し，実際に臨床実習されてきた先輩方の大変興味深い話の数々を聞いたことで，「やはり百聞は一見に如かず．USMLEを取得しなくても臨床実習ができる学生の段階で一度アメリカの医療を体験してみたい．やれるだけのことはやってみよう！」と心に決めた．

　幸い，慶應には世界中に多数提携校があり，選考試験に通った者は毎年6年の夏にアメリカで臨床実習する機会を与えられることを知ったため，まずはその応募準備を始めることにした．

　学内での選考会で必要であったのは，TOEFLでの高得点と英語での面接．海外生活経験のない者にとって，最大のネックはやはり言葉の壁であろう．5年の秋は，実習や部活動の合間を縫ってはTOEFL iBTの勉強に費やした．

　特にlisteningとspeakingは帰国子女でない者にとってはハードルが高いため，ipodにジョンズホプキンズ病院や*New England Journal of Medicine*のlistening教材をダウンロードして聞いたり，ポリクリの実習中も機会があれば，英語でケースプレゼンテーションを作ることで，できるだけ英語に触れる機会を多くもつよう心掛けた．

　さらに，試験直前には，speaking対策として制限時間を決めて自分でいくつかのテーマに関して話し，それを録音して直す，といった作業を繰り返した．息抜きには，Dr. Houseを観たり，大学の英語会や同じく留学を志している友人と英語で他愛もない会話をすることでモチベーションを高め合った．

　こうして学内選考への準備を進める傍ら，実際どの大学へアプライするかを決める必要もあった．そこで，私は最終的に専門を決めていない現段階で，ポリクリで学んだ知識を最大限に活かすことができ，体系だった鑑別診断を挙げるトレーニングが行えるGeneral internal medicineを選択できるということ，さらに，世界中から多くの人種が集まっており異文化交流を図るには最適であろうと思われる国際的な都市ニューヨークに位置することから，コロンビア大学（Columbia University）を第一志望とし，

必要書類を準備した.

　私の場合は，letter of recommendation, transcript, Dean's certification, immunization, 顔写真の5点であった．詳細はコロンビア大学のホームページ[*]を参照願いたい．

　＊ http://vesta.cumc.columbia.edu/ps/visiting/).

・滞在先を探す

　何とか書類を揃え，アプライも終了，あとは先方からの結果を待つのみ……と思った矢先，先輩から宿泊施設の準備が済んでいないことを指摘され大慌てで探すことになった．

　残念ながらコロンビア大学は寮を提供してくれないため自分で滞在場所を決めなければならないのだが，マンハッタンの中心でマンションやアパートを探すのはコストや治安面でなかなか難しい．そこで，私が今回利用したのは，International House NY[*]であった．

　＊ http://www.ihouse-nyc.org/

　この施設は，世界中からさまざまな専攻の留学生を受け入れており，カフェテリアや運動場，自習室やPC室まで整備されていて滞在費も非常にリーズナブル，しかもネットで簡単に予約できる点でまさに学生の味方であった．I-Houseの周囲の治安はBroadway 125thよりup townに行かなければ女性ひとりでもまったく心配がなく，病院まで徒歩で通える距離であったためまさに最高のロケーションであった．

サブインターンとは

・インターナショナルなチーム構成

　成田を発ち，遥々とニューヨークへ．ぎらぎらとまぶしい太陽の下，私のI-Houseでの生活がスタートした．実習初日，病院へ着くとすぐに数

あるMedicine（内科）チームの1つであるD-Seniorに配属された．
　私のチームはアテンディング1名（レバノン人），シニアレジデント1名（フロリダ出身），インターン2名（フランス人とインド人），サブインターン1名（私：日本人），医学生2名（コロンビア大の学生とケニア人）の7名という非常にインターナショナルな構成で，まさに"人種のるつぼ"と称されるアメリカの縮図そのもの！といった感じであった（しかもセント・ルークス病院はスペイン語しか話せない患者も多く，回診では一同お手上げで通訳を呼んだり，身振り手振りで四苦八苦する場面も多々あった）．
　サブインターンとは，インターンよりも担当する患者数が少ないこと・オーダーができないことを除いては，基本的にインターンと同等の働きを求められた．日々のラウンドで担当患者のプレゼンテーションを行う，コンサルタントへ電話をかける，Progress NoteやDischarge Noteを記載する，4日に1回のオンコールはEDで患者を引き継ぎ，History takingをしてAdmission Noteを記載，翌日引き継ぎする，といった仕事を

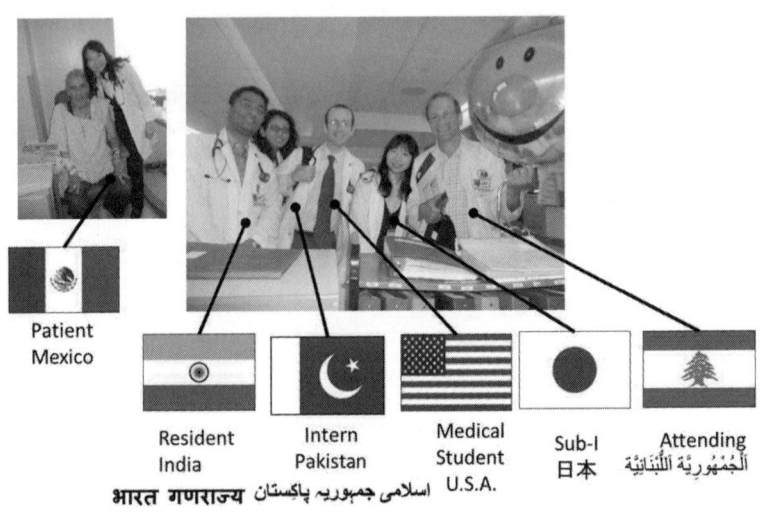

▲ D-Seniorの多国籍なメンバー

した．1日の流れは，以下のとおりである．

- **外来での実習**

　入院患者の実習にも慣れたため，外来患者の実習にも参加してみたいと思い，残りの1週間余りをAsthma clinicをアテンディングにお願いし，クリニックで実習させていただいた．クリニックは完全予約制で1人の患者に1時間近くかけて診察に及び，患者の疾患だけでなく社会歴や家族構成といったバックグラウンドに踏み込んで治療計画を立てる様子には大変感銘を抱いた．

　また，病棟では保険によって最良の治療を選択しないこともしばしばあったが，このクリニックのアテンディングは大変患者思いのまさに"医は仁術"といった，人としても医師としても尊敬できる素晴らしい女性のドクターだった．

　どんな患者に対しても親身になって治療に臨み，貧困で薬や治療器具を購入できない患者には，オフィスに山積みされた製薬会社からの試供品を支給するなどしてできるかぎり最良の治療ができるよう取り組んでおり，感動したことを覚えている．

Time Schedule	To Do
7:00〜	Pre-round
8:30〜	(Resident Round)
9:00〜	Attending Round
11:00〜	Case Conference
12:00〜	Noon Confedence
13:00〜	病棟業務
16:00〜19:00 (On call 20:30頃)	帰宅 (Emergency Department)

▲サブインターンとしての1日のスケジュール

独立記念日前夜の出来事

　多様な文化・生活に触れるという目標？のもと，アメリカ滞在中は時間の許すかぎり外出して，いろいろと観光も楽しんだ．週末は友人たちと Central Park，5番街，Broadway Show や Lincoln Center へと繰り出し大変充実した日々を過ごすことができた．

　さらに，幸運にも日本人で現在コロンビア大学プレスビタリアン病院の Adult and Pediatric Liver and Intestinal Transplantation で surgical director，Multiple-organ transplantation および Pediatric and adult liver transplantation のスペシャリストとして世界でも名高い，Dr. Kato こと加藤友朗先生にお会いする機会に恵まれ，ドナーが入ったので肝臓移植を行うから興味があれば来てもよいという願ってもないお誘いをいただいた．救急車で空港まで向かい，ジェットでミシガン州まで飛び，6歳の

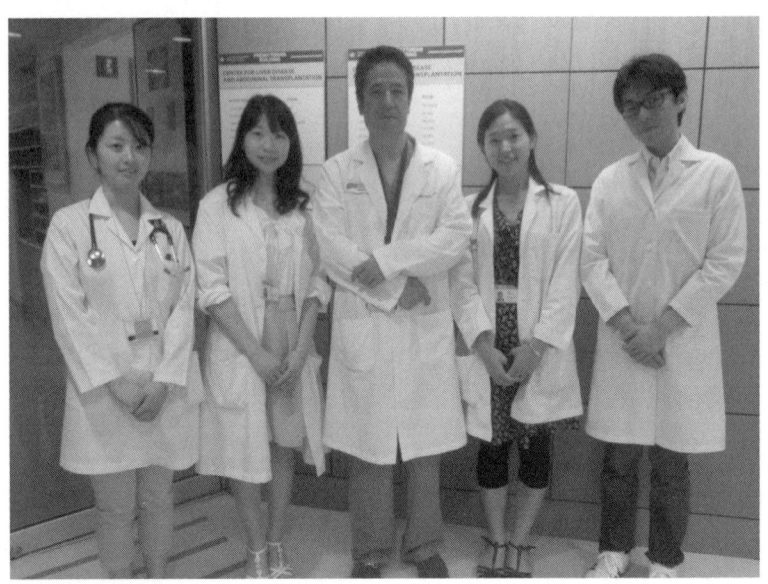

▲ Dr. Kato こと加藤友朗先生（中央）と

細菌性髄膜炎で脳死となった女児の肝臓をオペ摘み NY へ戻り，Dr. Kato 執刀のもと，17 歳の PBC の患者へ移植する手術に入るという非常に貴重な体験をさせていただいた．

　折しもその日は独立記念日前夜であり，午後 7 時に NY を飛び立ってから，肝臓移植のオペが終わったのは翌日の昼過ぎであったが，まだ温もりのあるドナーから肝臓を取り出す場面にはじめて立ち会うことで，命の重み，時間との闘いである移植手術のシリアスさ，そして移植の世界的権威である Dr. Kato の術野に入らせていただけ，私にとってこの日は一生の思い出となった．

　その夜，同級生たちと夕食をとりながら I-House の 11 階からライトアップされたハドソン川に打ちあげられた花火のきれいだったこと……．今でも瞼に焼き付いている．

教育的な環境のよさに思う

　こうしてあっという間の 1 カ月間を終え，帰国した私の感想は，やはり"百聞は一見に如かず"ということである．私のような未熟者がわずか 1 カ月の滞在で本質的な日米の医療の違いについて語れることなど到底ないのであるが，いくつか気づいた点を挙げるとすれば，アメリカのシステムの欠点として，「保険制度により差別化した治療をしたり，DPC の導入により早く退院させることのみに重点を置くあまりしっかりと患者と rapport が築けていない面も多い」ということ，また「シフト交替でオン・オフがしっかりしている反面，患者に対しての責任感が薄れ，容体をしっかり把握していないこともしばしば．患者第一の医師という面では欠けている面があるように感じられた」といったことがある．

　一方，利点としては，カンファレンスや普段の回診でのディスカッションは大変精力的で，他科との連携も密にとれており，一医学生がアテンディングにとんでもない質問をしても温かく答えてくださるなど，とても教育的な環境が整っているように感じられたことである．

"アメリカ人は評価することにも評価されることにも慣れている"とよく言われるが，本当にそのとおりで，アテンディングたちも学生に評価される立場であることから，積極的に指導にあたろうとしているように感じられた．さらに，普段の回診やディスカッションでも EBM に基づいた治療を好み，文献を引用する点はとても勉強になった．

もちろん苦労がなかったわけでは決してない．が，それ以上に日々新しいことの連続でわくわくさせられることのほうが多かったように思う．

本留学を通して得た後輩へのアドバイスとしては，学生時代は比較的時間に余裕があり，アメリカの医療を経験できる人生でまたとない機会であるため，少しでも興味がある人はぜひその利点を活かして思い切り海外へ羽ばたいてほしいと思う．"百聞は一見に如かず"であるから．

最後になりましたが，本留学を支えてくださりました慶應大学医学部国際交流委員会の安井正人先生をはじめとするたくさんの先生方，スタッフの皆様，コロンビア大学の先生方，加藤先生，苦楽を共にしてくれた同級生，あらゆる面でサポートしてくれた家族に心から感謝の意を表したいと思います．

そして，これから留学にチャレンジされる後輩の皆様の益々の発展を祈念し，結びの言葉とさせていただきます．

chapter 02

大学院修士・博士課程プログラムに入ってみよう

1. 欧州の Doctor of Philosophy

慶應義塾大学医学部薬理学教室
安井正人

期間：1993年2月〜1997年6月
　　　1997年7月〜2006年2月
場所：スウェーデン・王国カロリンスカ研究所大学院小児科
　　　米国・ジョンズホプキンス大学医学部生物科学

「なんて寒いところだろう！」――ストックホルム空港に到着した瞬間，経験したことのない冷たい風が顔に突き刺さった．「とんでもないところに来てしまった」というのが私のスウェーデン上陸の第一印象である．今から16年前のことだ．

当時小児科医であった私は1年間の予定でスウェーデンのカロリンスカ研究所（Karolinska Institutet）に留学することが決まっていた．結局13年にも及ぶ海外生活を送ることになるとは，当時は思いもよらなかった．

3年間の聖路加国際病院小児科臨床研修を終え，私の研究に対するモチベーションは徐々に高まっていた．それは，「小児の病気をしっかり理解するためには，発達という概念を見極めなくてはいけないのではないか？その発達とは一体どういうことなのか？　とことん考え抜いてみたい」ということだった．

病院内の図書館に通い，「発達」をキーワードに片端から論文を調べた．

今でこそコンピュータデータベースに容易にアクセスできるので，このような検索は数秒でできてしまうが，当時は1つひとつ当っていったので，数カ月かかったことを記憶している．

いずれにせよ，やっと見つけ出したのが，私の最初の留学先となったカロリンスカ研究所小児科のアペリア教授だった．今考えるとかなり無謀なことをしたと思うが，アペリア教授に直接手紙を出し，何回かのやり取りの後，留学の話がまとまった．以前留学されていた福田豊先生（当時順天堂大学小児科）にも大変お世話になった．その後，カロリンスカで4年半研究生活を送り，博士号取得後，米国ジョンズホプキンス大学へ異動，さらに8年の海外研究生活を送ることとなった．

ここでは，欧州の学位制度を紹介しながら，スウェーデン研究生活を通して感じたこと，考えたことを自由に述べることにする．

教育の真髄に触れた体験

「教育」というキーワードで話を始めてみたい．カロリンスカでアペリア教授に師事したことは，その後の自分の研究人生を大きく変えることになったと思う．

アペリア教授をはじめ，カロリンスカの教授陣に共通しているのは，大変「ほめるのが上手」だということだ．彼女からは常にポジティブなフィードバックをもらっていたような気がする．彼女と話していると，「もしかしたら自分でもできるのでは!?」というなんとも不思議な気持ちになってしまう．

的の外れたほめられ方をされても心には響かなかっただろうから，きっと核心を突いていたのだろう．学生1人ひとりの長所に気付きそれを最大限に伸ばすように導いていく．その結果として学生が自信をもつことができるようになる．これこそ教育の真髄なのだと思う．

一方，日本の教育は，どちらかというと正しい知識を求めることに重点が置かれすぎているため，既存の概念を疑ってみたり，1人ひとりの個性

に応じた対応をすることは難しい環境にあると思う．

　幼児教育を比較してみても，日本では「何々してはいけません」「みんなで一緒にお遊戯しましょう！」というところから入っていくが，スウェーデンでは，「1人ひとり違った課題が出され」「これもしてみよう．あれもしてみよう．それができているのはすごいね」といったように個性重視，ポジティブ思考の教育が徹底している．

　正直，私自身スウェーデンで初めて学問や研究の楽しさを学び，自分自身に対しても自信がもてるようになった気がする．いずれにせよ，アペリア教授の魔法？にかかってしまった私は，当初1年の予定だった留学期間を延長し，博士課程に進学，結局4年半も滞在することになってしまった．

大学の伝統，学問の伝統の重みとは

・徹底的にやる（議論する）

　なんといっても大学が13，14世紀から何百年も続いてきたという伝統はすごい．言葉では決して表すことのできない重みがある．スウェーデンはいってみればヨーロッパの中では田舎であり，イギリスのケンブリッジやオックスフォードに比べて歴史も浅く規模も小さいが，それでも明治以降に急速に発展した日本の大学とは違う．

　大学はもともと神学を教えることから始まり，哲学を教えるところとして発展していった背景がある．したがって，大学院博士号も，「Doctor of Philosophy」という．

　カロリンスカで学んで感じたのは，やはり単に実社会で役に立つ知識を習得するのみならず，「いかに深く考えるかということを徹底的に議論する土壌がある」ということだ．学生はただ単に受身の授業を受けるのではなく，自分の好きなこと，やりたいことを，知りたいことを徹底的にやる姿勢が要求される．

博士課程もコース（あるいは授業）偏重というより，独自のプロジェクト重視である．学位論文を書くための条件は，5つの査読付きの学術論文（そのうち3つは筆頭著者であることが必須）が公表されていることである．かつそれら5つの論文は，一貫したテーマである必要がある．
　これはなかなかハードルが高く，多くの学生は4年以内に修了することはなく，5〜6年かけて卒業することになる．

・**自由な雰囲気**
　日本，アメリカと比べて特に違いを感じることは，学問や研究の成果に対するプレッシャーが少ないことではないだろうか．もちろん，何も成果を出さなくとも良いということではないが，学問や研究に対する独立性が担保されている．
　カロリンスカでは，「基礎研究は決して流行でやるものではない」ということをよく耳にした．これも学問の伝統の違いなのだろうか．やはり，パラダイムシフトを起こす研究は，競争が激化しているような環境よりも，ある程度ゆとりのある環境のほうが良いのではないだろうか．
　その後，アメリカに渡って感じたのは，いつの間にか研究費を獲得するために研究しているような人が増えているということだ．そうなると必然的にすぐに成果が上がりそうな研究に飛びついてしまうことになる．したがって，10年20年かかるようなプロジェクトは大変やりにくい空気が漂ってしまっている．

英語が公用語——これぞ本当のバイリンガル

　スウェーデン人と話していると時々びっくりすることがある．
　ほとんどのスウェーデン人は，英語がたいへん堪能である．スウェーデン語のできない私に対しては，常に英語で話しかけてくれるが，時々スウェーデン語で話しかけ2〜3分話しまくってから，こちらがきょとんとしていると，そのことに気付き，「すまない，いまスウェーデン語で話

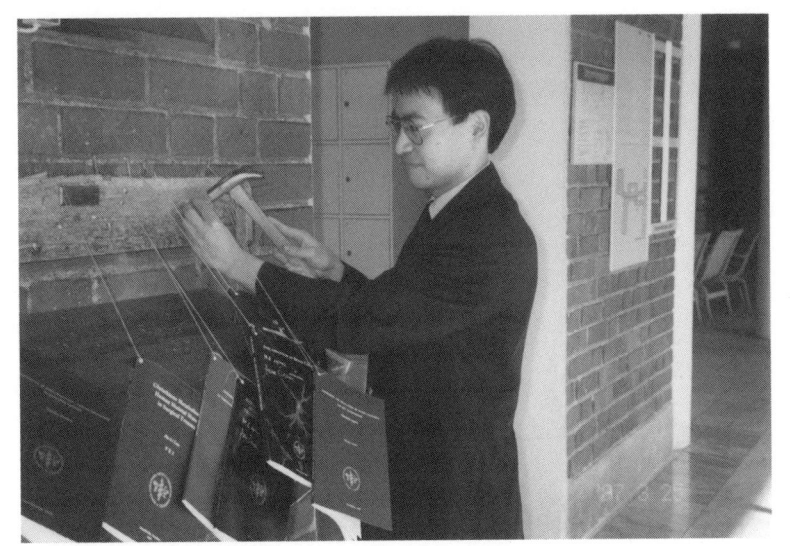

▲博士論文は，図書館の壁に自分で打ちつける

していた？」と言って，すぐさま流暢な英語に切り替えてくる．
　つまり，彼らはほぼ無意識のうちに英語を話したり，スウェーデン語を話したり，スイッチを切り替えられるということだ．これぞ本当のバイリンガルというものなのだろう．
　もちろん，スウェーデン語と英語は，日本語と英語に比べてお互いに似ているので，バイリンガルになるのも多少は容易なのかもしれないが，それだけではない．環境や教育によるところも大きいと思う．

欧州留学のすすめ

・オポネントを相手に行う学位審査
　博士課程の最後の難関，学位審査に関して概説することにする．
　学位審査は，一般に「ディフェンス」という．何に対してディフェンス

大学院修士・博士課程プログラムに入ってみよう……chapter 02　239

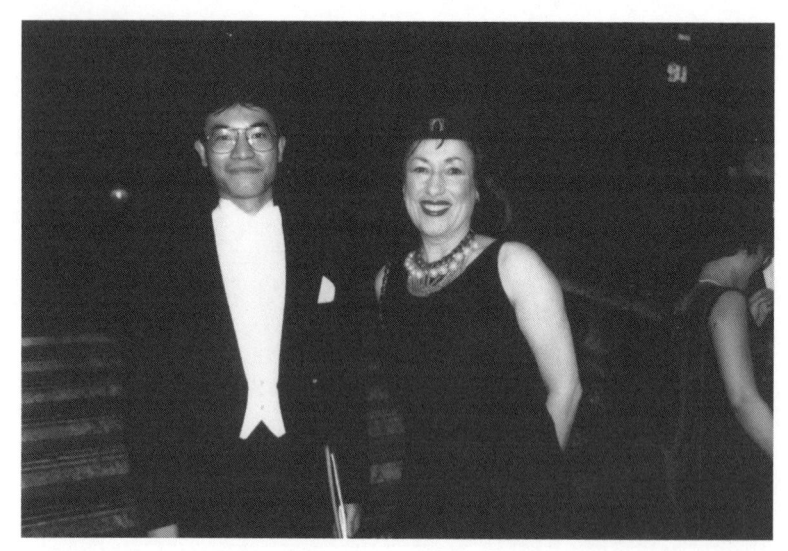

▲学位授与式でアペリア教授と一緒に（ストックホルム市庁舎）

するのか，最初私もその意味がよく分からなかった．審査では，最初にオポネント（国内外からその分野に精通した教授を招聘するのが一般的）が，学位授与の対象となる学生の研究を紹介する．このオポネントこそ，ディフェンスしなければならない相手なのである．

　オポネントは，学生の研究を30分程度で紹介した後，その内容に関して，いくつもの質問を投げかけてくる．それに対して逐次返答していかなければならないのだ．質問は基礎知識を問うものから，研究内容に関する重箱の隅をつついたようなものまで千差万別である．このやり取りが2時間近く続く．その後，審査官（カロリンスカの教授5名）から質問を受けることとなる．

　最後は，オポネントと審査官が別室で協議し終了となる．これをすべて英語でやるわけであるから，日本人の私にとってはかなりきつい体験だった．

・伝統を重んじた学位授与式

　厳しい審査を経ると，その後待っているのは，いかにも欧州らしい伝統のある学位授与式と晩餐会である．カロリンスカの学位授与式・晩餐会は，ノーベル賞の晩餐会が開催されるストックホルム市庁舎で行われる．

　言葉では表現しきれないが，学位授与式・晩餐会に参加した瞬間，それまでの苦労が一気に吹っ飛んでしまうような，何とも不思議な時空間であったことを記憶している．

　長い人生，数年間は欧州独特のゆっくりとした時間の中で，じっくりとものを考えてみるのも良いのではないか！――それが私からのメッセージです．

2. ジョンズホプキンス大学大学院留学体験談

慶應義塾大学医学部薬理学教室
塗谷睦生

期間：1999年9月～2004年10月
　　　2004年11月～2007年3月
場所：ジョンズホプキンス大学医学部神経科学科
　　　コロンビア大学生物科学科

　私は日本の大学を卒業後，かつてより興味をもっていた神経科学の教育を受けるため，大学院でのアメリカ留学を決めました．ジョンズホプキンス大学（Johns Hopkins University）医学部神経科学科の博士課程で5年ほどのトレーニングを受けることとなりましたが，そこは学生を育てるための熱意と内容に満ちたものでした．本稿では，私が体験したアメリカ大学院博士課程の内容についてご紹介いたします．

"We are here for you"──学生を大切にするその文化

　実は私の大学院留学は，かねてより計画して実現したというより，大学卒業間際になって思い立って勢いで決めた，という感じのものでした．
　その動機はただひとつで，大学の専門に入ってより魅力を感じていた神経科学を，その中心できちんと学びたいというものでした．神経科学は非常に広い学問領域で，かつ進歩の非常に著しい分野です．この分野できちんとした基礎を身につけ長く研究を進めていくため，神経科学の学問の中心でしっかりと学びたいと考えるようになりました．
　いろいろと調べる中で，アメリカにおける大学院教育は非常に徹底した

ものであり，かつ神経科学の専門のプログラムがあるということを知り，どうしても留学をしたいと考えるようになりました．しかし，それを思い立ったのが卒業を控えた大学4年生のときでしたので，タイミングとしてはぎりぎりでした．

　研究室での研究を進める傍ら，そこから半年ほどの間に下調べや各校共通の試験のための勉強，試験，エッセイや推薦状を揃えてのアプリケーションを進めるという，怒涛の日々を過ごすこととなりました．

　今考えても本当に奇跡的なことと思いますが，そのような付け焼刃の用意にもかかわらず，私が憧れていたジョンズホプキンス大学医学部の神経科学科がその門戸を開いてくれ，PhDプログラムに入れていただくこととなりました．さらにこのプログラムは，授業料全額免除なのに加えて奨学金もいただくことができるという，非常に恵まれたものでした．

　このチャンスに深く感謝をしつつ大きな期待と不安を胸に渡米したわけですが，私の期待をはるかに超えたこのプログラムの素晴らしさは新入生12人を集めての最初のミーティングですぐに明らかになりました．

　そこにはプログラムの代表の先生がいらしたのですが，その先生が私たち新入生に向かって，"We are here for you"とおっしゃったのです．これはその後も一貫して私が経験することになった，教員は大学院生を育てるためにいる，というその姿勢がよく表れた言葉で，学生が大切にされるその文化に対する驚きと感動を強く覚えました．

PhDプログラム，前半にして最大の関門

　さて，ここでPhDプログラムでの教育の内容について少しご紹介しようと思います．まず日本との大きな違いは，PhDプログラムというのは日本の大学院における前期（修士）と後期（博士）が一緒になっているということです．ですので，実際に卒業するのに必要な年数は決まっておりませんが，一般的には日本における前期の2年と後期の3年を合わせた

5年以上の長いものになります．このように連続的なものなのですが，最初の2年はより教育に重点が置かれ，その後は研究に重点が置かれることとなります．

・1年目：3つ以上の研究室をローテーション

　最初の1年は講義がメインなのですが，研究のほうではローテーションと言って，学部に所属する研究室の内，自分の興味のある研究室で3カ月程度の研究を行い，1年の間に3つ以上の研究室を回るという制度があります．そしてそれを経た後，2年目の初めまでに，その後研究を続けていく所属研究室を決めることとなります．ローテーションというのは非常にすぐれたシステムで，その間に各研究室でのテーマや手技を身につけることができるとともに，各研究室での研究生活を体験し，人々と触れ合うことで，その後長い研究生活を送る研究室，そしてテーマをじっくりと選ぶことができるわけです．

　上記のように非常に広い神経科学の領域に飛び込んだ私を含む新入生にとっては，このように十分な時間をかけて自分の興味を見出す過程というのは非常に貴重で，大切なものと思います．私はこの中から，かつてより研究に興味があり，そして研究室の雰囲気も素晴らしいRichard Huganir教授の研究室に入れていただくことになりました．

・2年目：世界最先端の授業

　さて，そのようにして1年を経て研究室を選ぶと，2年目からはその研究室での研究を進めつつ，授業を受けていくことになります．

　学生からの評価も重要となるアメリカでの先生方の講義に対する姿勢は非常に熱心で，とても素晴らしい講義を受けることができました．さらに，その講義をしてくださる先生方は世界の最先端にいらっしゃる先生方ばかりで，その中にはのちにノーベル賞を授与された先生もいらしたことはそれを物語っていると思います．そしてそのような先生方とファーストネームで呼び合い親しめる文化に身を置くことは，世界で活躍していこうとす

る若い学生たちには非常に大きな意義をもっていると感じました．

また，講義にもいろいろなものがあり，ディスカッションだけを行うものもありました．それに加えて学部全体のセミナーで発表する機会もあり，このような中からディスカッションやプレゼンテーションのスキルが自然と培われていくのも，アメリカの大学院ならではかもしれません．

• Qualifying exam，最も過酷な試験

このようにして2年間みっちりと教育を受けるわけですが，その後3年目からの研究生活に入るためには避けては通れない最大の関門があります．それがQualifying exam，あるいはその形式からOral examと呼ばれるものです．これは，学生1人に対し学部の先生が5人ほど選ばれ，小さな部屋にこもり，そこで各先生が30分程度の口頭での諮問をするというものです．範囲は今まで教えられたはずのすべてですので，私たちの場合には神経科学の大部分，ということになります．

これはPhDプログラムの学生にとって最後の，そして最も過酷な試験ということができ，そのために研究室での実験を一時中断し，数カ月自宅や図書館こもって勉強をする人もいるほどです．長い諮問の後に先生方の協議があり，合格すると"Congratulations"という言葉とともに握手を交わし，晴れてPhD candidateとしてその後に進むことができるようになります．

非常に大きなチャレンジとはなりますが，学生はこの過程を経ることで初めてこれまでに習った多くの知識を整理し，その分野のDoctor of Philosophyと呼ばれるに値する体系立った知識を獲得することができるのだと思います．

学位取得への最後の道のり

・Thesis committee によるサポート

　無事に Qualifying exam を通過すると，いよいよ研究生活が本格化します．言わば研究漬けの日々が始まるわけです．ここではまだ誰も答えを知らない謎に対し研究を進めていくのですが，これが順風満帆に進んでいく人のほうが少なく，多かれ少なかれ困難に出会います．特に私はハイリスク・ハイリターンな課題に挑戦したこともあり，随分と長い間成果の出ない研究に悩みました．

　このような中，ともすれば道を見失ってしまいそうになるのが博士課程ではよくあるわけですが，それを乗り越えて進んでいけるよう，やはり学部として非常に強い支援態勢が取られていました．

　指導教授以外に複数人の先生方が選ばれ，Thesis committee と呼ばれるものが作られます．そして最初の年には Thesis proposal といって，今後どのような研究をしていくのかを発表し，その方向付けを，そしてその後は毎年 Progress meeting が開かれ，その進展状況を報告するとともに問題の打開などをともに考える機会がもたれます．

　これにより，自分の研究を発表し，結果や方向などについてディスカッションするスキルが得られるとともに，学生とその指導教官だけではない，第三者の視点からプロジェクトを議論することで，多面的な視野からその展開をサポートすることができるわけです．

・数段階にわたる審査：Defense

　このようにして進められた研究が論文として発表されるようになると，いよいよ学位取得への道が開かれます．学位取得にあたっては，数段にわたる審査が待ち受けています．まず，Thesis defense が開かれ，これまでの研究の成果の発表の後に，それに対するディスカッションが行われ，

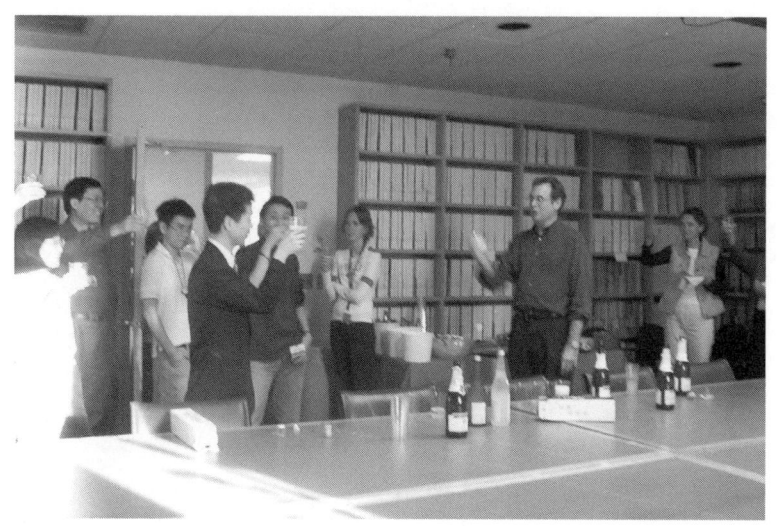

▲ Thesis defense を終えてシャンパンで乾杯

その内容が学位にふさわしいかが審査されます．それが通ると，次に Dissertation，つまり博士論文の執筆に入ります．

これまでの研究の結果をまとめるのはもちろんのこと，それに至る経緯，得られた結果の意義や展開などを，その学問分野，私たちの場合には神経科学の広い視野から述べるものとなり，人により程度の差こそありますが文章の苦手な私でさえ 200 ページ弱となる長い本をまとめる作業となります．

これは自分の行ってきた研究を改めて俯瞰的に捉え直し，単なる研究成果だけではなく，学問的な成果へと繋げていくとても大切なプロセスで，これを経ることによって初めて Doctor of Philosophy という称号が与えられるものと思います．そしてこのようにして書いた Dissertation が Committee メンバーにより読まれ，そして認められると，いよいよ最後の Defense になります．

今まで closed のミーティングで審査が行われてきたわけですが，最後の Defense では open なセミナーとなり，学部内外の多くの人々が集ま

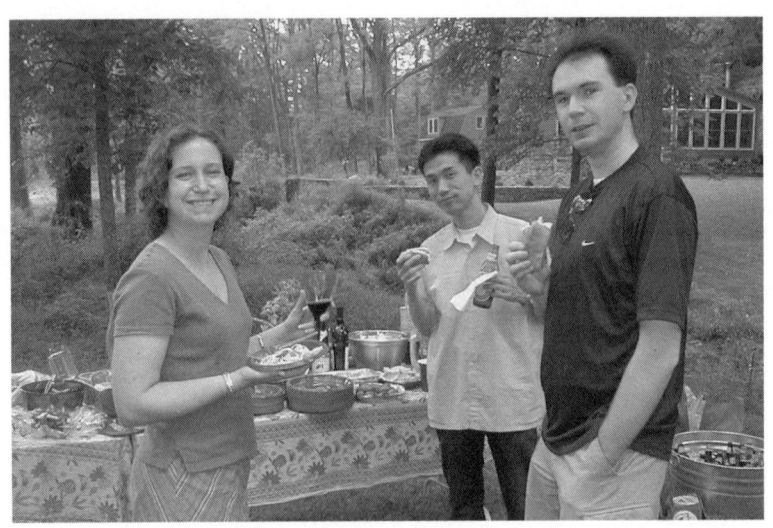

▲ボスの家でのパーティに研究室の同僚と

り，その前で発表をし，そして質疑応答をすることになります．ただ，実際の審査はこれまでの Defense で十分に済まされ，ここは審査というよりは発表の場となっています．

　最後の審査を無事に終えると晴れて PhD が与えられ，シャンパンで乾杯され，多くの人から祝福されるという PhD コースのクライマックスを迎えることになります．

　先にも述べました通り，PhD への道筋は平易なものではなく，大学院のプログラム，それを支える先生方，さらには家族の支えがなければ無事修了するのは非常に難しいものでした．日本から招いた両親，そして大学院生活でお世話になった多くの方々の前で最後の Defense を無事に終え，ともに祝福していただくことができたのは，私にとっては何よりも嬉しくありがたいことでした．

　この最後のイベントは，そのような場を設けてくれた Huganir 教授を始めとする先生方，そしてジョンズホプキンス大学神経科学科のプログラムの素晴らしさを改めて象徴するものだったと思います．

がかけがえのない糧に

　私は神経科学を体系的にしっかりと学びたいという目的だけで状況もよく分からずに渡米を決意したのですが，ジョンズホプキンス神経科学科PhDプログラムは私の予想をはるかに超える素晴らしいものでした．
　それを支えているのは，学生の教育を真に考えた先生方の熱意と，研究者としての成長を多角的に促しサポートする充実したシステムであったと思います．
　私は日本の大学院を経験しておりませんのでその比較はできませんが，自身の経験から，アメリカのPhDコースへの留学を心からお勧めしています．
　大学院留学は多くの苦労も伴いますが，意欲とエネルギーに満ちた若い方々がその中に飛び込むならば，きっとそのすべてがかけがえのない糧となり，研究者として，そして一個人として世界を舞台に活躍していくその確かな基盤を作ってくれるものと信じています．

3. 米国の公衆衛生大学院について

慶應義塾大学医学部衛生学公衆衛生学

朝倉敬子

期間：2009年8月～2010年5月
場所：米国・ハーバード公衆衛生大学院

　大学卒業後，10年間内科医（血液内科）として働いていましたが，その後社会医学の分野で研究・教育に携わることになり，数年が過ぎたところです．

　この転籍には，いろいろな理由・状況がありました．家庭をもちかぎられた時間の中でもできるだけ社会貢献度の大きい仕事をしたいと考えたこと，研究が好きであったこと，多忙な臨床医生活を送る中で，社会における医師のあり方に問題意識をもつようになったこと等が挙げられます．

　しかし当然ながら，異動後最初のうちは社会医学における考え方が理解できず苦労しました．

　臨床では自分の前の患者さんの状態に集中すれば良く，その方の状態が良くなるかどうかが関心事です．しかし公衆衛生の世界では，病気にならないためには？とか，患者さんに関心をもつにしても，どういう集団から発生したのか？とかに注目します．

　研究の方法論的なことも詳しく知らねばなりません．そこで，早いうちに歴史や実績のある海外の公衆衛生大学院で基礎を身につけたほうが良いと考え，留学しました．

公衆衛生大学院とは──医学部とは独立した組織

　日本でも専門職大学院としての公衆衛生大学院は増えてきましたが，今でも医学部の一部として公衆衛生の教室が置かれている場合が多いです．

　これに対し，欧米の School of Public Health は医学部とは独立した組織で，学生・教員には医療専門職を背景とする者が多いものの，生物・環境系学問が専攻の人，行政・法曹関係者，社会学専攻の人など，さまざまな背景の人が所属しています．

　修士課程は1～2年，博士課程は3～5年で，生物統計学・疫学・保健行政・環境衛生・産業衛生・行動科学・国際保健などを学びます．

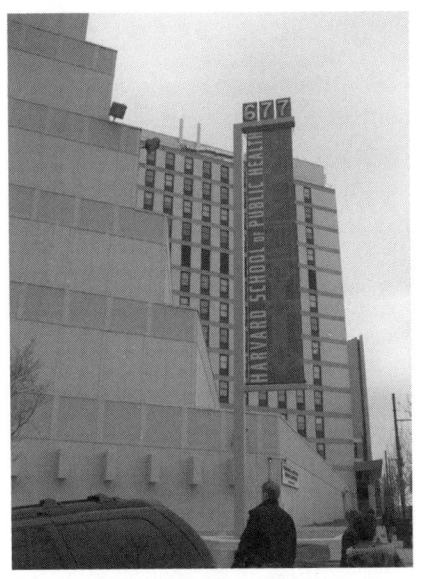

　私の進んだハーバード公衆衛生大学院（以下 HSPH: Harvard School of Public Health）の MPH（Master of Public Health）課程は公衆衛生分野においてリーダーとなる人を養成することを目的としています．MPH 課程の学生の多くは健康関連の分野で数年の就労経験があり，同分野におけるキャリアアップや専門の転換等を目指して学びにきています．

▲ Harvard School of Public Health 外観

大学院の出願と同時に奨学金にも応募

　HSPH を留学先にした理由は，周囲に卒業生が多く学校に関する情報が多かったこと，ボストンが暮らしやすい街であること，MPH 課程が 1 年間で，すでにそれなりの年齢の自分には好都合であったことなどがあります．

　MPH のカリキュラムは比較的広く浅く公衆衛生について学ぶもので，ピンポイントで学びたいことがある人には良くないようですが，私のような，いわば公衆衛生分野で研修医生活をもう一度しようと思っていた者には好都合でした．

　領域を絞って学びたい場合には，HSPH であれば，必修科目の少ない修士課程である Master of Science 課程を選択されるのが良いと思います．

　大学院の出願の際には，statement of purpose（志望理由書），curriculum vitae（CV，履歴書），推薦状 3 通，卒業した大学・大学院の成績証明書，TOEFL と GRE のスコアが必要です．私は英語が苦手で，TOEFL・GRE のスコアを上げるのに苦労することは目に見えていましたので，予備校に通って効率最優先で勉強しました．

　statement of purpose，CV は，留学の目的がはっきりしていて書く内容には苦労しませんでしたが，ツボを外さないように専門のカウンセラーにチェックしてもらいました．推薦状は勤務先上司やそこから紹介いただいた方に依頼しました．

　準備には 8 〜 10 カ月ぐらいかかりました．多くの書類は，米国の公衆衛生大学院出願用のホームページからインターネット経由で送られます．2008 年の 10 月頃出願して，合格の通知が来たのは 2009 年 2 月末でした．

　また，大学院の出願手続きと同時に，CWAJ（College Women's Association of Japan）[*]という団体の奨学金に願書を出し，幸いにもいただくことができました．留学の奨学金は応募できる年齢に上限があることが

多く,30代後半であった私には選択肢があまりありませんでした.
* http://www.cwaj.org/scholarship/scholarship-j.htm

しかし,経済的なことはもちろん,奨学生に選ばれたという通知を大学院の出願の際に添えられたことは非常にプラスに作用したと思います.各国からの留学生で奨学金を取っていない人は少数派のようでしたので,ぜひ検討されたほうが良いと思います.

家庭と仕事の両立には世界のだれもが悩む

・疫学,生物統計学を中心に登録

HSPHのMPH課程はその中にさらに専攻があり,私はQuantitative Methodsという疫学や生物統計学を主に学ぶコースを取りました.帰国後,大学に戻って疫学研究を計画・実施することが明らかでしたのでこのコースにしました.その他の専攻だと,どうしても米国の社会状況・制度

Fall1	Mon	Tue	Wed	Thu	Fri
AM8					
9	BIO213(5)		BIO213(5)		
10		EPI201(2.5)		EPI201(2.5)	
11					SHH11lab
12					
PM1				E201lab	B201lab
2					
3					
4	SHH201(2.5)	BIO201(5)	SHH201(2.5)	BIO201(5)	
5					
6					10

Fall2	Mon	Tue	Wed	Thu	Fri
AM8					
9	BIO 213(5)		BIO 213(5)		
10		EPI 202(2.5)		EPI 202(2.5)	
11					EPI202 lab
12					
PM1		RDS 280(2.5)		RDS 280(2.5)	BIO201 lab
2					
3					
4		BIO201 (5)		BIO201 (5)	
5					
6					10

Spring1	Mon	Tue	Wed	Thu	Fri
AM8					
9		ID 265(2.5)	BIO 201?	ID 265(2.5)	
10					
11	EPI 289(2.5)	ID 513(2.5)	EPI 289(2.5)	ID 265(2.5)	EH232(2.5)
12					
PM1					
2	BIO 214(2.5)	BIO 226	BIO 214(2.5)		
3					
4			EPI 289 lab		
5					
6					11.25

Spring2	Mon	Tue	Wed	Thu	Fri
AM8					
9		BIO201 ?			EPI 204 lab
10					
11		EPI 204(2.5)		EPI 204(2.5)	EH232(2.5)
12					
PM1					
2	EPI 501(2.5)	BIO 226	EPI 501(2.5)		
3					
4		EPI 203(2.5)		EPI 203(2.5)	
5					
6					8.75
				total	40+2.5

▲実際に登録した科目の時間割――( )内数字は単位数

に即した授業が行われるので，学んだ内容が自国には適応できないこともあるようです．

また消極的な理由ですが，数学は世界共通なので英語のハンデを補えます．疫学や統計の授業は毎時間宿題が大量に出て，これをきちんとこなすことと期末の筆記試験で成績がほぼ決まりますので，ディスカッションでたたかわないといけない授業に比べると，私にとってはずっとストレスが少ないものでした．

しかし，余裕があれば本当はもっと各国の状況を知る努力をし，意見をたたかわせる必要もあったな，と思います．

MPH課程は必修科目が多いです．生物統計・疫学・環境衛生・医療管理学・社会行動科学・倫理・実習のコースは必修で，規定の単位を取らねばなりません．1年間でとれる単位数は決まっている（9.5カ月で42.5単位）ので，必修科目を取った後，残った単位数分だけ自分の専攻の中級〜上級のコースを取ります．他に興味のあるコースがあった場合には，聴

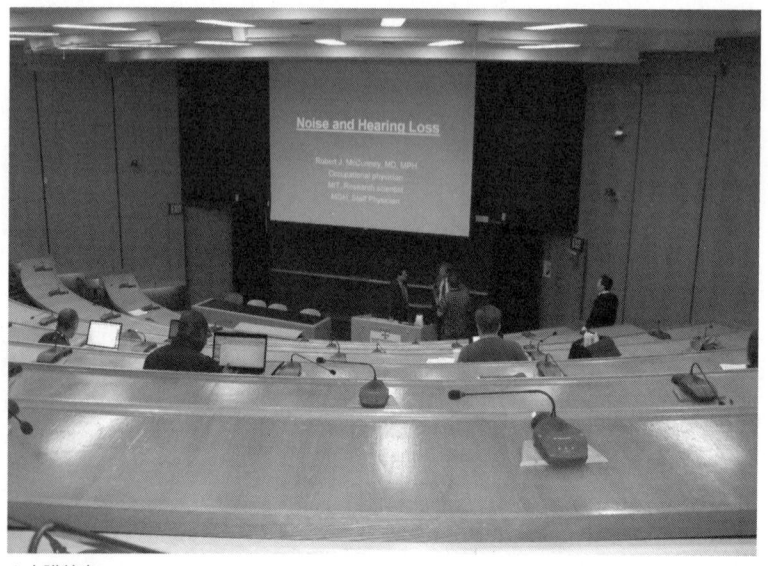

▲大講義室

講生として登録して授業を受けることができます．

多くの授業は朝8時半〜夕方6時ぐらいまでの間に組まれていて，1つの講義は2時間弱です．平均的に1日2つの講義を取るようなペースになりますが，多くの講義で teaching assistant が行うラボセッション（問題演習，講義に関する質疑応答など）があって講義の合間に参加することになりますし，前述のように宿題が大量に出ますので，講義のないときにもコンピューター室や図書館にこもって勉強することになります．

HSPHのMPH課程は実習が必修でポスター発表会もあるのですが，卒論は書く必要がありません．卒論を課す学校でMPHを取るのは，もっと大変なのかもしれません．

・なかなか保育園になじめなかった息子

私生活のほうは，私は渡米時4歳であった息子と2人で生活していたので，一般の留学生とはかなり違いました．朝，お弁当を作って子どもにもたせ，保育園に預けてから登校し，学校で講義を受けつつできるかぎりの宿題をこなしてから夕方保育園に迎えに行っていました．

家では家事を済ませて子どもを寝かせてから夜中までまた宿題です．週末は，子どもを放って勉強はできませんので，昼間は公園や各種施設に出かけて一緒に遊び，夜中に勉強していました．時間的には本当にぎりぎりで，生活を楽しむ余裕はなかったです．

学校・各種学生団体主催で，学生同士や教員との親睦を深めるための行事がいろいろ催されるのですが，夜のことが多く，私はほとんど参加できませんでした．そういう意味では，留学の良いところを経験しきれなかったと言えます．

ただ，同様に子どもを抱えてきている学生もそれなりにいて，そういう学生がうまく学業をこなすのにどうしたらいいか，という話し合いの機会が学校であったり（学校として，どのようなサポートが必要なのか調べていたようです），同じ保育園に子どもを預けている他の学生さんや親御さんたちと話す機会があったり，家庭と仕事（学業含め）の両立は世界のだ

れもが悩む問題であり，それでも皆頑張っていると認識できたことは良かったです．

ちなみに子どもは，最初は保育園になじめず大変でした．毎朝，泣きわめく子どもを押さえてもらい，保育士さんから'Go, go'と言われて登校するのは本当につらかったです．子どもが落ち着いたと思えるまでに3カ月以上かかりました．

日本の良いところに目を向け，海外に発信

大学院で学んだことは，そのままそっくり日本での仕事で使っています．研究然り，教育然り，留学で学んだことがなければ成り立たないです．

留学中に思ったほど人脈を広げることはできなかったのですが，HSPHの良いところは日本にも卒業生がたくさんいるところです．これから徐々に，活動の場を広げたいと考えています．

また，留学中に最も強く感じたことは，日本がいかに恵まれた良い国か，ということです．ほとんどの人が飢えず，教育を受け，清潔な環境で暮らしています．安全で，食事はおいしいです．

日本人が自国に関して悲観的であったり，批判的であったりするのは，世界の中で自国がどういう位置にあるのかを認識していないからではないかと思います．

もちろん，国として現在の状態を維持するだけでもかなりの努力を必要としますし，上を目指すのであればもっと努力をせねばならないわけですが，私としては，自国の良いところに目を向け，それを海外に向かって発信する仕事をしたい，と強く思うようになりました．

さいごに

留学して，勉強して学位を取りましたが，それが精一杯で決して優等生とは言えない生活を送ったと思います．しかし今回の経験を通じて，思わ

ぬ副産物がありました．私と同じように，家庭をもちお子さんのある女性医師の方々が数名，私のところに話を聞きにいらして，その後留学されました．

　母の立場の人が留学するのは，家族への影響を考えると大変ですが，それだけの理由で勉強の機会を逃すのはもったいない気がします．大学院への留学は，与えられた課題をこなせば必ず学位という成果が得られます．自分のキャリアにプラスなのであれば，挑戦してみる価値はあると思います．

4. 英国へ行こう！

東邦大学医学部衛生学

西脇祐司

期間：2002 年 9 月～2004 年 8 月
場所：英国・ロンドン公衆衛生熱帯医学大学院

　私は，臨床医として 8 年間勤めた後，思うところあって現在の予防医学分野に移った．移ってからは，疫学という方法論を用いて，主として産業・環境保健の分野で研究を行っていた．

　もう少し研究の視野を広めたいという思いがあったのと，先輩，同僚の勧めもあって，海外留学を考えるようになったのはまったく自然の流れであった．

　留学先としてどこを選ぶか．公衆衛生学修士（Master of Public Health: MPH）を取ることが前提であったので，候補としてはハーバード（Havard），ジョンズホプキンス（Johns Hopkins），ピッツバーグ（Pittsburg）あたりが真っ先に浮かんだ．ところが，実は米国という国があまり好きでない．医学部 6 年生のときに 2 カ月ほど米国の病院に短期研修させてもらったこともあり，次はヨーロッパかなという思いもあった．そこで選択したのは，ロンドン公衆衛生熱帯医学大学院（London School of Hygiene and Tropical Medicine, 以下 LSHTM）であった．

世界でも最高ランクの研究施設，大学

　LSHTM は，公衆衛生，国際保健のメッカである．HP によれば，100カ国を超える国々からの学生 4000，スタッフ 1500 名を擁するとある．英国で最高ランクの研究施設の 1 つであり，共同研究で世界トップの大学の 1 つである，と HP は続く．

　2 年間の留学のうち最初の 1 年間は，米国の MPH に相当する疫学修士のコース（Master of Science in Epidemiology）を取ることにした．私が選択したのは，1 年間で学位を取得するフルタイムコースだが，ほかに職をもちながら 2 年間かけて学位を取得する人のためのパートタイムコースも存在する．

　コースは 3 つの term から構成され，必要な単位を取得する．すべての term が終了するとペーパー試験があって，その習得レベルが試される．しかし，これで終わりではない．最後に夏休み期間を利用して summer

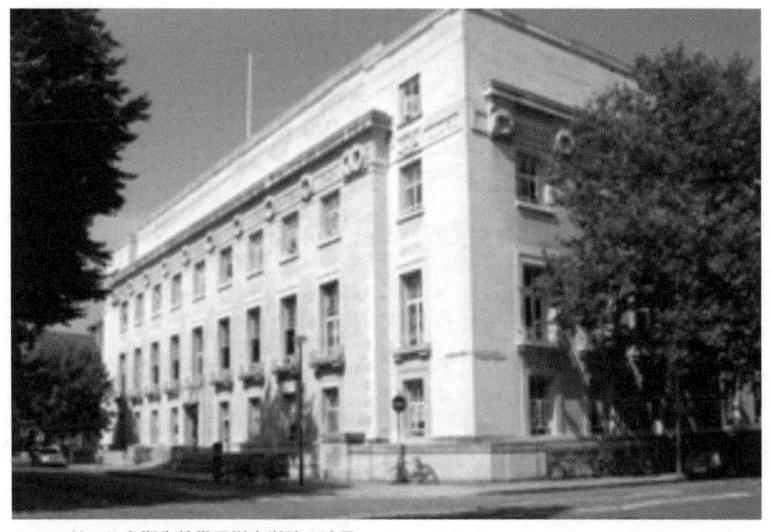

▲ロンドン公衆衛生熱帯医学大学院の遠景

projectを仕上げることが要求され，いわゆる修士論文を提出するのだ．

2年目は訪問研究員として

　LSHTMは，Faculty of Epidemiology and Population Health，Faculty of Infectious and Tropical Diseases，Faculty of Public Health and Policyの3つの学部から構成される．

　修士のコースを修了し無事学位を得た私は，当初から決めていた通り，もう1年間留学を延長することを画策した．Faculty of Epidemiology and Population Healthの中のDepartment of Non-communicable Disease Epidemiology（非伝染性疾患疫学部とでも訳せようか）におられたDavid Leon教授にお願いして，訪問研究員として籍を置かせていただくことにした．強引にお願いしたので，もちろん無給である．

　Leon教授が実施されていたライフコース疫学研究に興味があったのが一番だが，講義が非常に明快でかつ楽しく，その人柄に魅かれたことも，この教授の門をたたいた理由である．話される英語も聞き取りやすかった．

　このことは，大事である．同じ英語でも，なんというか耳との相性というべきものがあって，非常に聞き取りやすい英語と，結局最後まで何を言っているのか理解できない英語があることを，留学してみて初めて知った．

疫学の奥深さ，楽しさに目覚める

　留学して良かった点は何だろうか．まず何といってもLSHTMの教育プログラムが素晴らしい．専門知識の吸収という点のみならず，自らが日本で学生教育を行っていく上でも，LSHTMで行われている教育はお手本になるものであった．学生のbenefitを最優先とし，常に学生の意見を教育にフィードバックしていく姿勢は，見習うべきものだ．

　英語の上達？　うーん，恥ずかしながらたいした進歩はなかったのかも

しれない．ただ，日本で受けてきた文法重視の教育の影響か，日本人は「文法的に正しい英語」を話そうとしすぎるのかもしれない，という点に気付かされた．

　もちろん文章を書くときには，科学論文ならなおさらだが，文法が正しいのは当然である．しかし，会話のときには「正しい文法」で話そうと思うばかりに口ごもってしまうぐらいなら，少々文法的におかしくても，単語をつなげて試みたほうがよっぽど会話が成立する．

　当たり前と言ってしまえばそれまでだが，英語といえどもコミュニュケーションのひとつであるという事実に感覚的に気づいてからは，英語で話すことが少しは楽になったのかもしれない．平たく言えば，コンプレックスが少し和らいだというところか．

　その他に，留学で得たものといえば，何と言っても人との巡り会いであろう．私の場合は，指導者に恵まれた．LSHTMへの2年間の留学中に3人のメンターに巡り会った．

　1名は，感染症疫学のみならず疫学全般に通暁したPeter Smith教授．1年目の私のtutorをしてくれた．2人目は，修士論文の指導をしてくれたエイジングの疫学者Astrid Fletcher教授．現在日本で実施している自らの研究の基礎を築いてくれた先生だ．そして3人目が前述のDave Leon教授だ．2年目の訪問研究員時に懇切な指導をしてくれた．どの先生からも，疫学の奥深さと，そして何より楽しさを教えていただいた気がする．

一生の思い出とともに

　海外留学をした多くの人が指摘するように，家族との濃厚な時間も留学で得られる貴重な宝物かもしれない．英国で借りた小さな一軒家には芝生の庭がついていて，家の周りを一周できる．小さかった子どもたちが，薔薇の咲く庭をぐるぐると駆け回っていた思い出は瞼に焼き付いて，一生忘れることはないだろう．

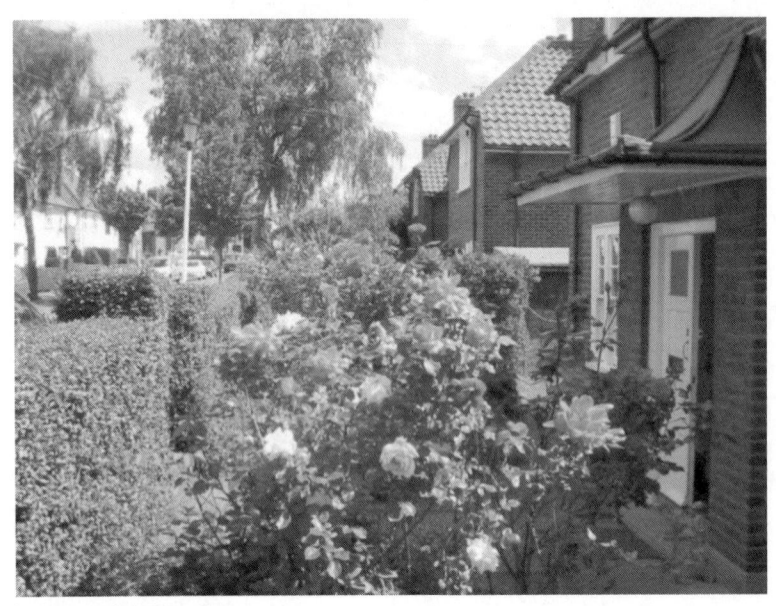

▲英国での自宅周辺の風景

　週末ごとの英国めぐりも楽しさこの上ないものだった．私たち家族は，Englsih Heritage の会員となって，あちこちの庭園，お城，館等を訪ね歩いた．日本と違い高速道路が無料であることもありがたい．エバーグリーンと称される英国の緑なす大地をのんびりとドライブする体験は，「いつかまた」と思わせるほど素晴らしいものであること請け合いだ．

留学の苦労話？

　留学を検討している方々には，きちんとマイナス情報もお伝えするのが筋であろう．留学，とくに大学院での学位取得にあたって私自身が最も大変だったことは，やはり語学力のなさであろう．
　文章を読んだり書いたりはそう問題ないでしょう．また，あらかじめ準備時間があれば人前での presentation もまあ何とかこなせるでしょう．

一番苦労するのは，英語力に問題のない人たちとの discussion である．言いたいことの 10 分の 1 も言えないような屈辱感にさいなまれたことたびたびである．

　まともに discussion できるようになるには，経験を積むしかないのでしょう．そもそも 2 年くらいの留学期間では，語学力のアップにも限界があると知るべきかもしれない．

　大学院コースの日々の勉強もきつかったのでしょう．思い出は美化されてしまい，本人としてはあまり苦労した記憶は残っていないが，家内曰く毎日夜中の 1 時，2 時まで勉強していたとのこと．もっとも，遊びにいったわけではないのだから，これくらいの努力は当然といえば当然かもしれない．

　日本の行き届いたサービスに慣れた体には，英国の公共機関や銀行などの対応には本当に頭にくるかもしれない．あまり言いたくはないが，まだまだ黄色人種への差別を感じることもある．

　他のサービス業の人たちにはさほど悪い印象はないが，銀行の窓口には余程意地の悪い人を並べているのかと疑いたくなったほどだ．忍耐強くなることを学ぶ良い機会になると，前向きに考えるしかないのだろう．

まずは行くと決めることです

　留学を迷っている後輩諸氏に何か一言と請われたら，「まずは行くと固く決心することです」と答えるようにしている．これは自分の経験からきているのだ．

　怖いもの知らずの 20 歳代ならいざ知らず，30 代も終わりに近い 38 歳から留学した自分は，留学にあたって随分と迷った．生活費は足りるだろうか．家族の安全は．子どもたちの教育は大丈夫か．当時病気療養中であった父親は，（不謹慎な言い方だが）あと 2 年間もってくれるだろうか，などなど．心配事を数えだしたらきりがないのだ．もういい歳なんだし，無理して留学することもないのではないか，自分の中で弱気の虫がささや

く．

　近年では，若者の海外離れが進んでいると聞く．みんな不安要素に捉われているのではないか．こんなに居心地の良い日本からわざわざ出ていく必要はないじゃないか，と．しかし，海外留学で得られるものは想像以上に大きい．だから，まず心に決めてほしい，留学に行きますと．少々無責任な言い方だが，決めてしまえばあとはなんとかなるものだ．

　この拙文が，留学を迷っている方々の背中を押すことに少しでも役に立てば幸いである．

chapter 03

ポスドク研究留学を
してみよう

1. イギリス・アメリカ留学を経て
―― 3つの研究室の違い ――

独立行政法人理化学研究所・脳科学総合研究センター

平瀬　肇

期間：1996年10月〜2004年7月〔博士研究員〕
　　　2000年9月〜2001年9月〔博士研究員〕
場所：米・ラトガーズ大学〔博士研究員〕
　　　米・コロンビア大学〔博士研究員〕

　私は脳を研究しています．脳科学といえば，巷ではたくさんの書籍が出版され，インターネットやテレビといったマスメディアで活躍される方が多い華々しい学問のイメージがあるかと思います．実際，脳科学は，医学はもちろんのこと，生物学，物理学，工学，心理学などさまざまな学問が集成したものであり，「学問のるつぼ」といっても過言ではないでしょう．
　多様なバックグラウンドをもつ研究者が集まり，未知の生命現象に挑む様子は神々しくもあり，刺激的な留学経験を積むには魅力的な分野なのかもしれません．しかし，この分野はスター研究者が存在する一方，地道に研究されているいわゆる「いぶし銀」の権化のような研究者が多く活躍している分野でもあります．かくいう私も，言うまでもありませんが地味な方でして，本日このような晴々しい場所で皆さんにお話しするのは，本当に珍しいことであります．

ロンドンで——個々人が多様な研究テーマに取り組む

　前置きが長くなりましたが，私の研究者としての生活は「帰国していない帰国子女」の状態で滞在していたロンドンから始まります．当時，人工知能に興味を抱いていた大学院生の私は，ロンドン大学ユニバーシティカレッジ校（University College London）のマイケル・レッチェ先生に師事し，脳の神経回路様のネットワークにより構築される連想記憶モデルの研究に取り組みました．

　それまでは，授業と実習が中心であったので，初めて研究室に所属したときの新鮮な気持ちは今でもよく覚えています．レッチェ研では，学生を含めて総勢7，8名で，各々が独自のテーマに取り組んでいました．レッチェ先生は元々大手コンピューター会社に勤めていた経歴もあり，計算機を使ったシミュレーションを得意としていましたが，当時は生きているネズミの脳から神経活動を記録していました．

　そういう状態でしたので，テーマも電気生理を中心とするウェットな実験からロボット駆動のアルゴリズムなど，種々さまざまでした．しかし，皆，広義に脳科学に興味があり，研究室に属して周りの人々と話しているうちに，脳科学のいろいろな側面に触れることができました．そして，私の興味は次第に人工知能から脳の仕組みへと発展していきました．

　研究テーマが多様であることは，知識を吸収する上には刺激になり，良い一方，自分の取り組んでいるテーマが専門的なため，他の人には深く理解されないという面もあります．

　また，ボスの興味は広範にわたるため，私ひとりのテーマに長い時間を割くことはまれでした．端的に言ってしまえば，自分の研究は自分で管理しなければなりませんでした．

　私の仕事は計算機が相手だったので，比較的スケジュール管理がしやすく，私は無事に博士号（PhD）を取得することができました．しかし，理論中心の脳科学へのアプローチに物足りなさ（あるいは，私の能力の限

界）を感じていた若かりし私は思い切ってレッチェ先生に生物実験に興味があると相談しました．すると，アメリカのニュージャージー州にあるラトガーズ大学（Rutgers, The State University of New Jersey）のブジャーキ先生を紹介してくれました．

当時の私は（現在も？）不勉強も甚だしく，ブジャーキ先生の仕事内容をよく理解していない状態で面接に臨むことになりました．アメリカで開催された計算神経科学の学会への旅程の途中に行った面接は当時気鋭の海馬研究の第一人者だったブジャーキ先生にとって，決して印象に残るものではなかったはずです．しかしながら，彼はなぜか研究室に参加するように誘ってくれました．今から思えば，非常にラッキーでした．

ニューアークで──研究テーマをグループで共有

そうして，私は博士課程が終わるや否や，単身で渡米することになったのです．それまでは，ネズミを触ったことさえない私でしたが，ブジャーキ研で記録される電気生理のデータを解析するプログラマーとして参画していたので，気楽な心持ちでニューアーク国際空港に降り立ちました．

大学のキャンパスがあるニューアークのダウンタウンはみすぼらしい身形をした人が多く，夕暮れあたりから身の危険を感じるほどでありました．今から思えば，おかげでこの頃から（人並みに）早起きの習慣が身につき，今の研究生活に役立っています．

ブジャーキ研に来てからはプログラミングや解析ばかりしていたため，1年も経つと次第に退屈になりました．そこで，大学院生の授業を受講したり，周りの人の実験を見たりしているうちに，自分でも実験ができるのではないかという好奇心にかられてきました．

ブジャーキ先生に相談してみたら，ぜひ手を動かすようにと激励されたので，動物実験をやってみることにしました．気付いてみると7年もの月日が過ぎていました．この間に，子どもができたり，家を買ったり，狂人と対峙したりといろいろあったのですが今日は割愛させていただきます．

ポスドク研究留学をしてみよう……chapter 03　267

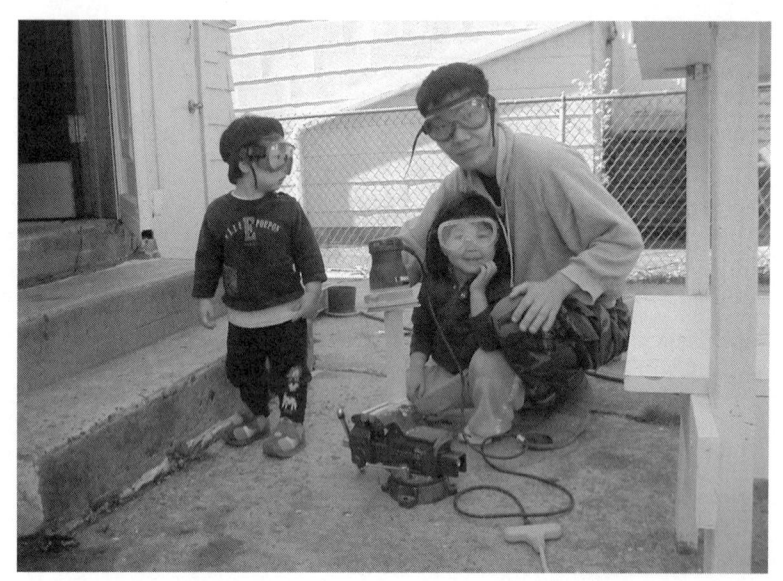

▲アメリカでは何事にもチャレンジ！　一軒家に住むと日曜大工も本格的になります

　当時のブジャーキ研の運営は明らかに前の研究室とは異なっていました．まず，個々のテーマはあるものの，研究対象としている脳の現象は2，3人のグループで割り振っていました．グループ内での興味は共通しているので，単刀直入に質問をしても，すぐにディスカッションに発展し，非常に生産的でした．個々のテーマはメンバーが自分で考えながらブジャーキ先生と築き上げていくといったスタイルをとっていました．

　ブジャーキ先生は，グループ内でのアカデミックな自治を尊重し，データがそろい始めたころに，いろいろと面白い提案をしてくれ，さらに研究が楽しくなるというスタイルでした．私が最初に入ったころには7，8名だった人数も，私が去るころには2倍以上に増えていました．

　さて，ブジャーキ研の主要な手法は，多くの神経細胞の信号（＝活動電位）を電気生理的手法で記録することでした．二光子イメージングの技術が進展し，大学の先駆的研究者を中心に浸透しつつあるころでした．

　ブジャーキ先生は，イメージング技術を導入することで，神経細胞の詳

細な活動が解析できないかと考えており，私にコロンビア大学のユステ研究室へ出向（？）して技術を学ぶ機会を与えてくれました．ユステ先生は，二光子イメージングを利用して計測した細胞内カルシウム信号の解析で画期的な仕事を発表されており，すでに非常に有名な先生でした．

　そのような先生なので，最初の面接のときに極度の緊張で声が上ずって，さらに頭が空白になり，声さえも出ない事態に陥ったのですが，不思議と慈悲深そうな微笑みでユステ研で研鑽を積むことを許してもらえました．

ニューヨークで——ボス自ら積極的に研究計画を構築

　ブジャーキ研が生きているネズミの脳（in vivo）を研究対象にしていたのに対し，ユステ研では急性スライス脳標本（in vitro）で実験していました．

　急性スライス脳実験は，in vivo 実験と比べると，薬剤潅流による神経活動の調節が可能で，細胞膜の電位情報を安定して記録および操作できるので仮説検証がしっかりとした実験に向いています．したがって，ユステ先生の研究スタイルは仮説をたて，論理的に実験でそれを証明していく方式でした．

　ブジャーキ研と異なったのは，ユステ先生が主体となり積極的に研究計画を構築してくれることでした．私はしばしば彼のエネルギーと熱意に圧倒されていました．

　具体的には各メンバーは，1週間に1時間ほど，ユステ先生との定期的な個人面談の時間を設けてあり，その時間にその週に得られたデータとその解釈を討論し，次の週の計画を練るという様式でした．心理的には「ユステ先生と一緒に研究しているんだ！」という一種の連帯感のようなものが生まれていたと思います．

　出向ということもあり，ユステ研へは1年余りという比較的短期的な参画となりましたが，振り返れば，実験技術も身に付いた上に知己も増え，私にとって掛け替えのない財産となりました．

3つの研究室に共通して言えること……

　こう回顧してみると，3つのスタイルも場所も異なる研究室でいろいろな経験をしてきたと改めて思います．私のアドバイスとしては，1～2年という比較的短い期間での研究留学を考えているとしたならば，研究室の運営様式を事前にしっかりと把握しておいたほうが苦労がなく，良いと思います．

　科学的に大きな発見をするのは研究者を志す者にとっては本懐でしょうが，現実的には（研究室主宰者にとっても），1つひとつの進捗を論文にしていくことが実績に繋がります．研究室のスタイルが合わなければ，実験も進まず，ストレスがせっかくの研究留学の障害となる可能性もあります．

　運営スタイルこそは大分異なりましたが，3つの研究室で共通して言えることは，周りの仲間と盛んなディスカッションがあったことです．自分の研究や関連論文はもちろんのこと，趣味や社会情勢なども討議することで非常にさまざまな考え方を学びました．

　皆様の留学が充実したものとなることを心より願っています．

chapter 04

はじめてのマッチング：
応募書類の準備
現役チーフレジデントの現場から

ニューヨーク・ベスイスラエルメディカルセンター内科
島田悠一

「解禁日」「応募締め切り日」に注意

　米国でのマッチングに必要な書類は多岐にわたり，中には入手するまでに数カ月を要するようなものもあります．概略としてはERAS（The Electronic Residency Application Service）というオンラインシステムに書類をすべてアップロードし，プログラム側は応募者の許可があればそこからダウンロードできるようになっています．

　そのERASの事務局に書類を郵送してスキャンしてもらうことでアップロードが完了するのですが，混雑する時期になると書類の到着からスキャンして取り込まれるまでに1カ月以上もかかることがあります．

　このような状況を考えると，必要な書類はなるべく早めに入手して遅くともプログラムがダウンロードを始める日（これは科や年によって違います．以下，「解禁日」と略します）の1カ月前までにはERASに到着するように郵送するとよいでしょう．

　マッチングの応募書類の準備時期に関してはもう1つ留意しなければいけない点があります．ERASやNRMP（The National Residency Matching Program）のホームページを見ると上記の「解禁日」が設定

されていて，さらに各プログラムのホームページには「応募締め切り日」というのが設定されています．

　各プログラムが設定するこの「応募締め切り日」までに書類を提出すればよいのではないかと誤解されがちですが，それでは遅すぎることが多いのでご注意ください．

　プログラム側は「解禁日」までに届いた応募の中から面接の招待状の第一弾を送り，これで面接の定員の大部分は埋まってしまいます．その後に届いた応募に関しては，招待状第一弾を送っても面接の定員に満たなかった場合やキャンセルがあった場合にのみ招待状を送るというプログラムが多くあります．

　つまり，この「解禁日」までに書類がすべて揃っていないと書類の内容がいかに素晴らしかったとしても面接に呼ばれる可能性がとても低くなってしまうということです．

　では，以下に各書類の準備の詳細と入手の仕方を，早めに動き始めたほうが良い順番に記していきます．

米国流指導医からのよい推薦状とは──3つの要素

　推薦状に関しては指導医に書いてもらうという性質上最も時間がかかるものであり，お願いしてから平均して2～3カ月はかかると思っていただいてよいでしょう．また，さらに上記の郵送とスキャンの時間を考えると，「解禁日」から逆算して4カ月前くらいには推薦状を正式にお願いし，その後も2週間に一度くらいはやんわりと催促のメールを送ったほうがよいでしょう．そして「解禁日」の1カ月前には確実に郵送してもらえるように調整していきます．

　一般にERASにスキャンしてアップロードしてもらいたい書類を送るときには，EFDOと呼ばれる添付書類などいくつかの書類を同封する必要がありますが，それも年によって変わることがあるので詳細はホームページなどでご確認ください．ちなみに，一般的には推薦状は最低3通

必要で，4通提出してもよいプログラムもあり，指導医が忙しくて締め切りに間に合わなかった場合のことを考えて4〜5人くらいにお願いしておくことをお勧めします．

　もうひとつ推薦状で留意すべき点は，その推薦状を見る権利を放棄する，というところにチェックを入れておくことです．細かいことですが，これによりその推薦状が公正中立の立場で書かれているということが保証されるのでこれは重要なことです．

　もちろん，その場合には自分で推薦状の内容は見られません．よい推薦状を書いてくれているかどうかは想像するしかなく，したがって誰に頼むかということが重要になってきます．

　それでは，具体的には誰にお願いするのが一番効果的なのでしょうか．一般的に，米国におけるよい推薦状とは次の3つの要素を兼ね備えていると言われています．

(1) まず自分のことをよく知っている人に頼む

　米国の推薦状というのはある程度書式が決まっていて，まずは自分がこの候補者とどういった立場でどのくらいの期間，どれくらい緊密に仕事をしたかということから書き出します．つまり，この推薦状をどのくらいの根拠に基づいて書いているのかを開示しているわけです．

　読み手もその距離感に基づいてその推薦状の価値を判断します．このため，病棟で1カ月間密に働いた指導医，選択期間につきっきりでローテーションした指導医など，できるだけ自分の能力をよく知っている人にお願いするのがよい推薦状を得る第一の条件になります．

(2) 長い推薦状は強い推薦状と見なされる

　推薦状を書く上での決まった習慣として，最後の一文でその人に対する全体の評価を一語で表す，というのがあります．ここで単に"good"と書かれるのか，"excellent"と言ってもらえるのか，はたまた"outstanding"なのかによって，読み手に与える印象は大きく異なります．

また一般的に言えば，長い推薦状ほど強い推薦状だと見なされる傾向があります．それだけその人のことをよく知っていて，長い推薦状を書く時間を費やしてでもその人を推薦したいという気持ちの表れであると見なされるからでしょう．

　ただ，上記のように推薦状は自分では見ないようにするべきなので，本当はどんなことを書かれているか自分で確認はできません．つまりできるだけ自分のことを高く評価してくれている（と信じられる）人にお願いする，ということになります．

（3）できるだけ知名度の高い人に書いてもらう

　効果的な推薦状を得るための3つめの要素は，その人の知名度の高さです．一般に推薦状というのは，その推薦者が読み手の知り合いである場合に最も強い威力を発揮します．

　例えば，推薦状をお願いした先生が応募先のプログラムディレクターの元同級生で，電話で推薦状には書ききれなかった細かいことまで伝えてくれた，などということはよくある話で，こういったことが起こると面接に呼ばれる確率が非常に高くなります．

　知名度の高い人というのは得てして全米に知り合いがいたり，有名な人の推薦状を得られると名前を見ただけで推薦者のことを認識してくれたりするため，非常に効果的な推薦状になります．ただ，こういった人というのは往々にして医学生やレジデントと一緒に働く機会が少ないため，前述の2つの条件とは相容れないことも多くあります．

　ちなみに，レジデンシーに在籍していてフェローシップに応募する場合にはレジデンシーのプログラムディレクターに1通お願いすることになっていて，これは個人的な関わりのみならずプログラムでの成績や評価を総括する手紙としての役割を果たします．

　ところで，よく「日本人の先生からの推薦状でもよいのですか」という質問を耳にします．その先生が米国でも有名でその分野の人ならほぼ誰でも知っている先生という場合でなければ，一般的にはお勧めしません．

というのは，もし1人でもあまり働いてくれない人を採ってしまった場合その穴埋めが大変になるため，プログラムディレクターとしてはどうしても確実にしっかりと働いてくれる人を優先して採用したい心理が働きます．

そこで少しでも確認したい点があるときは推薦者に電話がかかってくることがあるのですが，日本人の場合言語や時差などの関係で電話をかけるまでに至ることは少ないようです．また，米国では推薦状は推薦者本人の信用に関わるので皆正直にその人の評価を書きます．日本ではそのような推薦状の文化は浸透しておらず，さらに前述の「最後の一文」の基準が不明なため，日本人からの推薦状はあまり信用してもらえないことがあります．

プログラムディレクターと日本人の推薦者が知り合いであるような場合は別ですが，一般的にはむしろ横須賀・沖縄の海軍病院の指導医や米国で学生実習をしたときの教官，またはポスドクの指導教官などからの推薦状のほうが効果的である場合が多いかもしれません．

もし学生実習などで米国の指導医と働く機会があった場合には，たとえ期間が短くてもそれほど密に働いていなくても，実習の最後に推薦状をお願いしてパソコンに保存してもらっておくとよいでしょう．

以上の3点を踏まえて推薦状についてまとめますと，米国でのマッチングにおける推薦状は日本での役割以上に重要なものであり，効果的な推薦状を得るためには（当たり前と言えば当たり前ですが）日頃からしっかりと仕事をすることと，適切な時期に推薦状をお願いすることが大切であるといえます．

personal statement ──自己アピールのための推薦状

いわゆる自己推薦状ですが，これも面接の招待，ひいてはマッチングの結果を左右する重要な書類です．日本人の文化では自分をアピールすると

いう機会はなかなかなく，急に自己推薦状を書けと言われても戸惑うのが普通です．

　米国人は小学校の頃から自分の考えを人に伝える訓練を受けていますので，非常に自己推薦が上手です．逆に読む側としてもそれを考慮に入れて読みます．「書くほうは2割増しで書き，読むほうは2割引で読む」といったジョークを耳にするほどです．

　他の候補者がこのように書いている中で，日本人らしく控えめに自己推薦してしまうと過小評価されてしまいかねません．また，米国人は非常に経歴の一貫性を重視しますので，自分が今まで何を成し遂げ，今なにをやっていて，それが将来どのように自分の目標達成につながっていくのかを有機的に関連付けて説明できないと，その人の能力自体が低いと見なされてしまいます．

　プログラムディレクターはレジデンシーでは1000通以上，フェローシップでも400通を超える personal statement を受け取るため，その中で読み手を納得させ面接に呼ぶ気を起こさせるためにはやはり特別な準備が必要です．それでは，具体的にどのように書いていけばいいのでしょうか．

　まず，全体のテーマを決めます．面接で良くある質問の1つに，「5年後，10年後にどのような自分になっていたいか」というものがありますが，それに対する答え，つまり自分の長期目標をテーマとして決めるのもよいかもしれません．それも具体的であればあるほどよいようです．

　次に，全体を「フック」，過去，現在，未来の3つに分けます．「フック」というのはあってもなくてもいいのですが，一般に自分の現在を規定するに至った強烈な出来事や症例，座右の銘，長期目標などを最初に1〜2行で短くまとめ，読者にそのあとを読んでみたいと思わせるような「取っ掛かり」として機能する文のことを指すようです．そして「過去の部分ではなぜその科に興味をもったか，今までにその長期目標を達成するために何をしてきたか，それが現在どう役立っているのか等を述べます．

また,「なぜ米国に来たいのか」ということはほぼ必ず聞かれるので書いておいてもいいかもしれません．

　「現在」のところでは，今どんなことを学んでいるか，自分のいる施設の教育のよいところと特色，自分の長所などを書き，それがプログラムに入ったあとにどう役立つか等を書きます．よくあるのが米国に来たい理由を説明したいあまり，いま所属している日本の施設や現状を悪く書いてしまうことです．これは自分の受けているトレーニング自体への評価を下げてしまうので避けたほうがよいかと思います．

　ついで「未来」の部分では自分がこのプログラムに入ったらどのようなことを学びたいか，どのようにプログラムに役立ちたいか，またプログラムを卒業したらどのような進路を目指したいかを述べ，結語を添えて完成です．

　大切なのはテーマがはっきりしていること，すべての内容がそのテーマに収斂していくこと，そして（これが難しいのですが）すべての文がさりげなく自分の候補者としてのアピールになっていることです．

　その他いくつか留意すべき点を挙げるとすれば，必ず1ページ以内に収めること，少なくとも数人の英語を母国語とする人に添削してもらうこと，必要と感じたらプロの添削サービスを利用すること，そしてこれもかなりの時間がかかりますので遅くとも「解禁日」の数カ月前には準備を始めること，でしょうか．

　自己推薦状のスタイルは実に多様であり，上記はほんの一例ですが，ご参考になればと思い紹介させていただきました．

そのほかの書類

・Medical school performance evaluation

　これはMSPEと呼ばれ米国のマッチングでは必ず要求されるものです．内容は医学部の成績の詳細なのですが，これが非常に細かいところまで記

載してあります．各科目における学年の中での相対的な位置が学年全体の分布を表すヒストグラムの上に表示され，それに加えて各実習期間につき指導医の数百字に上る記述が添えられています．

　これを読めばその学生が医学部時代どのような成績を修め，実習中どのような評価をもらい，どのような課外活動をしていたのかが手に取るようにわかるようになっています．

　これが日本人にとっては大きな問題で，日本の医学部の中で（2012年の時点で私の知る限りでは）このような詳細な報告を実習科目ごとに作成し，それをプログラムに開示しているところはありません．このため米国でのマッチングに応募する場合には学部時代の成績が非常に優秀だった人もそれが反映されず，日本人が不利になる原因の1つになっています．

　MSPEの代わりとしてDean's letter（学部長の手紙）でもよいことにはなっていますが，このDean's letterも入手するのにいろいろな手続きが必要で数カ月を要することもありますので，マッチングへの応募が決まったら早めに教務課に問い合わせてみることをお勧めします．

　MSPEやDean's letterは自分でスキャンしてERASのホームページ上でアップロードできるので，ERAS事務局に送ってスキャンしてもらう時間を考慮する必要はありません．

・履歴書（crurriculum vitae: CV）

　履歴書はERAS上に決まった書式があり，それにしたがって記入していけばよいので，特に自分で何かを用意する必要はありません．

　基本的には何を書いてもいいのですが，何が面接官の目に留まるか分かりません．少しでも自分の評価を上げる可能性があることは書いておくようお勧めします．

　また，提出するすべての書類は応募者の英語力，ひいては知的水準を測ることに使われるそうなので，履歴書にも英語を母国語とする人の添削を入れてもらうといいでしょう．

・成績証明書

　成績証明書は英語のものが要求されますので，早めに教務課に問い合わせて送ってもらいましょう．これも自分でスキャンしてアップロードできます．ERAS 事務局でのタイムラグを考慮する必要はありません．

・USMLE

　USMLE のスコアは ERAS のホームページ上で手続きをし，プログラムに応募するときに空欄にチェックを入れておけば自動的にプログラムに送られます．

まとめ

　以上，米国でのマッチングで必要となる書類についてまとめてみました．このように，日本でのマッチングとはかなり違ったところに重点が置かれていることがお分かりになるかと思います．

　さらに応募するプログラムの選び方，面接の日程の組み方，準備の仕方，当日の振る舞い方と面接後のフォローアップ，ランキングについてはウェブサイト[*]に詳細をまとめておりますので，ご興味のおありになる方は是非ご覧ください．

＊ www.usrinsho.com

chapter 05

EU圏における医師免許および専門医取得

男女平等の国，スウェーデンにおける経験

カロリンスカ医科大学病院泌尿器科
宮川絢子

　なぜか，物心付いたときから，「医師になりたい」と思っていた私は，両親が学費を負担できる唯一の私立大学であった慶應義塾大学医学部へ，附属の女子高校から運よく進学した．

　医学部へ進学したものの，将来の専門科についてはほとんど考えたことはなかった．ただ，学生時代に父が転移性腎臓癌で生死の間をさまよったときに，癌を扱う外科医，その中でも，泌尿器科へ進む夢が生まれた．しかしながら，母校では最も厳しい研修メニューをもつ科のひとつとされ，それまで1人も女性医師が存在しなかった．一度はその夢を諦めた．

　2年間，耳鼻咽喉科で研修したが，諦めきれずに転科した．研修は予想にたがわず厳しく，週に100時間勤務も珍しくなかった．当直室では男性医師と雑魚寝ということもしばしばあった．

　卒後6年前後で，専門医と学位を取得し，指導医に，「将来アカデミックキャリアを目指すための留学」を勧められた．当時は，インターネットもなく，各医局員は，研究上の興味というよりは，個人的なコネのある留学先を選択するのが通常であった．

2度の留学経験と挫折感が移住のきっかけに

　そんな事情で，私の最初のポスドクとしての留学先は，スウェーデン，カロリンスカ研究所（Karolinska Institutet）となった．研究テーマや，ボスの指導力，待遇などを考えると，決して恵まれた留学ではなかった．さらに，ボスが留学途中でイギリスへ転任することが決まっていたにもかかわらず，それが私に知らされたのは留学してからという不運も重なった．ポジテイブに考えれば，おかげで2カ国での生活が経験できたといえるし，良き同僚との出会いもあった．

　帰国後も，関連大学で勤務することになったが，その際に感じたことは，日本の医学部，殊に，外科部門では，まだまだ圧倒的な男性優位であるということ．トレイニーであるうちは，セクハラどまりだが，アカデミックキャリアを求めて男性と競争する立場になると，アカハラやパワハラといった問題に巻き込まれることを経験した．

　各種ハラスメントも今ですら大学内に対応部署があるが，当時は泣き寝入りするしかなかった．さらに，女性医師が結婚，出産，育児を希望するとなると，いまだに社会や医局のサポート，理解は不十分で，女性がアカデミックキャリアを目指すにはいまなお大きなハードルが存在するのが現状である．

　自分の将来をどうするのか悩んでいるときに，2度目のポスドクの機会を得，再び，カロリンスカ研究所で勤務することになった．その頃，別居婚をしていた夫とその家族は，「嫁は夫に従うもの」という日本の古い家族観をもっていたため，夫婦間はぎくしゃくしはじめていた．

　そんなこともあって，「スウェーデン移住」というアイデアが頭の中に生まれつつあった．つまり，スウェーデン移住へのきっかけは，日本の「男女不平等」社会に対する閉塞感・挫折感であったとも表現できる．

スウェーデンで医師免許を取得するには

　OECDの報告によると，2007年において，国民千人あたりの医師数は日本の2.6人に対しスウェーデンでは3.6人で，OECD加盟国平均の3.1人を上回っているが，スウェーデンでも，日本と同様，医師不足は大きな問題となっている．

　スウェーデン国内の医学部定員約1200人（2008年）を上回るスウェーデン人医師志望者が，東欧諸国などの医学部で教育を受けるだけでなく，スウェーデン以外で教育を受けた外国人医師の受け入れを積極的に行うようにしている．2008年，スウェーデン国外で教育を受けスウェーデンの医師免許を取得した医師の数は約1200人にもなった．

　日本を含む非EU諸国で医学教育を受けた医師の医師免許取得方法を示す（図）．母国で（スウェーデンでも専門医相当と判断されるレベルの）専門医を取得しているかどうかで，その道筋は大きく異なる．居住・労働

```
        医師免許の仮申請
              ↓ Socialstyrelsen（社会保健庁）
        スウェーデン語能力審査
         ↙              ↘
  専門医同等以上の      専門医同等以上の
  臨床経験のない医師    臨床経験を有する医師
         ↓                    ↓
    TULE test   ←------   臨床実地研修
  （医学国家試験）
         ↓
     インターン  ←------
      （AT）
              ↓
        医事法のコース・試験
              ↓
        正式な医師免許申請
```

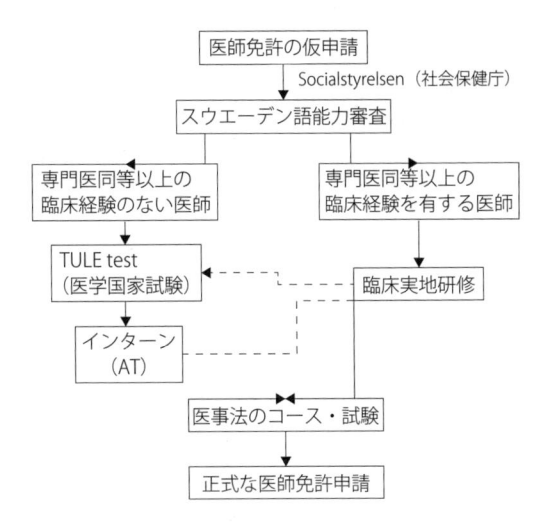

　図　EU/EES地域以外で医学教育を受けた医師の医師免許取得
　　　（出所：Socialstyrelsenホームページより改変）

ビザとともに，大学の卒業証明書，研修医修了証明書，専修医修了証明書，専門医認定書，手術件数などを含めた詳細な臨床経験を証明する書類などを Socialstyrelsen（社会保健庁，日本でいう厚生労働省）に提出する．スウェーデン語能力保有の証拠として，大学におけるスウェーデン語試験（Tisus），国民成人学校における「外国語としてのスウェーデン語 B」の受講後，語学国家試験に合格するなどした証明書を提出する必要がある．

社会保健庁による審査の結果により，スウェーデンにおける専門医相当の能力があると認められれば，最低 6 カ月の臨床研修期間を経て医師免許が交付される．それ以外の者は，カロリンスカ大学で行われる医学国家試験である TULE Test に合格しなければならない．

いずれの場合においても医師免許の交付の前に，医学に関わる法律に関するコースを受講しその試験に合格する必要がある．私の場合は，日本での専門医が認められた形となったが，実際にスウェーデンにおける専門医を取得するまでの過程は，人によってさまざまである．幸い私は，すぐに専門医としての実力が評価され，医師免許取得から専門医取得まで半年余りであったが，中には，専門医教育のやり直しを命じられる医師もいる．

男女平等の徹底された社会

予想を裏切ることなく，スウェーデンでは医療社会においても，男女平等が徹底されていた．ヨーロッパでもトップ 10 に入るカロリンスカ大学であっても例外ではない．スウェーデンでも女性医師の少ない科とされる泌尿器科．それでもカロリンスカ大学の泌尿器科ではボスを含め約 20％は女性医師である．カロリンスカ大学の基礎・臨床各部門における教授の女性比は 21％ で日本の感覚で判断すると非常に高い．だが，スウェーデンではそれでも低いと批判されている．

出産を契機とした女性医師の離職は日本では大きな問題である．ところが，スウェーデンでは離職する女性医師はいない．両親合計 18 カ月の有給育児休暇が認められており，出産や育児のため退職を余儀なくされる日

本とはまったく状況が異なる．両親が各々最低2カ月取得しないと満額の給付金を取得できないため男性も最低2カ月の育児休暇を取るのが通常であり，男性医師もその例外ではない．

日瑞の違いはシステムだけではない．兼業主婦の始まりは1940年代に遡り，半世紀以上にわたって培われたスウェーデン女性の自立意識は日本人女性のそれと大きく異なるようである．専業主婦というものがほとんど存在しなくなったスウェーデン社会では，女性が男性に経済的に依存するという発想がない．

日本における男女不平等は，女性をサポートする社会システムの不備や男性優位の発想だけではなく，女性自身の自立意識の欠如にも起因するような気がしてならない．同僚男性医師が，保育園の送り迎えや，子どもが病気になったときに欠勤することが当たり前の職場の様子を見るにつけ，日本とのギャップを感じてしまう．

しかしながら，欠勤により予定手術がキャンセルされても問題にはならない文化は，日本人である私にとっては受け入れがたい．

医師の恵まれたQOL

男女平等が徹底されているだけでなく，スウェーデンでは医師のQOLは日本のそれと比較すると非常に良い．医師であっても原則として1日8時間，週40時間労働である．

主治医性がなお強く残る日本とは異なり，勤務時間外では当直（またはオンコール）が対応する．緊急時間帯での労働時間はその時間帯により異なる（高い）レートで賃金が計算されるか，賃金の代わりに有給休暇が取得できる．夏季には最低4～5週間の休暇を取ることができる．

労働条件だけでなく，スウェーデンの医師には，日本やアメリカでのように医療過誤による訴訟を怖れて，Defencive medicineを選択しなくても良い制度が整っている．スウェーデンでは1975年に患者保険制度が導入されて以後，損害賠償は賠償責任とは無関係に行われるようになって

いる．すなわち，患者が医療過誤に遭遇した場合でも損害賠償を目的として医師と争う必要がないために，裁判所の案件となるものはほとんどない．

医師への苦情陳述先は，Socialstyrelsenであり，患者は弁護士へ依頼する必要なく簡単に書類を送付することができる．カルテは希望があれば自由にコピーを取得可能で，医療関係者がカルテ内容の変更を行った場合は，電子カルテ上に変更内容が残るようになっているため，カルテの改ざんは不可能である．

そんな状況もあって，医師と患者の信頼関係がスウェーデンではかなり良好に保たれているといえる．したがって，「インフォームド・コンセント」に必要な書類は非常にかぎられている．日本では，多くの医療行為に対し「インフォームド・コンセント」が必要で，医師がそれに割く時間と労力は決して小さいものではない．

ちなみに，スウェーデンにおけるすべての医療機関は，医療過誤へ備えて保険加入が義務付けられている．保険会社への患者の届け出により，患者が生存している場合は被った障害の程度にしたがって賠償がなされる．余談だが，患者が死亡した場合でも，日本のように遺族が多額の賠償金を得るということはない．

医療の日瑞比較

・無駄を省くシステム

日本で危惧されている「医療崩壊」の原因には，極めて低いQOLによる医師の疲弊だけではなく，日々進歩する医療技術や高齢化社会に伴う医療費の上昇に対応する財源不足の問題がある．国家規模の医療では，コスト，アクセス，クオリティのバランスを保つことが重要であるが，クオリティを下げることは考えられないため，コストを抑えるためには，アクセスを制限するとともに，無駄な医療行為を省く必要がある．

スウェーデンではプライマリーケアも含め，大病院へのアクセスが制限

されている．日本で見られるようなドクターショッピングは不可能である．住民登録の住所により，国民が受診できる所属病院が決められ，大病院で専門医の診察を受けるためには診療所からの紹介状が必要である．たとえ紹介状があっても，疾患の重症度により，専門医が優先順位をつけて診療予約を行う．また，大病院へ通院する理由がなくなった場合は，速やかに診療を終了するか，診療所へ逆紹介しての経過観察とする．

　日本では入院患者に対する診療・治療にこそ，DPC が 2003 年度より導入されているが，外来患者に対する診療・治療行為は出来高性で，医療機関の収入源でもあり，多くの無駄なコストが掛けられていると考えられる．医療費自己負担のない生活保護者に高額の検査や治療を施すなど，制度を悪用する医療機関もある．自己負担がないゆえに医療機関へのアクセスが増えるという弊害もある．

　スウェーデンでは，特定の戦争難民に通常より低額の医療費負担をさせる以外は，生活保護者であっても同額の医療費を負担する．外来における受診料の最高額は年間 900 スウェーデンクローネである．投薬に関しても，上限 2200 スウェーデンクローネまでは自己負担である．上限以上は無料であるが，その場合，ジェネリック医薬品の選択肢が存在する場合は，ジェネリック医薬品が適応となり，ジェネリックを希望しない患者は自己負担することになる．つまり，スウェーデンの社会保障での「自己負担なし」の範疇の医療においては，コストの低いものが第一選択肢であり，非常に理解しやすい．

　自己負担をまったくしない生活保護者へ一律にジェネリック医薬品を処方できず，生活保護者ではない低所得者のほうが自己負担を減らすために，むしろジェネリック医薬品の選択を強いられるというような日本の状況のほうが理解しがたいように感じる．

・**無駄を省く医師の努力**
　前述したように，日本における外来診療では，医療機関の売り上げのために不必要な検査や治療が行われる傾向があるとともに，医療過誤による

訴訟を怖れて過剰な医療行為が行われる傾向がある．例えば，単なる感冒・上気道炎で受診するリスクのない患者に対し胸部レントゲン写真撮影や抗生剤の処方は，日本では決して珍しいことではないが，スウェーデンではありえない．

末期悪性疾患患者に対するエビデンスのない中途半端な抗癌化学療法は論外であり，積極的治療のできない患者は可及的速やかに在宅治療へ切り替えるかホスピスへ転院させる．終末期で積極的治療中止となれば，即座に治療制限に関する決断がなされ，患者や家族の意思表示がなくても，医師の判断のみで延命治療をしない決定が可能である．集中治療室への入室も認められない．日本と比べると冷酷とも取れるドライな対応により，医師によってもかなり徹底した医療費の削減努力がなされている．

通常の病棟では遠隔心電図モニターなどは使用しないため，看護師が定時の回診で死亡を確認することもたびたびである．「人間は死ぬものだ」ということが，日本よりも受け入れられていて，「死に目に会う」ことが重要視されていないスウェーデンでは，こういったことはまったく問題にならない．こういった日本人の「死生観」が医療費を押し上げているとも言える．

・**先進治療の導入による医療費の抑制**

スウェーデンでは，徹底したコスト削減の努力がなされる一方，高額であっても最先端の治療技術をいち早く取り入れるという積極的かつ柔軟な側面もある．

例えば，日本でも年々増加の一途をたどる前立腺癌．75歳以下の比較的若い早期前立腺癌に対しては積極的に手術（前立腺癌全摘術）が行われるが，日本ではいまだに開放的手術が中心である．若年者の早期癌であれば，勃起神経を温存し，尿失禁を生じさせない手術が患者のQOLを保つために重要だが，それは開放的手術では容易なことではない．そうした中アメリカで始まった，ダ・ビンチというロボットによる手術が前立腺癌の手術において手術件数を世界中で爆発的に伸ばしている．というのは，3

次元かつ10倍の視野が得られること，操作性にすぐれていること，そして，開放的手術と似ているため習得が比較的容易であることによるとされる．

カロリンスカ大学病院泌尿器科では2002年にいち早くロボットを導入し，ヨーロッパでも最大規模の手術件数を誇っている．今や当院では開放手術は見られなくなってしまった．手術時間が短い（通常2時間以内），出血量が少ない（通常200ml程度），術創が小さいなどのように手術による侵襲が少なく，入院は通常1泊から2泊と短い．

設備投資としてロボット1台150万ユーロ，メンテナンスに年間10万ユーロ，手術1件あたりの器材費1200ユーロが必要であるが，周術期および術後晩期合併症が少ないため，医療コストを抑制できる．日本では諸般の政治的事情で最近ようやく保険適応となり，欧米にかなり遅れをとってしまった．

日本の医療を支えてきたもの，それは

日本の医療社会，ひいては日本社会が，キャリアを目指す女性医師にとって過酷な状況であることに疲れ，私がスウェーデンへの移住を決意したのは40歳を過ぎてから．

プライベートでも「離婚」という道を選択したあと，新しい言語を学び，日本とは異なる文化やシステムの環境で専門医として働き始めることは決して容易な道ではなかったが，男女不平等や低いQOLに悩まされることなく，人間らしく生きられるようになったことに満足している．新しい人生の同志にめぐり合うこともできた．

そして，日本を出たことは，日本の欠点ばかりでなく，長所を見直すきっかけともなった．日本の医療水準やシステムは，福祉大国スウェーデンと比しても，決して劣るものではない．患者に優しいということを考えれば，スウェーデンよりもはるかにすぐれているといえる．

日本のすぐれた医療を支えてきたのは，東日本大震災でも世界を感動さ

せた，思いやりとか，使命感，真面目さ・勤勉さといった日本人ならではの素晴らしい資質．医師など医療従事者は，過酷な労働を強いられても，患者との健全な関係の中から得られるポジティブなフィードバックにより報われきた．しかし，残念ながら，それも限界に近づいている．

　本来ならば，育てていただいた母国で働いて恩返ししなければならないところであるが，日本の外に出てみて初めて日本という国を客観的に観察することで，将来，日本へ貢献できるような人間になれるかもしれないと，日本を愛する在外邦人のひとりとして淡い期待を抱いている．

追記として――スウェーデン人の価値観，人生観に感銘

　私事であるが，本稿の初稿締め切り後，双子の男女を授かった．早期破水後に帝王切開で生まれた32週の未熟児であったが，新生児集中治療室（NICU）での治療を経て，幸い順調に育ってくれている．

　私は入院直前まで，手術を含め50％の勤務をしていたが，残りの50％については，上限給与に対する80％にあたる疾病手当が給付されていた．緊急入院によって術者ができなくなったり，外来をキャンセルしなければならなくなったが，ボスが当然のようにその対応に当たってくれ，肩身の狭い思いをしなくて済んだ．スウェーデンではそれが当たり前のことなのだが．

　子どもたちは3週間ほどの入院となったが，親もともに病院で生活する部屋を与えられて退院まで過ごした．母親である私の緊急入院から帝王切開，術後管理，そして，子どものNICUでの治療など，すべての医療費は無料である．子どもは胃管を留置し，無呼吸アラームを装着したままでの退院となったため，退院後は週2回の訪問診療で4週間ほど自宅療養となったが，訪問診療や必要な医療用品やミルクなども無償である．この間は親は「病児の介護のための欠勤」としての手当が給付される．

　前に述べたように育児休暇は18カ月であるが，双子の場合は24カ月となる．この手当も，上限給与に対する80％である．また，子ども1人

につき，月額1050クローネの子ども手当と，双子の場合は双子手当が月額150クローネ給付される．

「Njut av den finaste tiden i livet! Arbeta kan du göra senare．（人生で最も美しい時間を楽しんで，仕事は後からできるから）」

出産後にボスから届いたメールである．

典型的なスウェーデン人の価値観，人生観が表現されていると言える．生きるために働くスウェーデン人と，働くために生きる日本人，どちらが正しいと言うことはできないが，今まで休みなく走り続けてきた私は，少しだけ息抜きをしてみるのも悪くないかと考えている．母親となった今，女性であってもキャリアと家庭生活を両立できるスウェーデンのシステムの恩恵を実際に享受し，改めてスウェーデンの懐の深さに感銘を受けている．

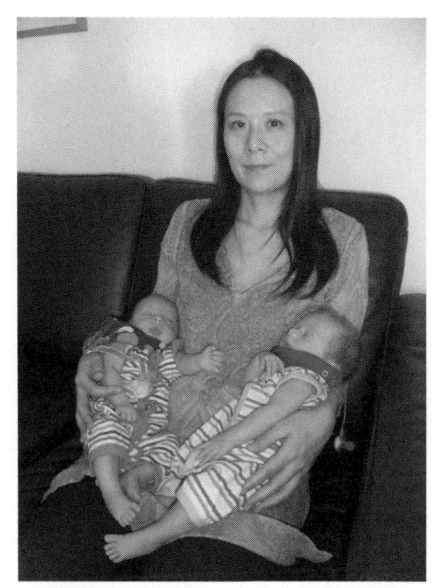

▲無事退院した子らと

資　料　1

2013年度 JANAMEF
《研修・研究,調査・研究助成募集要項》

助成要項（A）――研修・研究助成
（JANAMEF-A）

1．助成内容　医療関係者の米国・カナダ他における医療研修助成ならびに米国・カナダ他の医療関係者の日本における医療研修助成（研修期間1年以上）

2．応募資格　①2013年4月1日から2014年3月31日までに出国する方
②臨床研修あるいは医学研究を希望する医療関係者で各専門職種の免許取得の方
③TOEFL iBT80点以上の取得者（IELTSも可）
④USMLE/Step1・Step2CK・Step2CS・MCCEEGFMS・CGFNS等の合格者が望ましい
⑤臨床研修を目指す方が望ましい
⑥研修先が決まっている方（研修先の紹介はしておりません）．あるいは，マッチングに応募していて3月31日までに結果が確定する方
⑦当財団から4年以内にA項の助成を得た方，あるいは他

財団より助成を受けた方は応募資格はありません.

＊留学中の収入合計額が5万米ドル以内の方を優先します

3．助成人数　若干名

　　助成額　最高100万円/人

4．提出書類　①申込書（所定用紙・JANAMEF A-1, A-2, A-3, A-4, A-5, A-6)

＊ホームページより申し込み用紙，ダウンロードページでPDF書類がダウンロードできます

②履歴書・和文（所定用紙2枚．上記PDF書類とセットになっています），英文（A4サイズ・1枚／書式自由）各1通

＊①, ②の写真は同一写真で，証明用として最近3カ月以内に撮られたもの

＊家族構成（履歴書に必ずご記入ください）

③卒業証書のコピーまたは卒業証明書

④専門職種免許証のコピー（縮小コピー可）

⑤ USMLE/Step1・Step2CK・Step2CS 等の合格証をお持ちの方はコピーを提出してください

⑥英語能力試験（TOEFL または IELTS 等）の点数通知書のコピー

＊TOEFL または IELTS を取得されていない場合は受験し，点数通知書のコピー

⑦論文リスト（主な3篇以内 JANAMEF A-5）を A4サイズ1枚に

⑧誓約書（所定用紙・JANAMEF A-6）

⑨推薦書（英文厳守・A4サイズ，1枚）2通

＊推薦者のうち1名は当財団賛助会員であること
＊2名とも賛助会員でない場合は，どちらか1名に賛助会員になってもらってください（賛助会費・1口1万円）
＊応募者の自己・近親者などの推薦は認められません
＊推薦書はレターヘッド付の便箋を使用し，英文でお書きください（日本語の推薦書は認められません）
＊ひな型はありません
＊応募者の方の人物像がわかる内容をご自身の言葉で，また推薦者の方の財団との現在・今後の関わり合い方も含めてお書きください
＊推薦書は推薦者本人が直接，財団へお送りください
⑩米国・カナダ他あるいは日本での研修または研究受入れを証明する手紙
＊受入れ先機関の代表者または指導者のサイン入りのもの（コピー可）
⑪収入証明書または契約書のコピー
＊留学中，日本での収入がある場合も必ず1年間の総額を証明するもの（給与証明書等）を付けてください
⑫応募者一覧表作成用書式
⑬上記1-12とセルフチェックリスト

　PDF書類はそのままタイピングしてプリントアウトして提出してください
　書類はできるだけタイピングしたものをご提出願います
　（他に，タイピングしたものの，切り貼りでも結構です）
　以上13項目の書類をクリアファイルに入れて期限までに提出してください

5．応募締切　2013年3月31日（期日までに着，厳守）

6．選考方法　選考委員会が書類審査ならびに，面接のうえ採否を決定します．

7．選　考　日　2013年4月末頃
　　場　　　所　東京

8．選考結果の通知
　　　　　　　応募者本人宛に郵便により通知します．

9．送金方法　合格者は出入国日を所定の連絡票によって財団に通知してください．それにもとづいて振込みます．

10．義務　　　1）研修開始後の近況報告（JANAMEF NEWS やホームページ掲載用）
　　　　　　　2）研修報告（JANAMEF NEWS やホームページ掲載用）
　　　　　　　＊様式は財団指定書類
　　　　　　　＊A4サイズ（40字×30行くらい），3枚程度
　　　　　　　＊日本語または英語（帰国後1カ月以内）
　　　　　　　3）賛助会員に入会
　　　　　　　4）財団主催のセミナーや財団活動への協力等
　　　　　　　5）助成金に対する使途明細書を提出（帰国後1カ月以内）

11．助成金の取消
　　　　　　　下記の不履行があるときは，助成金の取消，助成金の停止，もしくは振込まれた助成金の返却を通告します．
　　　　　　　1）提出書類に虚偽の記載があった場合
　　　　　　　2）医療関係者としてふさわしくない行為があった場合
　　　　　　　3）前項の義務1）～5）までの不履行

助成要項（B）──研修・研究助成
（JANAMEF–B）

1. 助成内容　日本の医療関係者の米国・カナダ他における調査・研究助成，ならびに米国・カナダ他の医療関係者の日本における調査・研究助成（研修期間1年未満）

2. 応募資格　財団の事業目標に合致した分野での短期調査・研究を希望する医療関係者で，海外および日本での生活に直ちに順応できる人物であること．ただし当財団から4年以内に助成を得た方は対象としません．

3. 助成人数　若干名
   助成額　10万〜50万円／人

4. 提出書類　①申込書（所定用紙・JANAMEF B-1, B-2, B-3による）
   ＊申し込み用紙ダウンロードページでPDF書類がダウンロードできます
   ②履歴書・和文（所定用紙・2枚．上記PDF書類とセットになっています），英文（A4サイズ・1枚／書式自由）各1通
   ＊①，②の写真は同一写真で証明用として最近3カ月以内に撮られたもの
   ③卒業証書のコピーまたは卒業証明書
   ④専門職種免許証のコピー
   ⑤米国・カナダ他および日本での調査・研究の受入れを証明する手紙等（コピー）
   ＊受入れ先機関の代表者または指導者のサイン入りの手紙

⑥推薦書（英文・A4サイズ，1枚）2通
　　　＊推薦者のうち1名は当財団賛助会員であること
　　　＊2名とも賛助会員ではない場合，どちらか1名に賛助会
　　　　員になってもらってください（賛助会費・1口1万円）
　　　⑦英語能力試験の点数通知のコピー（TOEFL・TOEIC・
　　　　IELTSなど）
　　　⑧誓約書（所定用紙 JANAMEF B-3）
　　　⑨渡航計画書
　　　⑩応募者一覧表作成用書式
　　　⑪セルフチェックリスト

　　PDF書類はそのままタイピングしてプリントアウトして提出
してください
　　書類はできるだけタイピングしたものをご提出願います
　（他にタイピングしたものの，切り貼りでも結構です）
　　以上11項目の書類をクリアファイルに入れて期限までに提出
してください

5．応募締切　2013年3月31日および9月30日（年2回）

6．選考方法　選考委員会が書類審査により行います．

7．選　考　日　2013年4月末頃および10月末頃予定

8．選考結果の通知
　　　　　　　応募者本人宛，郵便により通知します．

9．送金方法　財団所定の連絡票による出国または入国日の本人の通知に
　　　　　　　もとづいて振込みます．

10. 義務　　　1）調査・研究報告（JANAMEF NEWS やホームページ掲載用）
　　　　　　　＊様式は財団所定指定書類
　　　　　　　＊A4 サイズ（40 字× 30 行くらい），1 枚程度
　　　　　　　＊帰国後1カ月以内
　　　　　　　2）賛助会員に入会
　　　　　　　3）財団主催のセミナーや財団活動への協力等
　　　　　　　4）助成金に対する使途明細書を提出すること（帰国後1カ月以内）

11. 助成金の取消
　　　　　　下記の場合，助成金の取消，助成金の停止，もしくは振込まれた助成金の返却を通告します．
　　　　　　1）提出書類に虚偽の記載があった場合
　　　　　　2）医療関係者としてふさわしくない行為があった場合
　　　　　　3）前項の義務1）～4）までの不履行

⊙問い合わせ先
公益財団法人　日米医学医療交流財団
〒113-0033　東京都文京区本郷 3-27-12　本郷デントビル6階
Tel：03-6801-9777
Fax：03-6801-9778
e-mail ● janamef1988-info@janamef.or.jp

資料 2

JANAMEF 助成者リスト

2012 年度 助成者リスト（医師A項）

ID	Year	氏名	研修先・分野
357	2012	上野理恵	Beth Israel Medical Center
358	2012	村上尚加	Beth Israel Medical Center
359	2012	大宜見 力	Elmhurst Hospital Center
360	2012	伴 浩和	Beth Israel Medical Center
361	2012	廣田智也	Vanderbilt University Medical Center
362	2012	渡邊さつき	Montreal Neurological Institute
363	2012	江原玲欧奈	University of New Mexico Hospital
364	2012	横堀雄太	Johns Hopkins Bloomberg School of Public Health
365	2012	荒木哲朗	Brigham and Women's Hospital
366	2012	山田雅晶	Cleveland Clinic Foundation
367	2012	奥山佳子	National Heart Institute of Malaysia

＊頭の ID は『女性医師のための医学留学へのパスポート』よりの続きの番号です．

資料 3
環太平洋・亜細亜ファンド

1. 助成内容　①日本での講演，研究並びに研修のために来日する医療関係者の助成
　　　　　　②日本の医療関係者で環太平洋・アジア諸国へ調査，研究並びに研修のために訪問する者の助成
　　　　　　③その他

2. 応募資格　原則として医療関係者

3. 助成人数　1年間：若干名
　　　　　　助成額　10～50万円/人

4. 提出書類　①申込書
　　　　　　②履歴書　和文または英文1通
　　　　　　③受入れを証明する手紙等（コピー）
　　　　　　④推薦者（A4サイズ）2通，推薦者のうち1名は当財団賛助会員であること
　　　　　　⑤渡航計画書
　　　　　　⑥応募者一覧表作成用書式

5. 応募締切　毎年9月末日および3月末日

6．選考方法　選考委員会が書類審査により行います

7．選考結果の通知
　　　　　　応募者本人宛てに通知します

8．支給方法　財団所定の連絡票による出国または入国日の本人の通知に
　　　　　　もとづいて支給します

9．被助成者の義務
　　　　　　1）調査・研究報告（様式は特に定めていない．A4判．
　　　　　　日本語または英語．帰国後1カ月以内）
　　　　　　2）財団事業の支援（賛助会員に入会，帰国後は財団主催
　　　　　　のセミナー，財団の活動への協力）

10．助成金の取消
　　　　　　次に述べる行為が確認された時，助成金支給の取消，助成
　　　　　　金の停止，もしくは支給された助成金の返却を通告します．
　　　　　　1）提出書類に虚偽の記載があった場合
　　　　　　2）医療関係者としてふさわしくない行為があった場合

11．問い合わせ先
　　　　　　公益財団法人　日米医学医療交流財団
　　　　　　〒113-0033　東京都文京区本郷 3-27-12
　　　　　　本郷デントビル6階
　　　　　　Tel：03-6801-9777
　　　　　　Fax：03-6801-9778
　　　　　　e-mail ● janamef1988-info@janamef.or.jp

資料 4

助成団体への連絡および，留学情報の問い合わせ先

公益財団法人　日米医学医療交流財団
JAPAN-NORTH AMERICA MEDICAL EXCHANGE FOUNDATION
（JANAMEF）
〒113-0033　東京都文京区本郷 3-27-12 本郷デントビル6階
Tel：03-6801-9777
Fax：03-6801-9778
e-mail ● janamef1988-info@janamef.or.jp
URL ● http://www.janamef.or.jp/

（株）栄光―カプラン・ジャパン
窓口／メディカル講座担当
〒102-0084　東京都千代田区二番町8-2
Tel：03-3238-0171
Fax：03-3238-0173
e-mail ● medical@kaplan.ac.jp
URL ● http://www.kaplan.ac.jp/

（有）トータルヘルス教育ネットワーク
窓口／戸塚雄二
〒103-0015　東京都中央区日本橋箱崎町 25-6 KCM ビル 2F
Tel：03-5645-3808
Fax：03-5645-3775
e-mail ● ytotsuka@aol.com
URL ● http://www.025then.com/

※看護長期院内研修手配（アメリカ），学生短期留学企画（医学部・看護学部），専門分野視察研修企画手配，留学手続（医療英語研修・語学研修・大学），ホームステイプログラム手配

執筆者紹介

▶▶I部◀◀

井野研太郎（いの・けんたろう）
愛知県出身
2004 年　日本医科大学卒業
同　年　独立行政法人国立病院機構東京医療センター初期研修医
2006 年　帝京大学医学部附属病院麻酔科助手
2009 年　名古屋徳洲会総合病院麻酔科心臓麻酔フェロー
2010 年　マレーシア国立心臓病センター心臓麻酔・集中治療クリニカルフェロー
2012 年　国際医療福祉大学三田病院麻酔科

鎌田ことえ（かまた・ことえ）
東京都出身
2001 年　東京女子医科大学医学部医学科卒業
同　年　東京女子医科大学病院麻酔科学教室入局，同研修医
2007 年　東京女子医科大学医学部大学院医学研究科修了，東京女子医科大学病院麻酔科学教室助教
2009 年　フィンランド・タンペレ大学麻酔科学教室クリニカルリサーチフェロー
2012 年　帰国
現在，東京女子医科大学麻酔科学教室在籍

和田浩輔（わだ・こうすけ）
島根県出身
1999 年　札幌医科大学卒業
同　年　札幌医科大学麻酔科研修医
2007 年　東京女子医科大学麻酔科助教
2010 年　カリフォルニア大学サンフランシスコ校麻酔科リサーチフェロー

三尾　寧（みお・やすし）
JANAMEF Fellow 2006

岐阜県出身
1992 年　東京慈恵会医科大学卒業
同　年　武蔵野赤十字病院研修医
1994 年　東京慈恵会医科大学麻酔科学講座助手
2003 年　同　　講師
2006 年　ウィスコンシン医科大学麻酔科リサーチフェロー
2008 年　帰国
2010 年　東京慈恵会医科大学麻酔科学講座准教授

名越　真（なごし・まこと）

岡山県出身
1985 年　岡山大学医学部卒業
同　年　九州大学小児外科入局
1988 年　九州大学病理学大学院
1992 年　同　　修了
1994 年　ブリガム・アンド・ウィメンズ病院外科腫瘍研究室リサーチフェロー
1997 年　セントエリザベス病院麻酔科リサーチアシスタント
1998 年　ボストン大学外科インターン
1999 年　セントエリザベス病院麻酔科レジデント
2002 年　ボストン小児病院麻酔科クリニカルフェロー
2003 年　ボストン小児病院麻酔科インストラクター
同　年　カリフォルニア大学ロサンゼルス校麻酔科常勤麻酔科医
2006 年　南カリフォルニア大学ロサンゼルス小児病院麻酔科臨床アシスタント・プロフェッサー

安東聡子（あんどう・あきこ）

大阪府出身
1990 年　和歌山県立医科大学卒業
同　年　横須賀米海軍病院インターン
1991 年　京都大学麻酔科研修医（〜 1993 年まで）
1995 年　シカゴ大学病院麻酔科レジデント
1999 年　エモリー大学附属病院麻酔科／アトランタ小児医療センター（エグルストン病院）小児麻酔科クリニカルフェロー
2000 年　エモリー大学附属病院麻酔科アシスタント・プロフェッサー
2000 年　グレイディ記念病院麻酔科指導医
2001 年　アトランタ小児医療センター麻酔科指導医（〜現在）
同　年　米国麻酔科専門医取得

長坂安子（ながさか・やすこ）

東京都出身
1994 年　東京女子医科大学医学部卒業
同　年　聖路加国際病院内科系研修医
1996 年　同　　内科医員
1997 年　聖路加国際病院麻酔科研修医・医員
2003 年　東京女子医科大学麻酔科研究生・PhD Candidate
　　　　聖路加国際病院麻酔科非常勤医師
2005 年　ハーバード大学附属マサチューセッツ総合病院麻酔・集中治療・ペイン科リサーチフェロー（〜 2008 年 5 月まで）
2008 年　同　　インストラクター（〜 2010 年 9 月まで）
2009 年　東京女子医科大学麻酔科学教室より医学博士号取得
2010 年　マサチューセッツ総合病院麻酔・集中治療・ペイン科レジデント
現在にいたる

酒井哲郎（さかい・てつろう）

JANAMEF Fellow 1990

滋賀県出身
1989 年　京都大学医学部卒業
同　年　天理よろづ相談所病院ジュニアレジデント
1991 年　同　　心臓血管外科シニアレジデント
1996 年　日本外科認定医・日本胸部外科専門医（心臓外科）取得
同　年　トロント大学総合病院心臓外科クリニカルフェロー・リサーチフェロー
1999 年　ピッツバーグ大学心臓胸部外科客員講師（心臓肺移植部門）
2000 年　京都大学より医学博士号取得（心臓外科）
2001 年　ピッツバーグ大学内科インターン
2002 年　同　　麻酔科レジデント
2005 年　同　　麻酔科インストラクター・麻酔科スタッフ（腹部臓器移植麻酔）
2006 年　同　　麻酔科アシスタント・プロフェッサー（米国麻酔専門医取得）
2010 年　同　　麻酔科アソシエイト・プロフェッサー
e-mail: sakait@upmc.edu

花田諭史 （はなだ・さとし）
JANAMEF Fellow 2006

福岡県出身
1999 年　宮崎医科大学（現宮崎大学医学部）卒業
2000 年　帝京大学医学部附属市原病院麻酔科研修医
2002 年　オーストラリア・セントビンセント病院麻酔科クリニカルフェロー
2003 年　帝京大学医学部麻酔科学講座助手
2006 年　マイモニデス・メディカルセンターインターン
2007 年　同　　麻酔科レジデント
2010 年　アイオワ大学麻酔科心臓胸部外科麻酔クリニカルフェロー
2011 年　同　　麻酔科助手（臨床アシスタント・プロフェッサー）

中村めぐみ （なかむら・めぐみ）
JANAMEF Fellow 2001

熊本県出身
1992 年　熊本大学医学部卒業
同　年　熊本大学麻酔科入局
1993 年　沖縄米海軍病院インターン
1994 年　熊本大学麻酔科
1998 年　ジョージタウン大学内科インターン
1999 年　ジョージタウン大学麻酔科レジデント
2002 年　同　　チーフレジデント
2003 年　シーダーズサイナイ病院麻酔科スタッフ
現在，タワー外来外科センター麻酔責任者兼任

森田泰央 （もりた・よしひさ）
JANAMEF Fellow 2009

東京都出身
2003 年　東京大学医学部医学科卒業
同　年　株式会社コングレにて医学翻訳講師
2005 年　大崎市民病院にて初期研修
2007 年　帝京大学医学部麻酔科助手
2009 年　アイオワ大学麻酔科インターン
2010 年　帝京大学医学部麻酔科助手
2011 年　マイアミ大学ジャクソンメモリアル病院にて腹部臓器移植麻酔クリニカルフェロー
2012 年から現在，マウントサイナイ病院にて心臓胸部外科麻酔クリニカルフェロー

吉村達也（よしむら・たつや）
JANAMEF Fellow 2006

神奈川県出身
2003 年　浜松医科大学医学部卒業
2003 年　帝京大学医学部麻酔科研修医
2006 年　オーストラリア・セントビンセント病院麻酔科クリニカルフェロー
2007 年　帝京大学麻酔科助手
2009 年　アイオワ大学麻酔科心臓胸部外科麻酔クリニカルフェロー
2010 年　帝京大学医学部麻酔科助教
同　　年　米国周術期経食道心エコー専門医（Diplomate-Advanced Perioperative Transesophageal Echocardiography）取得
2012 年より新百合ヶ丘総合病院麻酔科科長

井上美帆（いのうえ・みほ）
JANAMEF Fellow 2003

大阪府出身
1997 年　京都大学医学部医学科卒業
同　　年　横須賀米海軍病院インターン
1998 年　日本赤十字社和歌山医療センター小児科研修医
1999 年　ニューヨーク・ロングアイランド・カレッジホスピタル/ベスイスラエルメディカルセンター レジデント
2002 年　ピッツバーグ小児病院集中治療科クリニカルフェロー
2003 年　トロント小児病院集中治療科クリニカルフェロー
2005 年　同　　　臨床薬理学・毒物学クリニカルフェロー
2007 年　トロント大学政策・管理・評価部門（現政策・管理・評価研究所）臨床疫学修士課程
2010 年より京都府立医科大学附属病院麻酔科・集中治療部

▶解説◀

野村　実（のむら・みのる）
JANAMEF Fellow 1995
1981年　千葉大学医学部卒業
同　年　東京女子医科大学麻酔科学教室研修医
1983年　同　　助手
1984年　麻酔科標榜医取得
1986年　クリーブランドクリニック基金，国際奨学金を得て留学
1987年　日本麻酔学会指導医
1990年　学位取得，医学博士
1991年　東京女子医科大学麻酔科学教室講師
1995年　渡米．ニューヨーク・コロンビア大学，セント・ルークス・ルーズベルト病院クリニカルリサーチフェロー
1998年　東京女子医科大学麻酔科学教室助教授
同　年　コロンビア大学，セント・ルークス・ルーズベルト病院客員教授
2000年　東京女子医科大学麻酔科学教室教授
現在にいたる

II部

外山弘文（とやま・ひろふみ）

東京都出身
2004年　慶應義塾大学医学部入学
2010年　慶應義塾大学医学部卒業
2010年　慶應義塾大学大学院医学研究科医学研究系専攻（発生・分化生物学）入学
2012年　同　　3年次在学中
e-mail: hiro7bon_voyage@ybb.ne.jp

羽入田明子（はにゅうだ・あきこ）

埼玉県出身
2012年　慶應義塾大学医学部卒業
同　年　慶應義塾大学病院協力型病院循環コース（東京ベイ・浦安市川医療センター）初期臨床研修医1年

安井正人（やすい・まさと）

東京都出身
1989年　慶應義塾大学医学部卒業
同　年　聖路加国際病院・小児科レジデント
1991年　同　　チーフレジデント
1992年　東京大学医科学研究所御子柴研究室客員研究員，東京女子医科大学・母子総合医療センター新生児室助手
1993年　スウェーデン王国カロリンスカ研究所大学院小児科留学
1997年　Doctor of Philosophy を取得
同　年　ジョンズホプキンス大学医学部生物科学リサーチフェローとして留学
2001年　同　　小児科・生物科学科助教授
2006年　慶應義塾大学医学部薬理学教室教授
現在にいたる
e-mail: keio_pharm@ml.keio.jp

塗谷睦生（ぬりや・むつお）

埼玉県出身
1999 年　東京大学理学部生物化学科卒業
同　　年　ジョンズホプキンス大学医学部神経科学科大学院
2004 年　ジョンズホプキンス大学院博士課程修了（PhD in Neuroscience）
同　　年　コロンビア大学生物科学科博士研究員
2007 年　慶應義塾大学医学部薬理学教室専任講師
2012 年　横浜国立大学客員准教授（兼任）
e-mail: mnuriya@z2.keio.jp

朝倉敬子（あさくら・けいこ）

神奈川県出身
1996 年　慶應義塾大学医学部卒業
同　　年　慶應義塾大学病院内科研修医
2000 年　同　　血液感染リウマチ内科専修医
2002 年　慶應義塾大学大学院医学研究科内科系博士課程入学
2006 年　博士（医学）取得
同　　年　慶應義塾大学医学部衛生学公衆衛生学助教
2009 年　ハーバード公衆衛生大学院公衆衛生学修士課程入学
2010 年　公衆衛生学修士取得
同　　年　慶應義塾大学医学部衛生学公衆衛生学助教

西脇祐司（にしわき・ゆうじ）

東京都出身
1989 年　慶應義塾大学医学部卒業
同　　年　慶應義塾大学医学部整形外科
1997 年　慶應義塾大学医学部衛生学公衆衛生学
2002 年　ロンドン公衆衛生熱帯医学大学院
2005 年　慶應義塾大学医学部衛生学公衆衛生学専任講師
2010 年　同　　准教授
2011 年　東邦大学医学部衛生学教授

平瀬　肇（ひらせ・はじめ）

広島県出身
1993 年　ロンドン大学理学部卒業（ユニバーシティカレッジ校）
1997 年　ロンドン大学理学部博士課程修了（ユニバーシティカレッジ校）
1996 年　ラトガーズ大学分子行動神経科学センター博士研究員（〜 2004 年まで）
2000 年　コロンビア大学理学部博士研究員（〜 2001 年まで）
2004 年　理化学研究所脳科学総合研究センター・ユニットリーダー（〜 2011 年まで）
2011 年　同　　チームリーダー
現在にいたる

島田悠一（しまだ・ゆういち）

埼玉県出身
2006 年　ジョンズホプキンス大学医学部に交換留学．ECFMG certificate 取得
2007 年　東京大学医学部医学科卒業
同　年　総合病院国保旭中央病院初期臨床研修医
2008 年　東京大学医学部附属病院初期臨床研修医
同　年　ニューヨーク・ベスイスラエルメディカルセンター内科レジデント
2011 年　同　　チーフレジデント
同　年　米国内科専門医を取得
同　年　ジョーンズホプキンス大学ブルームバーグ公衆衛生大学院公衆衛生学修士課程
2012 年　ハーバード大学医学部附属ブリガム・アンド・ウィメンズ病院循環器内科クリニカルフェローシップ（〜 2015 年まで）

e-mail: usrinsho@gmail.com
website: usrinsho.com

宮川絢子（みやかわ・あやこ）
東京都出身
1989 年　慶應義塾大学医学部卒業
同　　年　慶應義塾大学病院耳鼻咽喉科・研修医
1991 年　同　　泌尿器科・専修医
1995 年　学位（医学）取得
1996 年　泌尿器科専門医取得
同　　年　カロリンスカ研究所リサーチフェロー
1997 年　ケンブリッジ大学リサーチフェロー
1998 年　琉球大学泌尿器科助手
2001 年　カロリンスカ研究所リサーチフェロー
2005 年　東京医科大学泌尿器科助手
2007 年　スウェーデン移住
2008 年　スウェーデン医師免許取得，カロリンスカ医科大学病院泌尿器科
2009 年　スウェーデン泌尿器科専門医取得

公益財団法人　日米医学医療交流財団
JAPAN-NORTH AMERICA MEDICAL EXCHANGE FOUNDATION
(JANAMEF)

1988年10月，財団法人として設立．翌1989年5月には特定公益増進法人として認定された．北米諸国間の医療関係者の交流，医療関係者の教育ならびに保健医療の向上への寄与を主な事業目的に，医学医療研修者の留学助成，セミナーやシンポジウムなどを年に数回開催，日米両国の医学医療に関する調査助成も行っている．医学医療研修者に対する助成は，財団設立初年度の10名を手始めに現在まで約600名に達する．

〒113-0033　東京都文京区本郷3-27-12本郷デントビル6階
Tel：03-6801-9777/Fax：03-6801-9778
e-mail ● janamef1988-info@janamef.or.jp
URL ● http://www.janamef.or.jp/

シリーズ日米医学交流 No.12　麻酔科診療にみる医学留学へのパスポート

2012年10月30日初版第1刷発行

© 編者　公益財団法人　日米医学医療交流財団

発行所　株式会社はる書房
〒101-0051　東京都千代田区神田神保町1-44 駿河台ビル
Tel.03-3293-8549/Fax.03-3293-8558
振替 00110-6-33327
http://www.harushobo.jp/

落丁・乱丁本はお取り替えいたします．　　印刷　中央精版印刷／組版　閏月社
©JAPAN-NORTH AMERICA MEDICAL EXCHANGE FOUNDATION, Printed in Japan, 2012
ISBN 978-4-89984-127-2　C3047